Enders
"Was ist denn bloß mit unsern Kindern los?"

Marc

mit dem Blut meines Herzens zugedacht
damit seine Eltern

Matthias & Stephanie
weiser werden

Bedrohte Kindheit

Verhaltensstörungen,
Impfungen, Therapieschäden –
Ratschläge eines
homöopathischen Arztes

Von Dr. med. Norbert Enders

HAUG

Karl F. Haug Verlag • Heidelberg

Die Deutsche Bibliothek – CIP-Einheitsaufnahme

Enders, Norbert:
Bedrohte Kindheit: Verhaltensstörungen, Impfungen, Therapieschäden – Ratschläge eines homöopathischen Arztes / von Norbert Enders. - Heidelberg : Haug, 1995
(Homöopathie und biologische Medizin)
ISBN 3-7760-1520-9

Titel-Nr. 2520 • ISBN 3-7760-1520-9
Umschlagbild: entnommen aus der Orginalausgabe „Der Struwwelpeter“, erschienen 1858. Mit freundlicher Genehmigung der Stadt- und Universitätsbibliothek Frankfurt am Main (als Besitzerin).
Gesamtherstellung: Konkordia Druck, 77815 Bühl

Inhalt

6. Impfungen - Impfschäden

ZWEITER TEIL

Die Arznei

DRITTER TEIL

Repertorium

ANHANG

Vorwort

Als ich noch in der sogenannten Dritten Welt weilte - die erste Weltschöpfung muß Europa gewesen sein - und dort mein Leben mit humanitären, sozialmedizinischen Taten erfüllte, geschah es gelegentlich, daß ich in meine germanische Ursprungswelt zurückkehrte. Daselbst sollte ich in Schulen, Kirchen und öffentlichen Einladungen Vorträge über Not, Hunger und Elend halten, um etwas Teilnahme am Ach und Weh menschlichen Handelns zu vermitteln. Das versetzte mich selbst in große Not. Denn die Not der fernen Welt war und ist bis heute nichts anderes als der vordergründige leibliche Hunger.

Viel beeindruckender, erschütternder und verwirrender wirkte in mir die seelische Not, der seelische Hunger des Westens, der sich in tausenderlei irren und wirren Verhaltensstörungen ausprägte. Das tat ich stattdessen öffentlich kund und ward nicht sehr beliebt.

Das wurde zu meinem Schicksal. Denn seither ist es mir angelegen, das Verstehen um diese seelische Not kundzutun, als Arzt dafür eine Hilfe, eine Stütze, ein priesterlicher Begleiter zu sein und eine begleitende Arznei anbieten zu können.

Der Praxisalltag offenbart uns die Nöte der Mütter mit ihren Kindern und Heranwachsenden, die Nöte der Kinder und Jugendlichen mit ihren Eltern, Lehrern und Mitschülern. Und - über den Rahmen dieses Buches hinaus - die Nöte der Frauen mit ihren Ehemännern, die Nöte der Männer mit ihren Ehefrauen und beider Berufsleben, die Nöte der alten Menschen mit ihren Nachkommen.

Die Praxis offenbart uns aber auch die Unfähigkeit all dieser Menschen, *miteinander* für diese Nöte eine kreative Lösung zu finden.

Kreativität ist eben nur da möglich, wo ich mich selbst eingebettet fühle als Geschöpf dieser großen Schöpfung, so daß deren schöpferische Kraft in mir wirksam werden kann.

Dieses Geheimnis hat sich vielen von Ihnen im Laufe unserer Begegnungen mit mir in der Praxis oder mit meinen Büchern offenbart. Der Umgang mit der Arznei hat Sie die Dramatik akuter Erkrankungen verlieren lassen, hat Ihnen das Verständnis für chronische Erkrankungen und für chronisch erkrankte Menschen vermittelt.

Die Mehrzahl unter Ihnen ist dadurch selbstbewußter und selbständiger geworden, worauf ich stolz bin. Denn ich diene der Gesundheit und nicht der Krankheit.

Das vorliegende Buch wünsche ich mir einerseits als Lesebuch für den homöopathischen Behandler, andererseits und gleichzeitig soll es dem homöopathischen Laien beistehen, seiner eigenen Seele wie auch der seiner Kinder zu begegnen, sein mitmenschliches Bewußtsein zu erweitern, um sein menschliches Umfeld besser zu verstehen, besser annehmen zu können. Denn im Annehmen verbirgt sich der Beginn der Wandlung.

Falls nötig, erlaubt Ihnen dieses Buch - je nach vermögender Mündigkeit - arzneilich dann einzugreifen, bevor die seelische Not der anderen Sie mit Angst, Ärger, Sorge und Kummer, mit Tränen, Seufzern und Selbstvorwürfen erfüllt und Sie selbst darüber krank werden.

Jetzt blättern Sie mutig Kapitel nach Kapitel um, und Sie werden allmählich sich selbst oder Ihren eigenen Partner, Ihre eigenen Kinder oder Ihre eigenen Eltern, vielleicht sogar Ihre Mitarbeiter, Kollegen und Nachbarn erkennen, werden verstehen lernen, warum sie so handeln wie sie handeln und nicht anders, werden allmählich sich ihnen nähern, anders als zuvor. Das rückt uns wieder zusammen. Denn menschliche Nähe brauchen wir alle.

Ich danke meinen Jungärztekreis-Freunden *Beate Dannoritzer, Freya Valtingojer, Bettina Rose, Bernd Donnerhack, Uli Koch* und *Markus Cap,* mit denen ich gemeinsam das Phänomen der Gewalttätigkeit bei Kindern erarbeitete und die mich durch ihre Gegenwart zu ständiger Leistung anregen. Daraus sei sichtlich *Uli Koch* gedankt, der sich mühsam aber erfolgreich durch die Materialsammlung über Impfungen strampelte.

Ich danke den Clubmitglieder-Freunden meiner Laienkurse, die mich lehrten, komplizierte Dinge einfach, verständnisvoll und liebevoll zu vermitteln.

Ich danke meinen Verlags-Freunden *Ute Flaegel* und *Rolf Lenzen.* Dank sei allen im Verlag, die wir uns achten und lieben, zuoberst Herrn *Dr. E. Fischer*, der immer noch die Zügel seines Unternehmens strafft, obwohl wir ihm alle den Ruhestand gönnen.

Lanao, im Februar 1995 *Norbert Enders*

Müsset im Naturbetrachten
immer eins wie alles achten:
Nichts ist drinnen, nichts ist draußen,
denn was innen, das ist außen.
(Goethe)

Einleitung

"Was ist denn bloß mit unsern Kindern los?" - Frage, Aussage und Entsetzen zugleich umfaßt die Sorge unserer Zeit.

Frage ist, warum sind unsere Kinder trotz einer "höchst wissenschaftlich fortschrittlichen" klinischen Medizin nicht gesünder als sie es sind? Ist Fortschritt vielleicht doch nur wissenschaftlicher Eigennutz, da wo er die Grenzen zum menschlichen Dienen hin nicht mehr überschreitet? Hat der Eigennutz zur Pflege des Personenkultes einer bestimmten "wissenschaftlichen Persönlichkeit" der Menschheit je geholfen, gesünder zu werden? Ist der Dienst an der Menschlichkeit auf einige wenige, löblich exzentrisch praktizierende Hausärzte, auf Pflegepersonal, Erzieherinnen und auf eine Handvoll ausgenommene Lehrer exklusiv und endgültig abgeschoben?

Aussage ist, daß weder die Vielzahl der sich sorgenden Mütter noch die sich sorgende Minderheit der Väter, noch die immer seltener sich zuneigenden Großeltern, noch der löblich exzentrisch praktizierende Hausarzt das Ergebnis unserer "höchst wissenschaftlich fortschrittlichen Medizin" weder verstehen noch nachvollziehen, noch verinnerlichen können.

Entsetzen ist, daß trotz und wegen dieses "Fortschrittes" in der Medizin unsere Kinder kranker werden. Nicht nur im Körperlichen in Form von Allergien wie Nesselsucht, Asthma, Heuschnupfen oder/und trockener, nässender, eitriger Neurodermitis, sondern auch im Geistigen mit zunehmenden Krampfanfällen, Konzentrations-, Lernunfähigkeit, Arbeitsunlust, Lustlosigkeit, Langeweile, mit Zornausbrüchen, Wutanfällen, jähzornigen Beschimpfungen und tätlicher Gewalt. Und letztlich auch im Seelischen mit ausgedorrter Berührungsempfindlichkeit, Hemmungslosigkeit, Haltlosigkeit, aber auch mit unbändiger, unbeantworteter Sehnsucht nach menschlicher Ansprache, Anteilnahme und Nähe.

Und alle jammern, und kaum einer hinterfragt, warum unsere Kinder um ihr Leben betrogen werden. Wir müssen lernen zu fragen und müssen die Fragen lieben lernen, damit wir daran wachsen.

Denn Tatsache ist, daß die meisten jener gewaltigen Störungen durch ärztliches Handeln ihren Ursprung nehmen. Die Schwangerschaft ist zur Krankheit erklärt, die Geburt zum Risiko. Das Frühgeborene wird mit Schläuchen, Pieksern und digitalen Meßgeräten versorgt, das Neugeborene mit wechselhaften Erkenntnissen bis zur Widerrufung gespritzt (Tbc, Konakion), mit Antibiotika, mit Bakterienputzsucht erstversorgt. Der Säugling wird zum Kinderarzt geschleppt, geimpft und chemisch "haltbar gemacht". Denn Haltbarmachung ist die Maxime der Industrie!

Auf welcher Grundlage soll das Kleinkind nun Vertrauen in eine - ohnehin schon wohlfunktionierende - Erwachsenenwelt aufbauen? Wo ist der "gesunde Instinkt", der "natürliche Geist", abgeblieben, der aus der Achtung vor den Naturgesetzen entspringt, der uns und somit unsere Kinder ins Urvertrauen einwickelt, so daß wir uns mit unseren Kindern geborgen fühlen dürfen?

Ein mißhandeltes Kind wird später immer Kinder mißhandeln. Und ein gewalttätiges Kind muß irgendwann Gewalt erlitten haben. Denken wir im weitesten Sinne darüber nach und stellen wir uns Fragen ...und wir werden - vielleicht eines Tages - unbemerkt in die Antwort hineinleben.

Das vorliegende Buch soll Sie beim Nachdenken, beim Fragenstellen und beim Hineinleben in die Antworten begleiten.

Erster Teil

DAS KRANKE KIND

1. Ungeborenes Sein

Empfängnis

"Alles wirkliche Leben ist Begegnung!" - Dieser Gedanke von *Martin Buber* hat mich ein Leben lang nicht losgelassen. Und es hat einen eigenen Entwicklungsprozeß gebraucht, um die lebendige Kraft dieser Aussage vollends zu meinem Besitz werden zu lassen. Heute beginnt die wahre Begegnung da, wo ich mich aus meinem kindlichen Egoismus heraus zum Altruismus hin entwickele, wo ich mich aus dem Ego umwobenen Ich der Kindheit heraus dem erwachenden Du mit all meinen Sinnen hingeben kann. Wo ich fähig bin, unter die Haut des anderen zu schlüpfen, um seine Sicht der Dinge, seine Wünsche, seine Notwendigkeiten nachzuvollziehen, ohne daß meine eigene Seele Schaden daran nähme.

Begegnung bedeutet Wandlung der eigenen Seele wie der Seele des anderen. Heraus aus der Befangenheit augenblicklicher Welten von Gültigkeiten, Wertigkeiten, Beurteilungen und Vermarktungen, hin zur Unbefangenheit alles Seienden. Dahin, wo es jenseits dessen, was mich bisher glücklich oder unglücklich gemacht hat, weder Gut noch Böse gibt. Das ist ein langer Weg! Ebenso lang wie der Weg zur Heilung. Denn das Maß unserer Wertung ist das Maß unserer Krankheit.

Das heißt, in der Begegnung muß ich bereit sein, den anderen zu empfangen. Empfängnis setzt Begegnungsfähigkeit voraus!

Die Empfängnis ist der einzige Akt, wo uns die Schöpfung sichtbar wird. Ansonsten nur Geschöpfe eines schöpferischen Plans, werden wir hier in diesen Augenblicken, im Akt der Empfängnis, wo die Zeit aufhört nur Ablauf zu sein, zu Schöpfern sichtbaren, faßbaren, begreifbaren Lebens.

Es ist, als erlaube uns der Schöpfer, seinen Schöpfungsplan noch einmal nachzuerleben. Als Miniaturausgabe sozusagen, aber nichtsdestotrotz ein maximales Geschehen, dessen Tragweite unser Bewußtsein durchdringen muß.

Entfernen wir uns von den Voraussetzungen, die eine Empfängnis in sich birgt, so erleben wir jene Begebenheiten, in denen der einzelne vergaß, in der Begegnung der Wandlung ihr Opfer zu bringen: das Opfer seiner Tiernatur. Die Folgen solcher Vergessenheit offenbaren sich in der Praxis des Homöopathen. Einfach deshalb, weil er sich Zeit nimmt zuzuhören, um das zu hintergründen, was der Bedrückte nicht in Worte fassen, aber auch nicht verbergen kann.

a) Eine Umfrage unter Müttern hat ergeben, daß die Hälfte derselben ihr Kind nicht austragen wollten, es aber aus ethischen Gründen letztlich doch getan haben. Welch ein Mangel an Menschlichem, welch eine Macht an Tierischem muß die Empfängnis begleitet haben, um zum Entschluß zu gelangen, einen Schöpfungsakt gedanklich zu unterbrechen. Ein unbewußt gedanklicher Entschluß, der wenigstens einigen Frauen versagt, sich in die Dunkelziffer der Abtreibungen einzureihen. Welcher Entschluß - gedanklich oder tatsächlich - in der Folge mehr Leid bei Mutter und/oder Kind nach sich zieht, sei zum geflissentlichen Überlegen dahingestellt. - Gehen wir davon aus, daß Frauen, die sich keiner zeitgenössischen hormonellen Verhütung hingeben, den Rhythmus ihrer weiblichen Natur beachten und diesen vom Manne respektiert zu wünschen wissen. Das klappt in der Regel bei einmütigem Verständnis. Wenn der Mann jedoch zum Bock wird und seiner Geilheit tierische Hörner sprießen, dann nennen wir das landläufig *Vergewaltigung*. Gleichwohl, ob letztere innerhalb einer bestehenden Partnerschaft legal oder als krimineller Akt vollzogen wird, eine Frau wird das Gefühl des Vergewaltigt-wordenseins gleichermaßen konstant in sich tragen wie das werdende Sein. Aus diesen Gegebenheiten wird sich mit aller Wahrscheinlichkeit ein Kind entwikkeln, dem

Sepia D30

1 Gabe wöchentlich über längere Zeit, ins Gemüt geschrieben sein wird. Es wird Schwierigkeiten haben, sich als *Mädchen* in seiner *Weiblichkeit* anzunehmen, oder es wird sich als *Junge* in einen Kotzbrocken von *Macho* verwandeln. Beide Geschlechter werden mit Hilfe von *Intrigen,*

Opfersuche und *Kontrollsucht* ein Leben lang am entgegengesetzten Geschlecht ihrer Eltern nach *Rache* lechzen. Das Mädchen wird den Vater hassen und alles, was männlich bedeutet, verachten. Der Junge wird sich an der Mutter rächen und alles, was weiblich bedeutet, beziehungslos hinter sich lassen. Welch ein einsames Schicksal, in dem Begegnung nicht wahr werden kann, weil *Gewalt* im Beginn des Werdens eine Begegnung im Keim erstickte. Trotz allem wird die Arznei ihre Einsamkeit lebenswert gestalten. Und manch einer hat mit dem rechten Partner seine Einsamkeit sogar als liebenswert erlebt.

b) Alle seelischen Umstände während der Empfängnis übertragen sich auf das werdende Leben. Die panische Angst durch die *Gewaltanwendung*, die Verzweiflung, die Verlassenheit prägen sich zutiefst in die ersten Zellteilungen ein. Denn jede Zelle ist ein Informationsträger, der seine Energie, seine Impulse auf andere Zellen überträgt oder anderweitig umwandelt. Das ist es, was *Hahnemann* unter *Lebenskraft* verstand, die dynamische Kraft des Lebensprinzips. Aus ihr schöpft jede Zelle, jeder Zellverband die schöpferische Anweisung zum Gedeihen oder, falls durch auslösende Faktoren "verstimmt", den Anstoß zum Vergehen. Mutter und gedeihendes Sein sind keine zu trennenden Wesen, sondern eine Einheit. Sie wird nicht nur über das Blut der Nabelschnur gewährleistet, sondern vielmehr über die seelisch-geistige Verbundenheit. Somit wird uns verständlich, daß sich alles Erleben der Mutter, das bisherige, das gegenwärtige und künftige, vom Beginn der Empfängnis auf alle Bestandteile ihres einheitlichen Soseins übertragen wird. Betrachten wir demnach die existentielle Angst während der "Vergewaltigung" höherwertig als das Geschehen selbst, dann erraten wir

Aconitum D30

1 Gabe gelegentlich, als die Arznei der Wahl, sowohl für das reifende Kind als auch für die Mutter selbst. Dadurch wird jener Teufelskreis unterbrochen, den die heftige, alles Leben zerstörende, *panische Angst zu sterben*, in Gang setzt: ein zermürbendes Gefühl der *Verlassenheit*, aus der sich die *Angst vor dem Alleinsein* und die *Verzweiflung* darüber

ableiten lassen. - Erinnert uns das nicht an einige unserer, im allgemeinen liebenswürdigen Kinder, die keine Minute allein sein können, ohne ein furchterregendes Geschrei der sich eben nur ins Nebenzimmer entfernenden Mutter hinterher zu schicken? An Kinder, die um *Mitternacht* entsetzt mit *Erstickungsgefühlen* aufschrecken, begleitet von einer *beängstigenden*, aus dem Bett treibenden *Unruhe*, weil die *Angst, plötzlich*, in diesem Augenblick *zu sterben*, wie eine Horrorvision jede Faser ihres lebendigen Seins durchdringt? Wer hat diese Nächte nicht - hilflos zuschauend - miterlebt und ebenso erleben dürfen, welche Wohltat die Gabe dieser Arznei bewirkt?

c) Das Schicksal des Menschen beginnt mit seiner Empfängnis. Daran bleibt uns jetzt kein Zweifel mehr. Was aus dem werdenden Wesen wird, wie es die Umstände seiner Zeugung, die seelische Verfassung seiner Mutter verkraften wird oder inwieweit dieselben ihre Brandmarken hinterlassen, hängt im wesentlichen von der mitvererbten Stärke oder Schwäche - das ist die *Diathese* - des Betroffenen ab. Das heißt, sie hängt ab von seiner Art und Weise, auf äußere und innere Geschehen an und in seiner Person zu reagieren. Zusammen mit seiner Verfassung - das ist die *Konstitution* - entscheiden sie über seine Anpassungsfähigkeit an die Gegebenheiten oder über seine Zurwehrsetzung gegen die Voraussetzungen seiner derzeitigen Lage. Die Verarbeitung unserer Konflikte beginnt mit dem Sein, d.h. da wo Leben ist, also bereits im Mutterleib. Konflikte begleiten unser Sein. Gleichgültig, auf welcher Ebene unserer Person wir sie austragen - im Körperlichen, im Seelischen oder im Geistigen - , sie bleiben unsere Begleiter. Entscheidend ist jedoch, wie wir sie erleben und was wir daraus machen. Wir können uns *wehren* und begehen damit den Pfad der *aggressiven* Lösung, der uns *nebeneinander* dahinleben läßt. Wir können uns *abwenden* und wählen im Verwehren die *destruktive* Lösung, die unser Sein zerstört und uns nichts weiter übrig läßt, als *gegeneinander* zu leben. Aber: Wir können unsere Konflikte auch *annehmen* und haben damit zum ersten Schritt einer *kreativen* Lösung angesetzt, die uns *miteinander* leben läßt. Unser Schicksal ist nicht abschiebbar auf andere, sondern Menschsein - wie Homöopathie - heißt: das annehmen und benützen, was uns zur Verfügung steht, worin das Gute und das Schlechte, das Erbärmliche und das Hoffnungsvolle wie ein Kontrabaß immer mitschwingen. - Verstehen Sie jetzt, was *Menschwerdung* im Ansatz bedeutet? Nehmen wir nun an, daß der *Schreck* oder der *Schock*, den die werdende Mutter beim Zeugungsakt erleidet, höherwertig einzuschätzen ist als die vorherigen Umstände des Geschehens. Dann wird das Verhalten der Mutter infolge des Schrecks uns den Schlüssel zum späteren Verhalten ihres Kindes anbieten. Hoffen wir, daß sie sich daran erinnert! *Aufgebrachte Erregtheit* mit anhaltendem *Zittern* der Mutter wird die Brücke schlagen zu einem Kind, dem wir später

Anhalonium D30

1 Gabe bedarfsweise, zum Ausgleich anbieten müssen. So erinnere ich mich an *Natascha*, die ihre Mutter 1988, einen Monat nach ihrer Geburt, vorstellte. Sie war ein winziges Ding mit allen Zeichen einer Frühgeburt. Ein enormer Blähbauch wölbte sich über das Niveau des Brustkorbes, und ihre Haut sah aus wie blauroter Marmor. Das sind heutzutage keine ungewöhnlichen Erscheinungen. Auffallend war jedoch ihr konstantes *Zittern*, das sich durch jegliches Geräusch noch verschlimmerte. Ein ständig erregter Zustand, der die "faule Zufriedenheit" gewöhnlicher Säuglinge als Gegenpol zur Erregung vermissen ließ! Die entsetzt aufgerissenen Augen mit den *großen Pupillen* und ein anhaltender Schluckauf nach dem Stillen verführten mich, sie mit *Cicuta* zu versorgen. Nebenbei war mir nicht entgangen, daß die Mutter ebenso erregt zitterte wie ihr Baby und in ständiger Angst schwebte, an ihrem Kind "etwas falsch zu machen". Da sie vor der Geburt sehr viel *Partusisten* erhielt, seither an Herzjagen und Hitzewallung litt, glich ich ihre Beschwerden mit *Lachesis* aus. Danach hörte ich vier Jahre lang nichts. *Nataschas* Mutter schrieb mir dann einen Brief, demzufolge es ihnen recht gut ging. Über ihre Tochter schrieb sie, daß sie in letzter Zeit eigenartige und nervige Verhaltensweisen an den Tag lege: "In ihrem Kopf ist Verschiedenes drin, das sie *ständig wiederholend* und mit jammerndem Nachdruck hervorbringt. Kürzlich fuhren wir zu Bekannten mit Kindern. Wir hatten versprochen, einen Kuchen mitzubringen, den wir aber zu Hause vergaßen. Alle akzeptierten, daß kein Kuchen da war und dafür die Berliner unserer Bekannten geteilt wurden. *Natascha* aß nichts! Stattdessen

jammerte sie immerzu: ´Ich will aber Kuchen essen! Ich will aber Kuchen essen!´ Irgendwann sausten unsere Bekannten los, um Kuchen zu holen, kamen aber nur mit Berlinern zurück. Das Gejammer nahm seinen Fortgang wie eine hängengebliebene Schallplatte bis in die späten Stunden. - Oder: Ich fahre Auto, sie sitzt hinten. Kaum unterwegs, geht es los: ´Wann nimmst Du mich hoch?´ Am laufenden Band. Worte der Vernunft meinerseits bleiben unbeachtet. ´Wann nimmst Du mich hoch?´ Das macht mich ganz mürbe. Dann ärgere ich mich so verzweifelt, daß ich sie einfach nicht hochnehmen kann, und dann muß ich mir wieder das Geschrei anhören, ..." Wir verstehen die Mutter in ihrer Verzweiflung, die ja eine ganze Familie und letztlich eine Ehe zerrütten kann. Im persönlichen Gespräch erfuhr ich - durch Hinterfragen - von den schreckhaften Ängsten und Zwängen während der ungewollten Empfängnis, bezog die Phänomene der ersten Begegnung nach der Geburt mit ein und das derzeitige Verhalten: *stereotype Wiederholungen*, will nicht laufen wegen rascher *Ermüdung der Beine* (Muskelschwäche), äußerste *Schreckhaftigkeit* mit *Zittern*, besonders auf *Geräusche*, rasche *geistige Ermüdung* beim Basteln und Malen. Allmählich formte sich das Bild von *Anhalonium*, das ich bisher nur einmal in *D200* wiederholen mußte. Ergebnis: Eine geretteter Familienfrieden!

d) Wenn das Schicksal des Menschen mit seiner Empfängnis beginnt, so beginnt seine *Geschichte* sehr lange davor. Ohne Geschichte, ohne Herkunft, ohne Familientradition sind wir als Menschen uninteressant. In uns werden unsere Vorfahren als geistige Vorgegebenheit mitgeteilt, eine dynamische Information, die sich wiederum in jede Zelle unseres Seins einprägt und die an unsere Nachkommen weitergegeben wird. Dieser geschichtliche Bestandteil in uns fügt erst die Schattierungen des Schwarz-Grau-Weiß oder die Farbenprächtigkeit von Vorfahren und Herkunft recht oder schlecht unserem Sein hinzu. Sie sind jedoch - bewahre uns vor diesem Trugschluß - nicht die Ursache dafür, daß wir liebenswürdig oder erbarmungswürdig sind, sondern sie deuten nur auf die Vorgegebenheiten eines möglichen Lebensprozesses hin. Es gibt eben weder einen Menschen noch eine Arznei ohne den sonnigen Glanz des Glücks noch ohne Bedrohung oder ohne Umgebung von Unkraut.

Allzugern würden wir die Geschichte heute vernachlässigen. Das käme unserer Zeit entgegen, weil zu viele Kinder ohne Willen und ohne Herkunft in diese Welt hineingeboren werden. Aber ohne die Erfahrung oder Unwissenheit von Generationen wäre weder die geistige Gewähr unseres Fortbestandes oder Vergehens, noch die handelnde Sicherheit oder Unsicherheit unserer Person denkbar.

Was muß also an erbarmungswürdiger Geschichte vorausgegangen sein, um später einem Kind zu begegnen, das sowohl mit übelster *Neurodermitis* als auch mit zahlreichen *neurologischen Symptomen* gezeichnet ist und dem wir mit

Bufo D12

2 x 1 Gabe täglich, einen durchaus möglichen leidvollen Lebensprozeß besänftigen dürfen?! Gehen wir im Geiste zurück zu den fünfziger Jahren unseres Jahrhunderts. Dort wurde, mit *Oswald Kolle* voran, unsere sexuelle Freiheit propagiert. Alles Denkbare und Undenkbare wurde uns nahegelegt, wurde in denkbaren und undenkbaren technischen Stellungen nachgeahmt, wurde dem Nachbarn vermittelt, als gäbe es weder zärtliche noch moralische, noch ethische Empfindungen. Das Tier in uns - und *Bufo* ist eine *Kröte* - durfte das Blut seiner Beute riechen und in menschlicher Ungestalt auferstehen. Mit gründlicher Verderbtheit, mit niedrigster Gesinnung wurde in allen Lebenslagen, zu allen Unzeiten herumgebumst. Selbst die schwangere Partnerin war (und ist) unfähig, der aufkeimenden Sexualzwangsneurose Einhalt zu gebieten und wurde (und wird) in vollem Einvernehmen vernascht. Dabei ist es unumgänglich darauf hinzuweisen, daß in dieser Hinsicht kein Tier das Verhalten des - Menschen nachzuahmen wünscht. Das widerspäche tierischer Ehre!

Allein der Mensch ist frei, seinen Verstand zu vervollkommnen oder ihn zu umgehen. Der Wunsch nach Freiheit schließt die Übernahme der Verantwortlichkeit für mich und andere mit ein. Verantwortung beinhaltet, daß ich mir und anderen werde Antwort geben müssen aufgrund der Fragen, die sich aus meinen Handlungen ergeben. Ohne Verantwortung keine Freiheit. Das heißt, Befangenheit beherrscht jede Schicht meiner Person, eingeschlossen die sexuelle Ebene, die ja - entgegen der Meinung des Zeitgeistes - untrennbar mit jeder Faser meines Seins verwoben ist. Ohne Verantwortung bleibe ich Gefangener meiner selbstbestimmten Begrenzungen, Gefangener meiner verdrängten Bewußtheit, meiner verweigerten Wahrnehmung. Inwieweit ich die Gesetze der Natur, inwieweit ich ihnen in meiner menschlichen Entwicklung Beachtung und Ehrfurcht bezeuge, wird die Kultur meiner Person bestimmen und mich gegebenenfalls in eine kultivierte Persönlichkeit hinein entwickeln lassen. Der Mensch ist nun Teil der Natur und ihrer Gesetze, und zur Beachtung eines dieser Naturgesetze gehört die *Unberührtheit* der Frau während Schwangerschaft und Stillzeit. Das ist keine Äußerung einer persönlichen Ansicht, sondern das ist Gesetz!

Wir wissen, daß uns die Mißachtung der Natur, ihrer Gesetze, ihrer Weisheit sowohl im Privaten infolge ichbezogener Lebensgestaltung, im Beruf infolge mangelhaften arbeitsorientierten Einsatzes, in der Wirtschaft infolge profitorientierter, industrieller Ausnutzung, in der Medizin infolge mangelnder menschenorientierter Weltanschauung nur Schaden, Kummer und Unheil eingebracht hat. Das Ergebnis ist zwangsläufig die Vergänglichkeit all unserer Handlungen: Verfall familiärer Ordnungen, häufiger Berufswechsel, Jobben, Arbeitslosigkeit, Zerstörung der Umwelt, verminderte Lebensqualität und tausendfältiges menschliches Leiden. Wir wissen darum. Doch anstatt mit diesem Wissen darum in persönliche Revision alles bisher Gedachten und Getanen zu gehen, suchen wir einen Schuldigen außerhalb unserer Person, den wir für die erlittene Misere verantwortlich machen und ihm den erhobenen Anklagefinger zeigen können. Das ist in aller Niedrigkeit, in aller Unbewußtheit, in aller Tragik *lithämisches* Verhalten. Das heißt, es ist eine Variante unseres Erbgutes, in das wir noch immer zutiefst verstrickt sind!

Das geistige Verhalten der Eltern entlang ihres Lebens wird demnach beim Zeugungsakt als geistiges Erbe ihrem Kind mitgeteilt. Das sollte uns gewiß nicht einerlei sein!

Als *Anna-Lena* im Alter von 8 Monaten vor mir auf dem Schoß ihrer Mutter hockte, traute ich meinen Augen nicht. Alles, was von ihren Kleidern unbedeckt war, strotzte von einem widerlichen, nässenden, schuppenden, *dunkelbläulichen Ekzem*, das sie sich mit Vehemenz blutig kratzte. Dabei bewegte sie ihren *Kopf hin und her.* Wenn sie nicht kratzte, schmiß sie alle vier Extremitäten heftig durch die Gegend, pochte mit den Fäusten auf den Tisch, strampelte mit den Beinen, ständig in erzwungener Bewegung. Ihr Mund stand weit offen und Speichel floß in Strömen über ihre Lippen. Die Schwangerschaft der Mutter und Geburt waren ohne Komplikationen gewesen, so daß eine Auslösung nicht klar auf der Hand lag. Trotz der offenbaren Neurodermitis wurde sie vom

Kinderarzt massiv geimpft, was *Anna-Lenas* bereits mißlicher Lage nicht unbedingt dienlich war. Denn danach wurde sie obendrein von häufiger Bronchitis mit Erstickungshusten befallen. Ihr Entwicklungsstand war indes der eines vier Monate alten Säuglings. Das sind wenig Anhaltspunkte für ein klares Arzneibild. Es zeigte sich jedoch ein Phänomen, das mich von Anfang der Begegnung an faszinierte: ohne Unterlaß streckte sie ihre *Zunge vor die Lippen*. Nicht, wie wir es bei Kindern mit großen Mandeln gewohnt sind, wo die dicklich gewölbte Zunge sichtbar über die Unterlippe hängt, sondern *schaufelförmig*, als wolle *Anna-Lena* einen speziellen Ton von sich geben oder ein Getränk schlürfen. Dem war aber nicht so. So verstand ich es einfach als Zeichengebung und übertrug es auf die Zunge der Kröte *Bufo*, die sich uns in ähnlicher Zungenhaltung präsentiert, falls wir einer Kröte schon mal Beachtung schenkten. *Anna-Lena* erhielt ihre Arznei in sehr hohen Potenzen. Und es geschah, daß nicht nur das Ekzem allmählich verblaßte, sondern daß sie auch ihre mangelhafte Entwicklung unglaublich rasch aufholte. Jetzt ist sie 2 Jahre alt, recht schelmig und putzmunter.

Seit mir *Bufo* vor etwa 10 Jahren begegnete, hat diese Arznei unzähligen Menschen jeden Alters helfen können. Damals war das Schlüsselerlebnis das Anvertrauen einer jungen Frau mit heftiger, dicker, *blauschwarz* schimmernder *Akne*, die während ihrer Periode an *epileptischen Anfällen* litt. Letztere, so glaubte sie, seien nicht heilbar, deswegen habe sie mich auch nicht aufgesucht. Ich entließ sie mit ihrer Arznei, erhielt ein Jahr später ein Dankesbriefchen und habe sie seither nicht wieder gesehen.

In Anbetracht der Vielzahl der Schicksale lassen Sie mich aus jeder Altersstufe eines davon darstellen. Meine liebe *Mona* hat einen längeren Schicksalsweg hinter sich. Sie war 2 1/2 Jahre alt, als sie mir mißmutig, argwöhnisch und ablehnend entgegenkam. Kein Wunder, sie hatte bereits viele erfolglose Arztbesuche mit den verschiedensten klinischen und naturheilkundlichen Therapien erduldet. Auch von mir erhielt sie 1 1/2 Jahre lang Arzneien, die zwar ihren Zustand erträglicher machten, aber nicht heilten. Von den Haarwurzeln bis zur Großzehe war sie mit Ekzemen bedeckt, die zeitweise *wie Jauche stanken*. Die rechte *Großzehe* war eingewachsen und *vereitert*, die *Mandeln* wölbten sich *riesig* über den Rachenring, wodurch ihr *Mund offen* stand. Bei Verweigerung ihrer Wünsche *schrie* sie *schrill* auf, wurde *blau*, fiel dabei manchmal in Ohnmacht. Eine Unmenge weiterer Symptome, Erscheinungen und Beschwerden veredelten die Arzneisuche nicht sonderlich. In ihrem Verhalten fiel mir jedoch bei jeder Vorstellung auf, daß sie einerseits mit *müdem* Gesichtsausdruck Löcher in die Luft starrte, andererseits sich ihre *Aktivität* steigerte *bis zum Übermaß*, indem sie, aufgedreht hüpfend, die Untersuchungsliege zum Trampolin verwandelte. Ihre Überaktivität schlug dann *plötzlich* in *Rückzug* um, worin sie sich mit hingebungsvoller Konzentration in einer Zimmerecke blutig kratzte. Die Mutter berichtete, daß sie gelegentlich mit gleicher Hingebung ihr *Möschen* bearbeite. Endlich wagte ich, ihr *Bufo* zuzugestehen, wonach sich ihre Heilung allmählich vollzog. Jetzt ist sie 6 Jahre alt, ist ein selbstbewußtes und intelligentes Mädchen geworden.

Mein guter *Alex* war in seiner *körperlichen* und *geistigen Entwicklung* deutlich *verzögert*, als ich ihn mit 8 Jahren kennenlernte. Schulschwierigkeiten waren für die Eltern der Anlaß, ihn der Homöopathie zuzuführen. Er ordne sich nicht unter, schlechte Leistungen, keine Freunde. Nach dem Vorbericht der Eltern schickte ich dieselben ins Wartezimmer zurück. Eine übermächtige, perfektionistische Mutter erdrückt ihr Kind! Mit leicht theatralischer, häufig stolpernder Sprache erzählte mir nun *Alex* von seinen Kümmernissen: "Die anderen ärgern mich immer, auch die Lehrer, dann werde ich so *wütend*, da weiß ich nicht mehr, was ich tue. Ich haue einfach drauf los. Deswegen mag mich keiner." Dabei *suchte* er *nach Worten*, zuckte *ticartig* mit den Augen und seufzte tief. Ein schwerer Leidensdruck lag auf seiner jungen Seele, den ich allerdings erst später erfahren sollte. Inzwischen hörte ich zu, mit welch *penibler Ordnung* er zuhause mit dem Opa seine vielen Hasen hegte. Hier im *Rückzug*, so hatte ich den Eindruck, fühlte er sich wohl. Sein Vertrauen war mir sicher, und so gab ich ihm zunächst *Barium carbonicum*, was seine Schulleistungen steigerte und seine Erkältlichkeit verringerte. Er kam gern wieder, erzählte begeistert von seinen Fortschritten, aber die Dunkelheit seiner Seele schien sich nicht zu erhellen. Er litt nach wie vor. Bis er sich eines Tages ein Herz nahm - es kostete ihn echte Überwindung zu reden - und mir gestand, daß er sehr oft einen *steifen Pimmel* habe, den er dann an seinen unzähligen Stofftieren oder mit Hilfe eines Kopfkissens *befriedige. Allein*, versteht sich, in seinem Zimmer oder im Bett. So kam ich endlich seiner Arznei auf die Spur, und heute, nach drei Jahren, ist es ein Vergnügen, ihm wieder zu begegnen.

Schon 11 Jahre alt war *Simon-Tobit*, als seine Adoptivmutter ihn wegen "Legasthenie" und "auffälligem, aggressivem Verhalten" zu mir "schleppte". Obwohl er sich mir gegenüber ablehnend verhielt, zeigte er verblüffend ausdrucksvolle Augen und Mimik. Seine *Intelligenz* konnte also nur *getrübt* sein! Meist schwebt das Schicksal adoptierter Kinder im Dunkeln, so daß wir den so wesentlichen Lebensbeginn nur erahnen können. *Simon-Tobits* Geschichte war dagegen glasklar: Er war das 13.(!) Kind einer in Drogen und *Alkohol* verstrickten Mutter ohne bekannten Vater, die ihr Kind unmittelbar nach der Geburt zur Adoption freigab. Das war niedrigstes Milieu mit tierischsten Gelüsten. Es ist immer wieder erstaunlich zu erfahren, mit welcher Anhänglichkeit sich das elterliche Erbe trotz veränderten Milieus in ihren Kindern fortpflanzt. *Simon-Tobits* auffälligstes Verhalten drückte sich nämlich in *sexuellen Angriffen* seinen drei nachfolgenden Brüdern gegenüber aus. Bei jeder unpassenden Gelegenheit faßte er ihnen mit aggressivem Ausdruck an den Pimmel oder machte sich über deren "kleine Schnösel" lustig. Er habe da mehr vorzuweisen, was er gelegentlich auch in die Tat umsetzte. Wegen der Schamlosigkeit und des Exhibitionismus lag mir *Hyoscyamus* zuoberst auf der Zunge, jedoch sollte ich mich täuschen. Er war nämlich der einzige unter den Brüdern, der frühzeitig und *freiwillig zu Bett* ging. Das ist ungewöhnlich! Während der Gute-Nacht-Geschichten *fummelten* seine Hände stets *an seinen Genitalien* rum. Schon immer und nicht erst durch die aufkeimende Neugierde seiner Vorpubertät. Bei persönlich empfundenem Unrecht, bei Widerspruch und Zurechtweisung wurde er *unkontrolliert zornig*, wobei seine Stimmung rasch in liebenswerte Herzlichkeit umschlagen konnte. Sein blasses Gesicht grinste dabei zwischen *hochroten Lippen* und *Ohren*. Aufgrund seiner Vorgeschichte entschloß ich mich, ihm *Bufo* zu geben. Inzwischen 14jährig, ist er in der Blüte seiner Pubertät, die er sowohl zuhause wie auch in der Schule ohne Auffälligkeiten durchlebt. Sein Allgemeinverhalten hat sich auf seiten seiner Liebenswürdigkeit geschlagen und seine schulischen Leistungen sind für Eltern und Lehrer zufriedenstellend.

Auch *Vanessa* war schon 11 Jahre alt, als ihre Mutter sie mir wegen *epileptischer Anfälle* vom Typ *petit-mal* vorstellte. Seit ihrem 2. Lebensjahr war sie auf *Ofiril*, ein Antiepileptikum, eingestellt, das EEG (Elektroencephalogramm) wies jedoch kontinuierliche Krampfpotentiale auf. Bis zu 40 kleinen Anfällen erlitt sie pro Tag, wobei sie kurz einknickte oder einfach umfiel und wieder aufstand oder im Stehen *hin- und herwatschelte.* Dabei zuckte sie mit den Lidern und verdrehte die *Augen nach oben*, die sich, nach oben *links gerichtet*, fixierten. Ich lud sie zum Einzelgespräch ein, das sie, leicht kichernd, gern annahm. Schulisch und mit Freundinnen habe sie keine Probleme. Das wunderte mich, denn ihr Gesicht zeigte wenig Prägung, eher *alberne, kindische Mimik*, während ich die üblichen Fragen nach leiblichen Gelüsten und Abneigungen stellte. Zwischendurch öffnete sie ihre Handtasche, holte Spiegel und Bürste hervor und kämmte ungeniert ihr Haar, rückte sich im Sessel zurecht, posierte anzüglich, als wolle sie sich *anbiedern.* Sie war offenkundig noch ein Kind, denn sekundäre Geschlechtsmerkmale waren unsichtbar. Sie liebe jenen Sänger (ein bekannter Schnulzensinger), und dabei würde ihr ganz anders. Wic "anders" konnte sie nicht sagen, aber ihre begleitenden Gebärden sprachen *Bufo*-Bände! Seitdem sie ihre Arznei in *LM12* gewissenhaft einnimmt, sind die Krämpfe weder subjektiv noch objektiv nachweisbar. Und, oh Wunder, auch das Ekzem hinter den Ohren und die ständige *Vereiterung* des Nabels sind keine Klagen mehr! Heute ist sie schon 15 Jahre alt und insgesamt ein ausdrucksvolles Wesen geworden.

Erst in ihrem 26. Lebensjahr entschied sich die Juristin *Claudia*, sich der Homöopathie zu ergeben, nachdem zu ihren, seit Kindheit gewohnten *epileptischen Anfällen* sich vor ihrem Abitur noch eine *Neurodermitis* zugesellte. Beide Beschwerden widersetzten sich überlieferter Behandlung, das heißt, trotz antiepileptischer und antiekzematöser Therapie litt sie weiter an Hirnkrampfanfällen und an Ekzemen. Eine freundliche, rundliche junge Dame mit fettiger Gesichtshaut und vereinzelten Pickeln. Die Anfälle seien immer *nachts im Schlaf* aufgetreten. Sie erwache nicht, *rolle* die *Augen nach oben*, krampfe heftig mit rhythmischen Bewegungen und gäbe *grunzende, knurrende* und *schnarchende Laute* von sich. Danach schliefe sie tief und erwache des Morgens mit zerbissener Zunge und einem heftigen Katerkopf. Sie erinnere sich an nichts, ihr Partner berichte ihr darüber. *Nach dem Geschlechtsverkehr* bemerke sie jedoch häufig unangenehme *Verkrampfungen* im Rücken und in den Oberschenkeln. - Das Ekzem wies keine Sonderlichkeiten auf. Doch bei der Untersuchung bemerkte ich in ihrer *Schamgegend* zwei große *dunkelblaue* bis *schwärzliche Furunkel.* Oh ja, sie habe schon immer mal wieder *vereiterte Finger-* und *Zehnägel* und an die Furunkel habe sie sich schon gewöhnt. So nebenbei Erwähntes kann häufig zum Wesentlichsten der Erscheinungen einer Arznei gehören. Und so erleuchtete die Eigenart der Furunkel meine Arzneiwahl. Alles paßte gut ins Bild von *Bufo*. Seither sind 2 Jahre vergangen. Vieles hat sich für sie verändert. Anfälle hatte sie nur noch einmal, aber ein EEG will sie erst machen lassen, wenn sie mal Zeit dazu habe. Versteht sich!

Die meisten Geschichten der Kinder wären ohne mühevolle Beobachtungsgabe der Mütter nicht lösbar gewesen. Wie sehr wir uns bei der Gewichtung von Phänomenen täuschen können, soll Ihnen die Patientenvorstellung während einer homöopathisch-ärztlichen Fortbildung näher bringen. Ein 2jähriges Mädchen mit dem wohlklingenden Namen *Lorena* wurde uns Zuhörern dort wegen chronischer Atemwegsinfekte vorgeführt. Gewiß, für Erkältlichkeit finden wir immer eine Arznei. Die Frage ist, ob sie tief genug wirkt, um die Widerstandskraft derart zu stärken, daß der Leidensdruck dabei behoben wird. Ein Schnupfen ohne Leidensdruck ist keine behandlungsbedürftige Erkrankung! *Lorena* war in ihrer Entwicklung sichtbar zurück. Das merkte jeder. Was ihr jedoch als Offenheit und unkomplizierte Freundlichkeit zugedacht wurde, empfand ich eher als *Distanzlosigkeit*. Unbehindert ging sie auf mich zu - ich saß in der 4. Reihe -, lehnte sich auf meinen Oberschenkel und nannte mich Papa. Alle waren entzückt, nur ich nicht. Beim Hin- und Hergehen zwischen Mutter und Zuhörern fiel mir auf, daß sie, wie eine Ente *watschelnd*, gelegentlich einknickte, zur Seite wankte oder umfiel. Das war der Mutter auch schon aufgefallen, weswegen sie mit ihr beim Orthopäden gewesen sei, der aber nichts Krankhaftes habe feststellen können. Keine weiteren Zweifel seitens der Mutter. Ich bestand auf einer *Gehunsicherheit*, die mir *zentral*, vom Gehirn, gesteuert schien. Die Zuhörer waren nicht dieser Meinung. Meine Augen waren nur auf das Kind fixiert, und so bemerkte ich sekundenrasche *Abwesenheiten* (Absencen), wobei sie ihr rechtes *Auge* nach *innen oben* verdrehte. Unter solchen Absencen verstecken sich echte Hirnkrämpfe. Erst nach mehrmaligem Hinweis bemerkte es auch das Publikum. Ich befragte die Mutter nach *Zornanfällen*, die sie mit Nachdruck bejahte. Ohne Motivation oder bei Widerspruch schmeiße sie *vehement* alles vom Tisch, was sich gerade darauf befände. Sie sei aber rasch umzustimmen und danach recht lieb. Derartige Zornanfälle wurden von den mitbeobachtenden Ärzten als "für das Alter normal" bezeichnet. Ich dachte anders darüber. Letztlich schaute ich, nach höflichem Anfragen, in *Lorenas* Rachen: Zwei pflaumengroße *Mandeln* blickten mir entgegen, die so groß waren, daß sie in der Mitte *aneinander stießen.* Außerdem vertrage sie *keine Hitze*, schwitze dann *heftig im Gesicht*, habe aber ständig *kalte Füße*. Die Zuhörer entschieden sich quer durch die Arzneilehre, von *Calcium carbonicum* bis *Sulfur*. Der Kursleiter verordnete 1 Gabe *Tuberculin bovinum D200* und dazu *Lachesis LM 6*. Ich bestand indes auf *Bufo*, und großes Unverständnis rumorte im Saal. - Etwa ein Jahr später erfuhr ich von direkter Quelle, daß diesem Kind doch meine Arzneiwahl, inzwischen erfolgreich, zugedacht wurde.

Die Geschichte zeigt uns, wie leichtfertig wir über Ungeschicklichkeiten oder kurzzeitige Erscheinungen unserer Kinder lächeln, wohinter sich ein ernsthaftes Geschehen verbergen kann, anstatt die Phänomene, so wie sie sind, in gleichem Maße ernst zu nehmen, wie das Kind selbst. Unsere Erwartungshaltungen gegenüber unseren Kindern sind häufig so unkritisch, unangezeigt und ungerecht, weil wir nur das zulassen oder zulassen möchten, was wir selbst kennen. Andere Möglichkeiten stehen oft außer Frage für Eltern und Ärzte. Die Kehrseite ist jene häufige Frage der Eltern: "Was hab´ ich denn nur falsch gemacht!" Einfach zu beantworten ist die Frage jenen nicht, die meist in Selbstmitleid oder Selbstvorwürfen verwoben, kein tieferes Verständnis für sich, für ihre Umwelt, noch für ihre Schöpfung aufzubringen scheinen. Die Geschichten der um ihr Leben betrogenen Kinder sollen nur Markierungssteine setzen, um uns zum Nachdenken und zum Hinterfragen zu zwingen. Eine Selbstrechtfertigung nach dem Stil: "Es kriegt doch alles, was es braucht!" ist nur eine billige Lösung gegenüber der Herausforderung, die uns ein seelisch, geistig oder körperlich erkranktes Kind auferlegt. An uns Erwachsenen liegt es, die Herausforderung anzunehmen!

NOTIZEN:

Ärztliche Pflege

Vor jeder ärztlichen Betreuung in der Schwangerschaft steht die menschliche Pflege des ungeborenen Seins durch seine Eltern, insbesondere durch die werdende Mutter (siehe auch im Kapitel *Schwangerschaft* in der *"Hausapotheke für den homöopathischen Patienten")*. Leider verwehrt der Zeitgeist vielen Frauen sowohl den Zugang zu ihrer Weiblichkeit, als auch die Zuwendung zum seelisch-geistigen Anteil ihres außerordentlichen schöpferischen Ereignisses, das ausschließlich in ihr stattfinden kann. Doch bedenken wir, daß der Zeitgeist von Menschen gemacht wird. Das bedeutet, daß jeder von uns für sein Heil oder Unheil verantwortlich ist, und dieser Verantwortung kann sich keiner entziehen. Aber wir haben die Freiheit mitzugestalten. Dazu müssen wir jedoch aktiv werden, müssen unseren Hintern aus den Fernsehsesseln erheben, uns informieren, müssen Fragen stellen, unterscheiden lernen, um erst danach Entscheidungen fällen zu dürfen. Die Zeiten, in denen wir uns vor dem Fernseher über die Dummheit der Welt "zu Tode amüsieren", ungedenk der Tatsache, daß wir als Mensch Teil dieser Welt sind, müssen sterben, damit ein neuer Geist daraus erwachsen kann.

Wir haben erfahren dürfen, daß die Entwicklung des menschlichen Wesens ein ganzheitlicher Prozeß ist. Das Umfeld des Gedeihenden als äußeres Milieu ist genau so wichtig wie das innere Milieu unseres Seins. Demnach ist es ein Unfug zu glauben, ich könne als werdende Mutter die Verantwortung für den leiblichen Anteil meiner Schwangerschaft beim Gynäkologen abgeben und habe damit das Beste für mein Kind getan. Auch ein Arzt kann mich nur begleiten, die Verantwortlichkeit für sein Tun bleibt letztlich mir überlassen!

Es ist ja so, daß die Qualität einer Dienstleistung vom Kunden diktiert wird und nicht von jenem, der uns den Dienst leistet. Wenn ich in einem Restaurant schlecht bedient werde, vielleicht das Essen auch zu wünschen übrig läßt und ich nichts dazu frage oder sage, wird sich weder die Qualität der Bedienung noch die des Essens verändern. Dadurch, daß ich schweige und mich hinterher an falschem Ort, zu falscher Zeit beklage, werde ich zum Opfer von Umständen und Ereignissen, die ich im nachhinein nicht mehr beeinflussen kann.

Denn die Dinge haben bereits ihren Lauf genommen und werden allmählich zu verabscheuungswürdigen, aber gewohnten Abläufen.

Entsprechend wird die Güte eines Arztes nicht von ihm, sondern durch seine Patienten gewährleistet. Dumme, unmündige Patienten sind leicht zufriedenzustellen und können nur das dümmliche Vermögen ihres Arztes ansprechen. Kritische, mündige Patienten haben es schwer, aber mit Durchhaltevermögen fordern sie letztlich die kritische Überprüfung der Handlungsweisen ihres Arzt heraus. Nur dadurch kann er besser werden! Wenn seine geistige Entwicklung mit der zunehmenden Zahl seiner Untersuchungsgeräte nicht Schritt hält, wird der menschliche Augenblick in seiner Praxis - Zeit, Zuneigung, Nähe und Verständnis - zum technischen Blick auf meßbare Masse durch Apparate, durch Anzahl der Patienten pro Tag, durch Menge der Krankenscheine pro Quartal, zum strengen Blick auf Kontenverschiebungen, Amortisationen, Rentabilitätsfragen, Steuerverschiebungen, Investitionsmöglichkeiten..... und schon haben Sie einen perfekten Geschäftsmann vor sich mit einem amputierten ärztlichen Gehirn. Nicht aufregen! Sie haben ihn dazu gemacht! Stellen Sie sich vor: Kein Patient würde einen solchen Arzt aufsuchen. Sein Blick müßte endlich eine andere Richtung einschlagen.

Fragen wir uns: Was hat Ihnen, Ihrem Kind, Ihrem Frauenarzt der technische Fortschritt - hier sei vor allem der Ultraschall vermerkt - in der "Schwangerschaftsvorsorge" an therapeutischen Möglichkeiten eröffnet? Hat sich die Sterblichkeitsrate verringert? Sind unsere Kinder hübscher, kräftiger und vor allem gesünder als zuvor? Im Gegenteil, ein makabrer Teufelskreis nimmt seinen Lauf. Vorzeitige Wehen werden häufiger. Einige Mütter berichten von Wehen nach jeder monatlichen, fälschlicherweise routinemäßig angesetzten Beschallung. Abgesehen davon, daß sich Frühgeburten mehren, wird bei Fortbestand frühzeitiger Wehen die Schwangere ins Krankenhaus eingewiesen und zusätzlich bedenkenlos beschallt. Als Folge verringert sich die Herztonfrequenz des Ungeborenen, worauf ein fortlaufendes CTG (Kardiotokogramm), auch Ultraschallwellen, angesetzt wird. Darauf nimmt die Wehentätigkeit und die Beckenverspannung der Mutter zu, die Herztöne des Kindes werden immer schwächer, die Geburt wird eingeleitet, oder es wird, viel häufiger, aufgrund des lebensgefährlichen Zustandes des Kindes in aller Eile eine Sektio (Kaiserschnitt) durchgeführt.

Wäre der ärztliche Verstand nicht insgesamt sehr fragwürdig, läge es nahe zu behaupten, dieser Teufelskreis sei bewußt geplant, um den

"Operations-Katalog" der Frauenärzte, der eine bestimmte Anzahl von chirurgischen Eingriffen pro Zeiteinheit vorschreibt, aufzupolieren. Wo kein Bewußtsein herrscht, kann man nicht von offenbarer Unmenschlichkeit reden. Denn Bewußtsein ist der Endpunkt einer Auseinandersetzung mit einem Thema. Das heißt, Bewußtwerdung geht mit einem Auseinandersetzungsprozeß einher. Werden ist ein Prozeß, ein Privileg des Suchenden.

Mehr als eine Mißbildung zu erkennen und zur Abtreibung zu raten, ist durch Ultraschall nicht drin. Ohne Garantie, versteht sich, denn die Rate der Fehldiagnosen beläuft sich auf 20%. Welch monatelanges, qualvolles Leid für jene, die dieser Unzahl zugehören!

Der Ultraschall hat das jahrhundertealte, hölzerne Hörrohr ersetzt, das die behandelnde Nähe des Arztes zur Schwangeren versinnbildlichte. Zusammen mit wohlwollendem Gespräch, mit pfleglicher Sphäre im Umgang mit Mutter und Ungeborenem, entstand ein geborgenes Gefühl von "Schwangerschaftsfürsorge". Dagegen ist der moderne Arzt eine geradezu eindrucksvolle Marionette seines Gerätes. Der Bildschirm ersetzt das häusliche Fernsehen, die Vorsorge wird zur Unterhaltungsindustrie. Man sieht Ihr Kind im Bauch, und - ach ja - man ist ja so entzückt! Wir amüsieren uns und amüsieren uns zu Tode auf Kosten Ihres Kindes. Der Arzt schreibt die Kosten auf Ihren Krankenschein und schenkt Ihnen dafür ein Photo mit Ihrem Kind im Bauch, das Sie frohlockend im "Wickel-Kurs" herumzeigen. Der Gipfel des Absurden wird behelf mangelnden Instinktes für die Grenzen eines ungesunden Menschenverstandes und mittels Unwissenheit über Ultraschall erklommen. Koste es, was es wolle. Es ist doch einfach toll!

Ultraschall besteht aus Wellen mit 20000 Schwingungen pro Sekunde. Sie liegen oberhalb der menschlichen Hörfähigkeit. Daher ihr Name "Ultra". Die Rüstungsindustrie benutzt sie für ihre U-Boote, die damit Ortungen von Hindernissen jeglicher Art vornehmen. Wir wissen, daß im Operationsbereich dieser Boote infolge des Ultraschalls kein Fisch eine Chance hat zu überleben. Massenhaftes Fischsterben ist bekannt. Das wird durch die Tatsache bewirkt, daß Ultraschall Hitze und Blasenbildung entwickelt. Das gleiche geschieht in der Gebärmutter. Amerikanische Forscher entdeckten Schäden bei Pflanzen-, Insekten- und Säugetierzellen. Sollte der menschliche Embryo tatsächlich unbeschadet bleiben? Vielleicht nach dem Motto: Was man nicht sieht, ist nicht gefährlich? Amerikanische Wissenschaftler arbeiten hart an der Aufdeckung der

Gefährlichkeit. Darunter verfolgte die Radiologin *Liebeskind* beschallte Zellgenerationen und beobachtete Veränderungen in ihrer Struktur, in ihrer Beweglichkeit und eine veränderte DNS-Synthese (Desoxyribonukleinsäure), ein Informationsträger der Zelle. Darauf warnte sie - bisher erfolglos - vor unbedachtem Ultraschallgebrauch wegen daraus sich ergebender Verhaltensstörungen, Verminderung der Intelligenz, Konzentrationsschwäche, veränderten Nervenreflexen. Auch Krebstumore seien nicht auszuschließen. Aber dies wissenschaftlich zu belegen, bräuchte mindestens 20 Jahre Nachbeobachtungszeit beschallter Ungeborener. Nach meiner Erfahrung füllen die Befürchtungen der Forscherin bereits haufenweise unsere Praxen. Eltern, Lehrer, Erzieher und der brave Bürger auf der Straße klagen nicht minder. Aber solange keine wissenschaftlichen Beweise auf dem Tisch liegen, wird weiter beschallt, obgleich Erfahrung sich über alle Wissenschaftlichkeit erhebt. Was werden wir in den bevorstehenden 20 Jahren noch an Elend erleben müssen! Die Menschen werden nicht zerstört, sie zerstören sich selbst.

Aggressionen und Gewalt erzeugen ihresgleichen. Kriechen wir in die Haut unseres winzigen Wesens in der Gebärmutter. Wohlig warm wälzt es sich im Meer des Mutterschoßes. Solange wenigstens, bis lebensfeindliche Manipulationen in sein Wohlsein eindringen: Schallwellen, Doppler-Stethoskop, Amniozentese. Es wird heiß, und das Gehirn "kocht". Jetzt gilt es sich zu wehren. Aber wie und wohin entfliehen, wenn nicht möglichst bald raus aus diesem Schlachtfeld. Oder es strampelt sich zu Tode, weil sein Herz versagt! Jedenfalls berichten Mütter über enorm zunehmende Kindsbewegungen schon nach ersten Ultrabeschallungen. Warnsignale, Alarmsignale zur Genüge. Die Zeit ist reif, Konsequenzen zu ziehen!

a) Nicht genug! Endlich den feindlichen Linien gynäkologischer Plagegeister entflohen, nimmt das Schicksal unseres Kindes im Kapitel *Neugeborenes* seinen wenig schmeichelhaften Fortgang. Die auffallendsten Störungen bei Säuglingen, die mir mit obiger Ultraschall-Vorgeschichte begegnen, sind solche, denen die Homöopathie glücklicherweise

Cicuta D12

2 x 1 Gabe täglich, zugedacht hat.

Es liegt mir auf der Zunge zu behaupten, unser Kind suche immer noch vergeblich nach einem Fluchtweg, so beeindruckend wird sein Gesamtbild von einer ungerichteten *Überaktivität* beherrscht. Obendrein besticht der Ausdruck seiner *weit aufgerissenen Augen*, wobei über der Pupille die Sklera, das Augenweiß, sichtbar wird. Ein Phänomen, das wir sonst nur als *Graefe´sches Zeichen* bei *Basedow*-Glotzaugen beobachten. Ein erschreckender Anblick, hinter dem wir die unaussprechbare Fluchtangst des Kindes erahnen.

In solcher Verfassung erlebte ich meinen 5 Monate alten *Jonas*, erstes Kind seiner Eltern. Die "Vorsorgeuntersuchungen" bei der Kinderärztin verliefen alle befundlos, begleitet von begeistertem Entzücken derselben über die "ausgesprochene Lebendigkeit des Kleinen". Und das, obwohl *Jonas´* Mutter wiederholt auf seine nervige Überaktivität aufmerksam machte. Wie spricht doch der Prophet *Jesaja*: "Gott hat ihnen einen Geist der Betäubung gegeben; Augen, die nicht sehen und Ohren, die nicht hören, bis auf den heutigen Tag!" (29, 10). Wahrlich ein Prophet unserer Zeit!

Von Natur aus bin ich sicherlich weder Schwarzmaler noch Hetzemacher, bin eher von heiterem Gemüt mit wertfreiem Verständnis für alle möglichen Fehler und alle unmöglichen Rechthabereien. Aber man beachte: Mit ihren 26 gesunden Jahren galt *Jonas´* Mutter als "Risikoschwangere". Entsprechend wurde geschallt, monatlich und dazwischen, obwohl sie sich pudelwohl fühlte, außer daß *Jonas* schon im Bauch recht lebendig gewesen sei. Gegen Ende der Schwangerschaft traten vermehrt unregelmäßige Wehen auf, die ja keine echten Wehen sind, sondern eher *verspannende Krämpfe* des Beckenbereiches. Unter der kurz danach, aber zeitlich regelrecht einsetzenden Geburt ließen - wie wir vermuten - *Jonas´* Herztöne nach. Die Saugglocke mußte herhalten. Trotzdem kam er *blau* wie eine Pflaume (Zyanose) und keuchend wie ein Marathonläufer (Hyperventilation) zur Welt. Erst nach einer Stunde harter Arbeit von Hebamme und Geburtshelfern erhielt *Jonas* seinen Apgar-Stempel 10, das heißt lebensfähig, alles in Ordnung!

So ganz in Ordnung schien sein Zustand jedoch nicht zu sein. Denn eine Woche lang *schrie* er durchgehend tags und nachts grell, *schrill*, ohne Unterbrechung. Dazu habe er von Anfang an *Blähkoliken*. Das ist ein dicker Bauch mit viel Luft drin. Ein ständiger *Schluckauf* begleite sowohl das Stillen als auch dazwischenliegende Zeiten. Bei Koliken,

Schluckauf und schrillem Schreien *überstrecke* er seinen Körper *nach hinten* wie eine Brücke. Beim Stillen sauge er *hastig, schlucke viel Luft, spucke* regelmäßig, die Milch quelle geronnen aus seinem Mund, worauf eine homöopathische Nachbarin bereits *Cuprum* empfohlen habe. Tagsüber *schwitze* er massiv, an Händen und Füßen *kalt*, auf der Kopfdecke *warm*. Nachts bliebe er trocken, aber sei zappelig, *wälze* den *Kopf hin und her* (Jactatio capitis), und erwache schreiend alle 2 Stunden, als wolle er *ersticken*. Ein *gewaltiger Zorn* mit beschriebenem schrillem "Hirnschrei" überkäme ihn, "wenn es nicht so klappt, wie er will". Dabei entwickle sich eine *Allergie*, die wie Nesselsucht aussähe.

Das ist der übliche Mutterbericht bei solchen Vorgeschichten. Bei der Untersuchung bemerkte ich außer den Glotzaugen und der Überaktivität eine Steifheit und Verkrampfung seines ganzen Körpers, wobei mir seine rechte *Hälfte kraftloser* erschien als die linke. So hielt er, auf dem Bauch liegend, seine rechte Hand fast auf dem Rücken, während er sich mit der anderen Hand vom Boden abstützte. Den rechten *Daumen* hielt er dabei *nach innen geschlagen*, fest in seiner Faust. Das sollte sich nach dem 3. Lebensmonat gelöst haben. Auch sonstige, altersentsprechende Bewegungsabläufe konnte er nur mit Mühe oder gar nicht vollziehen, und sie zeigten alles in allem die bereits bemerkte *Halbseitenschwäche*. Beim Anfassen und beim geringsten Geräusch *zuckte* er zusammen und verfiel kurzzeitig, fast unmerklich, in eine *starre Blickhaltung*. Gerade das letztere Verhalten bedeutet für mich immer einen warnenden Hinweis auf eine *Hirnüberreizung* bzw. auf ein Hirnkrampfgeschehen. - 7 Monate nach seiner Arznei, in aufsteigenden Potenzen verabreicht, hatte ich ein völlig verändertes Kind vor mir. Harmonisch im Gesichtsausdruck, in seinen Bewegungen, in seiner Gestik, liebevoll lächelnd, dem verbleibenden Betrug an seinem Leben davongeschlichen. Endlich durfte ich den Beginn seines menschenwürdigen Lebens mit *Calcium carbonicum* unterstreichen.

Mütter haben ein Gespür, wenn mit ihrem Kind "etwas nicht ganz stimmt", sind jedoch unfähig, ihre Ahnung zu formulieren. Wie sollten sie auch, als medizinische Laien. Und beim Haus- oder Kinderarzt schenkt man ihnen kein Gehör. Desto glücklicher bin ich, wenn sich Mütter frühzeitig der Homöopathie zuwenden. Die Chance, fehlgeleitete Regulationen wieder in rechte Bahnen zu lenken, ist desto größer, je jünger Ihre Kinder sind. *Mirka* war gerade 3 Wochen alt, als ihre Mutter sie wegen *"Neugeborenenkoliken"*, so die Diagnose des Kinderarztes, anmeldete. 5 Wochen später konnte ich sie dann anschauen, inzwischen schluckte sie die vom Arzt verordneten "Blähtropfen" erfolglos weiter. Obwohl die 3. Schwangerschaft nach zwei Fehlgeburten, galt auch das Alter von *Mirkas* Mutter, 34jährig, als Risiko. Ergo wurde beschallt. Ab dem 7. Monat spürte sie kontinuierliche Wehen, die sich in ihrer Qualität bis zum Geburtstermin nicht veränderten. Primäre Wehenschwäche, Einleitung mit Wehentropf, Ultraschall, Herztöne des Kindes lassen nach, CTG, Kind geholt, kein Schaden, alle sind happy!

Nur die Mutter bemerkt von Anfang an einen enorm *geblähten Froschbauch*, was *Mirka* zu *schrillen Schreiattacken* (Cri encéphalique) veranlasse, wobei sie sich *überstrecke* und sich am ganzen Körper allmählich *blau* verfärbe. Tags schlimmer, nachts etwa 2stündlich. Nach jedem Stillen setze ein heftiger, lange anhaltender *Schluckauf* ein.

Bei *Mirkas* Begegnung fielen mir die *Glotzaugen*, die *Nervosität* und die bläulich marmorierte Haut auf. Bei der Untersuchung fand ich auch die Hände und Füße *blau, eiskalt* und *schweißig*. In der Bauchlage hatte sie die linke Hand nach hinten gedreht, beim Lauftest konnte sie das linke Bein nicht heben, also eine eindeutige *neurologische Halbseitenschwäche*.

Das alles klingt ähnlich wie *Jonas´* Geschichte. Jedoch mit dem Unterschied, daß *Mirkas* Heilung nach der ersten Gabe *Cicuta D200* verblüffend rasch einsetzte. Einen Monat nach der ersten Vorstellung schrieb mir ihre Mutter: "Zwei Tage nach Ihrer Behandlung war sie deutlich ruhiger und schlief mehr. Schon am folgenden Tag hatte sie, außer einer Stunde am Abend, kaum noch Blähungen. Ihren "Froschbauch" behält sie jedoch bis heute. Beim Abklopfen ist er noch deutlich hohl im Ton. Auch ihre Haut hat noch zeitweise die marmorierte Zeichnung. Ihre Hände und Füße werden vermehrt warm. Der Wechsel von warmen zu kalten Händen und Füßen und umgekehrt erfolgt oft in kurzen Abständen ohne äußere Temperaturänderung. Wenn sie noch Blähungen hat, sind diese sehr stark. Dabei bekommt sie regelrechte Schreikrämpfe. Manchmal habe ich den Eindruck, daß dieses Schreien - Sie nannten diesen Ton ´Hirnschrei´ bei unserem Gespräch - nicht mehr mit den Bauchschmerzen in Verbindung steht. Sie holt dann kaum noch Luft, wird dunkelrot im Gesicht und überstreckt den Kopf und die Wirbelsäule stark nach hinten. Am Ende der Krämpfe ist sie total erschöpft und schläft ein. Ob sie eine

Bewußtseinstrübung in dieser Zeit hat, kann ich nicht feststellen. Vor einigen Tagen habe ich sie versehentlich verletzt, da hat sie ebenso reagiert. In der Bauchlage kann sie sich noch nicht mit beiden Armen abstützen und den Oberkörper heben. Ihre linke Muskulatur scheint noch schwächer als die der rechten Körperseite. Manchmal stützt sie sich mit der rechten Hand so fest ab, daß sie über die linke Seite rollt. Die Augen hat sie weniger, aber manchmal noch aufgerissen bei plötzlichen Geräuschen. Ansonsten haben wir viel Freude mit ihr und entdecken, wie sie von Tag zu Tag die Welt mehr erforscht mit all ihren Sinnen." - Welch wunderschöner Bericht. Beobachtung kann erlernt werden, und diese in jedem von uns ruhende Gabe hat *Mirkas* Mutter, wie wir sehen, rasch gefördert, was unter anderem der ausführlichen Wiedergabe ihres Briefes zugrunde liegt. Es folgten noch 2 Gaben in *D200*. Nach 2 weiteren Monaten rief sie mich an, um mir mitzuteilen, daß *Mirka* jetzt gesund sei. Aufgrund ihres Briefes glaubte ich ihrer Aussage, schickte ihr noch eine Gabe *XM* als Reserve und habe seither, 2 Jahre sind vergangen, nicht wieder von ihr gehört.

Verschiedentlich habe ich Gynäkologen, mit denen ich aus diagnostischen Gründen gern zusammenarbeite, auf die Gefährdung durch unbedenkliche Ultrabeschallung aufmerksam gemacht. Sie bezeugten einhellig, unwissend zu sein, in ihren Fachzeitschriften nichts darüber zu lesen und auf Fachkongressen nichts darüber zu hören. Schweigt hier bewußt die Pharma- und Elektroindustrie, die ja bekannterweise solche Fachblätter und Fachzusammenkünfte finanzieren? Frage ohne Antwort, aber dennoch mit Vermutung! Desgleichen könnten besagte Frauenärzte meine Erfahrungen mit frühzeitiger Wehentätigkeit, die ja nur meiner Beobachtung entspringen, nicht nachvollziehen. Nun gut, diese Umstände entschuldigen keineswegs ihre Ignoranz. Jedem verbleibt das eigene Nachdenken über sein Tun. Leider erleben Frauenärzte nicht die Produkte ihrer "Vorsorge", denn nach der Geburt ist schon wieder ein anderes Fach zuständig. Schade, schade! Hier fehlt in der Tat die "Fürsorge" eines Hausarztes, um die unmenschliche Kluft zwischen "Spezialisten" menschlich zu überbrücken.

Nicht immer ist die Arznei im Kind so leicht zu erkennen wie bisher. Meine gute *Nele* schien mir eher träge, faul, gemütlich, als ich sie in ihrem dritten Lebensjahr wegen häufiger Bronchitiden kennenlernte. Gleiche Vorgeschichte mit Ultraschall, gleiche Geburt wie uns bekannt. Das Gespräch mit der Mutter sollte daraufhin bald eine Wendung nehmen, von Erkältlichkeit, Rotz und Husten zu "seltsam heftigen Wutanfällen", wenn ihr Wollen nicht erfüllt werde. Dabei schreie sie "wie teuflisch", grell, in höchsten Tönen, ohne mögliche Ablenkung. Allmählich liefe sie *blau* an, huste, plötzlich *stocke* ihre *Atmung*, und - schwupp! - fiele sie in *Ohnmacht*. Kein Herzschlag mehr zu fühlen! Beherzt habe sie *Nele* wiederbelebt, ihr bereits *Cuprum D30* und mit noch besserem Erfolg *Moschus D30* gegeben. Aber die Anfälle kämen immer wieder, beim Schreien und beim Essen. - Nach *Cicuta* blieben sie endlich aus, und gleichermaßen erging es der Erkältlichkeit, ihrem Rotz und Husten.

Isabelle, gerade 1 Jahr alt, mußte ähnliche Kämpfe mit ihren *Ekzemen* und mit der Homöopathie durchstehen, bevor ihre wahre Arznei sie heilen durfte. Von Anfang an wurde sie von homöopathischen Ärzten quer durch die Arzneilehre mit unter sich nicht nachvollziehbaren Arzneien behandelt, ohne Erfolg. Aufgrund ihres Alters und ihres konservativen Ehemannes hatte sich die überängstliche Mutter - trotz jahrelanger homöopathischer Behandlung außerhalb meiner Reichweite - während der Schwangerschaft beschallen lassen, um der Gewißheit halber, "daß auch ja alles in Ordnung" sei. Den weiteren Verlauf, einschließlich der Geburt, können wir inzwischen spielend nachempfinden. Auch *Isabelle* war von Anfang an von Blähungen gequält und schrie so hell und schrill, daß es durch Mark und Bein fetzte. Als Besonderheit zeigte sie jedoch *Pusteln* auf dem Kopf und kreisrunde bis ovale, erhabene, teils trocken-schuppige, teils nässend-rissige *Ekzemflecken*, willkürlich über den Körper verteilt. Die Größe der Placken (plaques) variierte von 1-Pfennig- bis 5-Markstückgröße. Ihr Vater entschied - trotz laufender homöopathischer Behandlung: "das Kind muß wenigstens gegen Kinderlähmung geimpft werden", und der Kinderarzt machte mit. Worauf das Ekzem sich erwartungsgemäß erheblich verschlimmerte. Dasselbe geschah nach einem Tine-Test, ein Stempel mit drei Zacken, der zum Nachweis einer durchgemachten Tuberkulose dienen soll und zu diesem Zweck in die Haut des Unterarmes gerammt wird. Das alles im ersten Lebensjahr!

Dann erst erlebte ich *Isabelle*. Ablehnend, mürrisch, bei *Widerspruch* und plötzlichen *Geräuschen* grell aufschreiend, laut wimmernd und zornig jammernd. Offensichtlich hatte sie *keinen Juckreiz*. Aber sie fror auffallend, obwohl mitten im warmen Sommer, hatte eiskalte, schweißige Hände. Mehr durfte ich nicht anfassen! Ihre Körpersilhouette konnte den *dicken Bauch* nicht verbergen. Aber das sei ja kein Wunder, meinte die

Mutter, sie ernähre sich vorwiegend von Salz, Butter, Eis, rohen Zwiebeln, Knoblauch und Erdbeeren. Sehr seltsam! Erst nach mehreren Gesprächen, längerer Beobachtungszeit und wiederholtem Arzneistudium entschied ich mich für *Cicuta*. Jetzt ist *Isabelle* schon 5 Jahre alt, hat so ihre Eigenarten, aber die Haut und die Hirnreizsymptome gehören endgültig der Vergangenheit an.

Viel augenfälliger war *Paulchens* Ekzem einzuordnen. Er zählte gerade 8 Monate, als ich ihn sehen durfte. Sein Gesicht, seine Arme, sein Oberkörper waren übersät von erbsengroßem *Herpes*, teilweise ineinanderfließend, von *zitronefarbenem*, krustigem Eiter aufgelagert. Selbst in den Haaren fanden sich Pusteln zwischen einem dickschuppigen, gelben *Milchschorf* Nicht nur ein erschreckender Anblick, das Ganze stank fürchterlich. Bei der Untersuchung schrie er hellstes Mordio mit dem typischen *Nach-hinten-Biegen* von Kopf und Rücken. Heißer *Schweiß tropfte* aus seinen Haaren, Hände und Füße blieben derweil eiskalt. Sein *aufgetriebener Bauch* war nicht zu übersehen. Bei Annäherung und *Geräuschen* zuckte er jählings zusammen, und erneut ertönte seine Schreikampagne. Seine Augen waren weniger glotzig, als eher aufgerissen dabei. Die neurologische Prüfung ergab erwartungsgemäß einen rechtsseitigen *Halbseitenunterschied.*

Nach 3 Gaben *Cicuta D200* innerhalb dreier Monate, war *Paulchens* Haut super. Aber das ganze Kerlchen stank immer noch, warf sich bei Zorn noch in den Rücken, warf unleidlich Dinge um sich, biß, trat, schwitzte noch beim (jetzt hörbar angenehmeren) Schreien und im Schlaf. Letzterer war nach wie vor häufig durch jammervolles *Aufschrecken* unterbrochen. Irgendwie schien er mir insgesamt noch *steifig*, wobei er seinen rechten Arm gelegentlich, *schraubenartig verdrehend*, nach hinten schob. Ich wagte, ihm eine Gabe *XM* zu geben und erbat einen Anruf nach 6 Wochen.

Derselbe vollzog sich zeitgerecht: Er habe "einen tollen Entwicklungsschub" hinter sich, aber er stinke noch, vor allem seine Blähungen und seine Füße, so seine Mutter. Jetzt schien mir *Sulfur* die rettende Hilfe zu sein. Ein Glück, sie war es tatsächlich. Seine Mutter schrieb drei Monate später: "Die erste Gabe hatte *Paul* richtig zu ruhigem Schlaf gebracht. Die 2. Gabe war machtlos, aber die dritte ein voller Erfolg. Nun schläft er angemessen tags wie auch nachts. Auch das Sich-ins-Kreuzwerfen ist selten geworden." Ob er wohl noch stinkt, frage ich mich bis heute, denn seither ist mehr als ein Jahr ohne Kunde über *Paulchen* vergangen. Meine Wünsche begleiten Dich!

Unzählige Schicksale dieser Art und Vorgeschichte füllen die Praxis des Homöopathen. Wir sind mit Recht entrüstet, nur dürfen wir bei dieser Entrüstung nicht einhalten. Wenn wir weiterhin den majestätischen Entscheidungen von Ärzten und Familienvätern folgen, denen ja keine sensible Unterscheidung vorausgeht, machen wir uns schuldig an der geistigen Verkrüppelung unserer Kinder. Fragen wir uns, ob das unser Ziel ist! Solange wir unwissend und damit unbewußt uns von leichtfertigen Anordnungen manipulieren lassen, dürfen wir auch von unseren Kindern nichts anderes erwarten, als daß sie Opfer solcher Manipulationen werden. Sobald wir aber wissend und durch leidvolle Erfahrung an unseren Lieben bewußt geworden sind, begehen wir an unseren Kindern vorsätzliche Verbrechen, falls wir bedenkenlos den Weg des geringsten Widerstandes weiter beschreiten. Gewiß, Mütter haben es schwer, ihre instinktiven Erkenntnisse für das, was von nun an geschehen sollte, gegen die Verstocktheit mancher Ehemänner und gegen die Vielzahl verstockter Ärzte durchzusetzen, zum Wohlsein ihrer Kinder und letztlich zum Wohle der ganzen Familie. Fragende sind unbequem. Aber verzweifeln Sie nicht. Sie sind nicht allein gelassen. Tausende von Müttern kämpfen mit den Waffen der Geduld und haben gewonnen. Hunderte von Ärzten sind mit dem, was sie bisher getan haben, unzufrieden und suchen nach möglichen Lösungen. Und zu guter Letzt haben Sie die homöopathische Arznei, die Ihnen auch da noch Trost zuspricht, wo Sie zu verzweifeln drohen.

b) Ich frage mich, warum wir dem verdammungswürdigen Negativen, dem Abtrünnigen, dem Diabolischen in einer Weise Macht zugestehen, die unserem Streben nach Glücklichsein geradewegs entgegenwirkt. Glauben wir doch nicht, daß der Mensch von Anbeginn an böse geboren wird! Das überlassen wir den falschen Propheten, den atheistischen Existentialisten. Welche Eltern möchten nicht das Gute in ihren Kindern fördern, um das Beste daraus zu gewinnen. Warum also sollte der Schöpfer, dessen Geschöpfe wir ja sind, uns Böses wollen, wo wir doch nach seinem Ebenbild geschaffen sind, wie unsere Kinder nach unserem Ebenbild? Das Böse kann demnach nur aus dem zur freien Verfügung gestellten, menschlichen Verstand geboren werden! Und dieser scheint mit autistischer, sadistischer oder masochistischer Motivation minutiös an der rigorosen Zerstörung seines eigenen Geschlechtes zu arbeiten. Ganz zu schweigen vom kontinuierlichen Abbau der Schöpfung, dem dieses Geschlecht zugehört, vom Abfall der Kinder von ihren Eltern, von der Schöpferferne, von der Elternferne. Das sind Menschen, die der Schöpfung nicht mehr zugehören, die ihre Entscheidungen, Handlungen, ihren Glauben nur noch an ihrer eigenen Begrenzung orientieren. Ihr Bezug ist ihr bloßer, eigener Verstand, ihre Intellektualität, die heute so hohes gesellschaftliches Ansehen genießt und die ihre Besitzer mit Würde und Überheblichkeit vor sich hertragen. Das menschliche Geschlecht ist aber vergänglich, sobald es der kosmischen Einbettung, der mystischen Geborgenheit, der Religiosität seiner Gedanken und Werke entbehrt. Das bedeutet, daß auch sein Haben und Sein orientierungslos, beziehungslos, wie vom Wind gepeitschte Meereswogen dahintreiben. In solchem sich absondernden menschlichen Geist dreht sich notgedrungen die "Spirale der Angst" *(Drewermann).*

Zu dieser Subkultur menschlicher Beziehungen zählt neben religiösen, politischen und wirtschaftlichen Manipulatoren die Mehrzahl der Ärzte, die sich ja in erheblichem Maße zu Bereicherungszwecken an die Kirche, an die Regierung und an die Industrie verkauft haben. Lukrative Beziehungen, woraus wiederum die Pharma- und Apparatemedizinindustrie ihre bekannten Vorteile ziehen. Jeder weiß das, und jeder schimpft darüber. Aber im persönlichen Gegenüber mit den diabolischen Schwarzmalereien, den haltlosen Drohungen und gelegentlichen Beschimpfungen des Arztes verliert der ungläubig fragende, sich informieren wollende Patient seine restliche Zivilcourage, zieht den Schwanz ein oder macht sich in die Hose und erlaubt der Übergröße ärztlicher Daseinsform letztlich doch, die "dringend notwendigen" diagnostischen oder therapeutischen Handlungen an sich oder seinem Kind durchführen zu lassen. Für die sich daraus eventuell einstellenden, ungünstigen Folgen fühlt sich jedoch selbiger Arzt in keiner Weise mehr verantwortlich. "Das hat damit nichts zu tun", hören wir und bewegen uns in Richtung weiterer Medizinspezialisten, stets auf der Suche nach einer menschenwürdigen Behandlung.

Zum Ausleben sadistischer, ärztlicher Anlagen hat die Medizin - unter vielem anderen Unsinn - auch die *Amniozentese* (Fruchtwasserpunktion) und die in späteren Schwangerschaftsmonaten durchgeführte *Amnioskopie* (Fruchtwasserspiegelung) erfunden. Die Gebrauchsanweisung für diese Erfindungen lautet, die Anwendung verständlicherweise auf Risiken,

Genschäden, usw. zu beschränken. Seitdem aber schießen die "Verdachtsdiagnosen" zweifelhaft ins Unermeßliche, als gebärte die Menschheit nur noch Blödlinge. Jedenfalls macht man die Mütter glauben, sie trügen den Verdacht eines geschädigten Kindes in sich. So läuft das "Geschäft mit der Angst" *(Buchwald)* seinem wirtschaftlichen Erfolg entgegen. Auf der anderen Seite, der Arztgläubigkeit-Pro-Seite, steht das Heer dümmlicher, systemabhängiger, unverantwortlicher Mütter, die durch die "Gnade solcher Untersuchungen" wenigstens das Geschlecht ihres Kindes vor der Geburt erfahren wollen. Das zu begreifen ist mir bisher verschlossen geblieben. Mag es vielleicht dazu dienen, der "Zeitknappheit" und dem "Sicherheitsbedürfnis" *(Gronemeyer)* unserer gehetzten Gesellschaft eine frühzeitige "Geschlechtsplanung" stattzugeben.

Das Amnion, die Fruchtwasserblase, ist die Umhüllung ungeborenen Seins und steht symbolhaft für das Urbild von Geborgenheit, Urvertrauen und Unverletzlichkeit. Die *Verletzung der Hülle* durch aggressive oder invasive Instrumente pflanzt bei unserem Kind im übertragenen Sinne logischerweise erstes Mißtrauen und Abscheu vor der Erwachsenenwelt und sät den *Verlust natürlichster Geborgenheit.* Versetzen wir uns doch in das bisher unverletzte, wohlige, paradiesische Eden unseres Ungeborenen! Empfinden wir dann nicht tiefen Schmerz bei der Verletzung seiner schützenden Hülle durch instrumentales Eindringen? Nein? Dann versuchen wir doch zurückzuverfolgen, daß wir als Kinder aus Stoffen, Decken und Ähnlichem uns Höhlen bauten. Und versuchen wir nun nachzuempfinden, welch enttäuschte Leere, welche Verachtung sich in uns ausbreitete, wenn unsere Höhle zerstört wurde! Oder erinnern wir uns doch an den wahnsinnigen Schmerz einer Spritze und an den unbändigen Groll gegen Arzt und Mutter, die uns dazu vergewaltigten. Verstehen wir den Leib als Hülle des Geistigen, dann begreifen wir die Folgen seiner Verletzung. Alles Sichtbare ist nur Ausdruck einer unsichtbaren, geistigen Wirklichkeit. Als Kinder hatten wir zu dieser Wahrheit noch einen starken Bezug und litten entsprechend, wenn in unsere "irreale Welt" eingebrochen wurde.

Hebammen haben mir berichtet, daß in der Videoüberwachung (Ultraschall) deutlich zu sehen sei, wie das Ungeborene, sich hochgradig *verkrampfend*, in die gegenüberliegende Ecke des Blaseneinschnittes entfliehe. Und Mütter berichten von "Krampfwehen" nach dem Eingriff, ohne an die Ursache auch nur einen Gedanken zu verschwenden.

Keiner sieht was, keiner hört was, keiner weiß was! Bleibt uns die schmähliche Tatsache einer verletzten Hülle, der wir homöopathisch die Anwendung der *Erdalkalien* zuordnen. Aus dieser erdumhüllenden Gruppe von Mineralien bewährt sich am häufigsten

Magnesium carbonicum D12

2 x 1 Gabe täglich. In diesem Bild begegnet uns das *vernachlässigte* Kind, dessen Bedürfnisse seit seiner Empfängnis mißachtet wurden: Schutz, Ordnung und Ruhe. In ihm spiegelt sich das aschfahle, *hohlaugige*, traurige *Waisenkind* mit den dunklen, fast schwarzen Augenringen, mit dem verängstigten, schutzlosen Ausdruck. Oder das ewig müde, *muskelschlaffe*, schweigsame *Tagesmutterkind* einer unehelichen Mutter mit mangelnder schulischer Konzentration, mit dem *höchst fehlerhaften Schreiben* und Lesen. Oder das mangels Zuwendung materiell verwöhnte, *verweichlichte*, zappelige *Wohlstandskind* mit seinem dumm-dreisten, übergeschäftigem Gehabe, mit seiner reizbar erregten, *unberechenbaren* Laune, die sich mit einer vorgeschobenen, *mürrischen* Unterlippe ankündigt. Schon beim Säugling in der Praxis fühlen wir instinktiv die Anspannung und *Empfindlichkeit* auf äußere Reize wie *Licht, Geräusche* oder *Zuwendung*, die mit Abwendung, mit lautem Aufschreien, mit Zucken im Gesicht, mit sich überstreckenden *Nabelkoliken* quittiert werden. Wundern wir uns nicht, wenn dieses so tief verletzte Wesen damit versucht, sich unbewußt gegen neuerliche Verletzungen zu schützen. Unsere Arznei erlöst unser Kind aus dem Fluch der *Verlassenheitsempfindung*, aber nicht vom Fluch der Vernachlässigung durch eine abgewandte, abgesonderte, sich selbst vernachlässigende Elternwelt.

NOTIZEN:

2. Geboren werden

Medikamentöse Begleitung

Moses verkündet uns: "Unter Schmerzen sollt ihr eure Kinder gebären." Seine Verkündigung bestätigen alle Mütter bis heute, denn es gibt keine "schmerzlose Geburt", wie das gewisse Büchertitel einschlägiger Literatur versprechen. Wehen tun weh. Aber die Menschen sind einfallsreich und haben im Laufe der Jahrhunderte gelernt, die Wehen durch vielerlei natürliche Methoden erträglicher zu machen. In ergänzendem Einklang hierzu begleitet uns die Homöopathie, die für jedes Weh und Ach eine Arznei bereithält. Im Kapitel *Geburt* in der *"Hausapotheke für den homöopathischen Patienten"* finden Sie die rechte Vorbereitung und die arzneilichen Schmerzlinderer für Ihren Geburtsweg.

Höherwertig als jegliche Methode und Arznei bleibt jedoch die seelische Verfassung der Mutter und die geistige Gefaßtheit ihres "Geburtspartners", sei dies der Ehemann, die Hebamme oder der Arzt. Viele unter jenen haben die Homöopathie erlernt und geben sie mit Freude weiter. Das beweist die liebende Zuneigung während ihrer Berufsausübung und die Heerschar begeisterter Mütter. Denn wenn wir dienen, müssen wir den Verstand der Verständigen verlassen, damit uns Flügel der Begeisterung wachsen. Wenn wir die Klugheit der Klugen nicht abwerfen wie ein Stück hinderndes Gepäck, werden wir niemals davonfliegen können. Mit bodenständiger Torheit verharren wir in logischen Folgerungen, die nur allgemeingültig sind. Das einmalig Wesende in uns ist jedoch weder logisch noch allgemeingültig. Es ist das Besondere, das Unteilbare, das Unwiederbringliche, das unsere Ganzheit durchwogt.

Den Kindsvater wünsche ich mir - und sicher wünscht sich das auch jede Kindsmutter - als Geburtspartner in diesem Geiste. Dann wird der Schöpfungsakt wieder zu dem, was er nach seinem ursprünglichen Plan sein soll: andächtiges Staunen über das Sichtbarwerden eines schöpferischen Geschöpfes. Und im Staunen liegt der Beginn des Wunders! Eine besinnliche Andacht, indem sich durch unsere Sinne der Sinn dieser

Schöpfung in höchsten Glücksströmen für wenige Augenblicke in uns erleuchtet. Und in diesen Augenblicken liegt die Weisheit! Jeder hat Zugang zu diesem Geist, zu seinen Sinnen, zum Sinn und zu den Augenblicken der Wahrheit, da wo die Zeit aufhört, meßbar zu sein. Wir müssen nur auf sie zugehen wollen, uns hingeben, uns aufgeben und verschmelzen.

Gegenüber solch *lebensfördernder* Offenbarung erscheinen uns der technokratische Ablauf einer Geburt und die medizinischen Anordnungen des Verstandes, die gewichtig durch den Kreißsaal schallen, als profane, *lebensfeindliche* Ausgeburt zeitgenössischer Ungeister. "Action", Invasion und Aggression widerstehen der Besonnenheit. Hauptsache, es ist was los! Es wird eingeleitet, Lachgas verordnet, Schmerzmittel gespritzt, "Peridurale" gesetzt. Die Geburt wird zur Krankheit, die es mit allen Mitteln zu bekämpfen gilt. Der Kampf wird statistisch erfaßt, die Geburt meßbar gemacht, die Mutter um die Krönung ihrer innerlichsten Weiblichkeit betrogen. Das ist auch notwendig für jene, die ihre Geburt im Kreißsaal abgeben, woraus sich meist eine lebensbedrohliche Situation für Mutter und Kind ergibt, was medizinisches Handeln herbeizwingt. Oder für jene, die nichts anderes gewohnt sind als den reduzierten Zustand ihres Daseins, in dem sie sich mit ihren Unsicherheiten und Lebensängsten zu Hause fühlen. Diesem Zuhause jedoch fehlt das Fundament, das Unwettern widersteht. Es fehlt die Geborgenheit alles Seienden, Erlösung von schmerzlicher Suche, Endpunkt unserer Sehnsüchte. Heimweh, Heimkehr, Zuhause. Wie ein Kind. Das ist der Weg!

Grund genug für mündig gewordene Mütter, ihr Kind zu Hause zu gebären, wie es von Urzeiten an geschah. Und Gott sei gedankt, es gibt genügend mündige Hebammen, die bereitwillig zur Seite stehen. Was kann einem Kind besseres angedeihen als aus dem heimischen Dasein seiner Gebärmutter in das wohlige Heim seiner Eltern hineingeboren zu werden?

a) Es gibt kein Medikament ohne Nebenwirkungen. Dabei sind die schlimmsten Folgen die schleichenden Störungen, die bei ihrer Manifestation selten noch mit dem ursprünglichen Medikament in Verbindung gebracht, sondern als "eigenständige Störung" deklariert werden, obwohl jeder weiß, daß es keine "Störung an sich" geben kann, wenn wir uns unserer Ganzheit bewußt sind. Noch immer verabreicht man im Kreißsaal

Schmerzmittel, die aus *Morphium* gewonnen werden. So zum Beispiel das beliebte *Dolantin,* das rasch wirkt, weil es unmittelbar im Gehirn angreift und unsere Mutter in einen angenehm schmerzfreien Rauschzustand versetzt. Das sieht ja alles ganz harmlos aus. Aber was sich daraus entwickeln kann, erleben wir in den Bildern jener Arzneien, die für solche Nachwehen in Frage kommen.

Mein kleiner *Gabriel* war erst eine Woche alt, als er in der Ecke des Sofas vor sich hinschlummerte, derweil ich seinen Bruder untersuchte. Wie immer, wenn mehrere Kinder zur Konsultation mitgebracht werden, obwohl nur eines angemeldet ist, konnte ich meinen Blick nicht von ihm lassen. Was dem einen zugutekommt, geht dem anderen eventuell verloren. Aber die Mutter, wir verstehen das, konnte und wollte den kleinen Wurm nun mal nicht einer Nachbarin überlassen, und eine Oma findet sich heute kaum mehr unterm gleichen Dach und wenn doch, dann befindet sie sich gerade auf Busreise nach Monte Carlo. Immer im falschen Moment! Es war mir schon ins Auge gefallen, daß *Gabriel* ziemlich dunkelrot bis *bläulich* aussah mit *Schweißperlen* auf der Stirn, ich schaute aber immer wieder weg, um mich auf seinen Bruder zu konzentrieren. Außerdem schlief er himmlisch. Scheinbar! Denn von Zeit zu Zeit unterbrach ein tiefer, *stöhnender* Atemzug den geheimnisvollen Rhythmus seines Odems. Jetzt ließ ich meinen Blick auf ihm ruhen und verfolgte seine *Atmung*. Sie war ungleichmäßig, von unterschiedlicher Höhe und Tiefe, steigerte sich langsam in ihrer Amplitude, fiel ebenso langsam ab wie eine Sinuskurve und *setzte aus*. Zwar nur einige Sekunden, aber lange genug für den Beobachter, um sich Gedanken darüber zu machen. Eine derartige Atmung formt sich dann aus, wenn das Gehirn nicht ausreichend durchblutet wird, was wir *Cheyne-Stokes´sche Atmung* nennen. *Gabriels* Mutter war überrascht, sie hatte das Phänomen selbst noch nicht an ihm bemerkt. Fragen an sie nach den Umständen der *Geburt* bestätigten die *Verabfolgung von Schmerzmitteln*, deren Namen sie nicht erfuhr, weil sie nicht fragte. Zu sehr war sie mit den Schmerzen beschäftigt. Durch Nachforschen erfuhr ich, daß *Gabriel immer schlief* und erst zweimal *Stuhlgang* hatte. Recht *träge* und beunruhigend das ganze Bild seines einwöchigen Daseins, das dem Bild von

Opium D30

1 Gabe bedarfsweise, entsprach.

Verständlicherweise - und das bestätigt diese Zufallsbegegnung - sehen wir solche Kinder nicht akut in der Praxis. Denn wenn die Folgen der Schmerzmittel erst ihre wahrhaftige Auswirkung zeigen, ist das Kind bereits tot. Die Medizin und die Umwelt begnügt sich dann mit der Diagnose *"Plötzlicher Kindstod"*. Irgendwann in der Nacht hat das Kind nach dem Aussetzer seine Atmung nicht mehr aufnehmen können, wie oben beschrieben steht. Und alle sind traurig, aber getröstet, denn man hat ja eine Bezeichnung für das Dilemma. Welch ein erbärmlicher Trost für den Tod eines Kindes, dem das Leben durch ärztliches Handeln und mütterliches Geschehen-Lassen geraubt wurde. *Gabriel*, heute 3 Jahre alt, ist durch seine Arznei nochmal davongekommen. Wieviele andere trägt man zu Grabe?

Je nach Empfänglichkeit des Kindes wird es die Folgen der Schmerzspritze mehr oder weniger *schwelend* in sich tragen, falls ihm die akute Tragik erspart blieb. Eine fast unmerkliche Folge zeigt sich in der *Reaktionsträgheit* der Kinder in sich und auf unsere Arzneien. *Stefan* zählte schon sein 10. Jahr, als er mir widerwillig seine mäßig juckende *Neurodermitis* zeigte. Seine ablehnende Haltung wurde unterstrichen von einer ausgesprochenen Uninteressiertheit am Gespräch. Das demonstrierte er, indem er den Rücken seines Sessels mir zuwies, während er selbst gegen die Bücherwand starrte und gelegentlich einige unverständliche Urlaute als Antwort auf Gefragtes ausstieß, was sich in etwa dem Wortschatzkatalog unserer seelisch und geistig amputierten Kinder und Jugendlichen wie folgt anhörte: "Schule Scheiße! Nein! Kein Bock! Könnte sie alle (die Lehrer) umbringen! Den Papa noch! Mami geht!" Dahinter versteckt sich eine in *Langeweile* eingewobene, geballte *Aggressivität*, die er allerdings nur verbal gegen Menschen schleuderte. Ansonsten begnügte er sich mit Türenschlagen und *imaginären Schwertkämpfen* ohne sichtbaren Gegner. Unruhe und *Bewegungsdrang* äußerten sich gleichermaßen in der Praxis, wo er sich gelegentlich ohne erkennbaren Grund aus seinem Sessel erhob, um in der Bücherwand die CD-Schallplatten "umzuordnen". Wenn ich für Augenblicke sein Gesicht erhaschte, bemerkte ich darin *unwillkürliche Grimassen*, wobei das rechte Augenlid heftig zuckte. Wenn scheinbar unbeobachtet, kaute er verzweifelt an seinen Nägeln. Zwischendurch sank er zurück in seine gewohnte *Teilnahmslosigkeit*, die er mit einem schmerzlich lächelnden Ausdruck von gelangweilter Abscheu vor allem Menschlichen ausfüllte.

Vorgeschichte: schwere Geburt, Spritzen en masse, *Stefan* erblickte *blau* die Welt, blieb lange danach *schlaff*. Später Fieberkrämpfe, "braves" Kind, weil *viel geschlafen*, aber auch unruhig, ängstlich, *schreckhaft* und vor allem *aggressiv* gegenüber seinen Geschwistern, wenn diese ihn nicht in Ruhe ließen. Ab dem 4. Jahr Neurodermitis.

Nach seiner ersten Vorstellung verging ein Jahr, in dem er mit *Natrium muriaticum* seine Neurodermitis verlor. In der Begegnung war er jetzt zugänglicher, offener, zugewandter, selbst im Praxissessel mir zugewandt. Sein Lächeln war angenehm, zuvorkommend, seine Sprache verständlich, sein Gesicht ohne alberne Grimassen und zwanghafte Tics, seine Nägel gewachsen. Jedoch schienen die Langeweile, die versteckte Aggression, die Unruhe, die ihn alles anfangen und nichts fertig machen ließen, und die schlechten Schulleistungen an ihm zu haften wie ein Kaugummi. Aufgrund der mütterlichen und seiner eigenen Vorgeschichte schien mir diesmal *Opium* angezeigt. Eine Gabe reichte, um seine Trägheit in aktive Schulleistungen umzusetzen. Und - staune! - er wurde ein besorgter und liebenswürdiger älterer Bruder. Diese zugeneigte Art hat er bis heute, schon 14 Jahre alt, beibehalten.

b) Eine weitere mögliche Entwicklung unseres Kindes spiegelt sich uns in den *Folgen der Lachgas-Narkose* wider. Auch die Narkose versetzt uns in einen Rausch mit allen Kriterien seines sich vom Üblichen abzeichnenden Zustandes. Die uns umgebende Wirklichkeit wird getrübt, verschleiert, unwirklich und verschwindet, während wir, heiter oder jämmerlich, in die mythischen Tiefen unseres Unbewußten hinabsinken. Ein Entzug aus dem Gewohnten, um uns dem Ungewöhnlichen zu stellen. Die Erlebniswelt des Rausches hängt aber im wesentlichen von der Motivation unserer Handlung ab, die wiederum einen Rückschluß auf den Charakter der Person zuläßt. In der Narkose wird der Rausch zum passiven Erlebnis. Es wird mit mir gehandelt, indem ich den Handelnden handlungsunfähig *ausgeliefert* bin. Mein *Ich* in dieser Welt wird *zur Seite geschoben*, an den Rand meiner diesseitigen Existenz gedrängt, willenlos der Unbill des Geschehenden und der Willkür der für mich Handelnden überlassen. Ich werde zum *Opfer von Ereignissen*. - Noch verbindet das Blut unsere narkotisierte Mutter mit dem zu gebärenden Wesen. Dadurch erlebt es in gleichem Maße die Vernebelung seiner

Geburt wie die Mutter, unfähig, die Nähe ihres Neugeborenen zu fühlen, sich zuzuneigen, zu streicheln, unfähig, die Wandlung von Schmerz zur Freude, von Sterbensnähe zur Lebendigkeit zu genießen. Schöpfende und Geschöpf sind erschöpft. Sie schlafen, äußerlich und innerlich voneinander getrennt, ihren Rausch aus. So beginnt ein kindliches Schicksal, das sich aufgrund des Erlebten nur am Rande lebendigen Geschehens, am Rande menschlicher Gesellschaft entwickeln kann. Ein menschlicher Verfall nimmt seinen Lauf, dem wir mit

Hyoscyamus D30

1 Gabe bei Bedarf, eventuell entgegenwirken können. Die Arznei jedoch ist nur ein Begleiter, die einen Anreiz setzt, die Scheußlichkeiten dieser Welt in angenehmeres Licht zu rücken. Viel wichtiger dagegen sind die Begleiter unseres Lebens, Mutter, Vater, Freunde, Lehrer. Menschen, mit denen wir uns identifizieren können, um unsere eigene Rolle in diesem Leben zu finden. Falls solches gegeben, werden einige Gaben dieser Arznei genügen, um die geistige Gesundheit unseres Kindes, die Chance, den Lauf der Dinge selbst wieder zu kontrollieren, zu gewährleisten. Das ist allerdings nur selten der Fall bei jenen Kindern und Jugendlichen, die uns in der Praxis wegen erheblicher Verhaltensauffälligkeiten von verzweifelten Eltern gegen ihren Willen vorgestellt werden.

Tobias war 8 Jahre alt, als seine Eltern ihn wegen Unruhe, Zorn und schlechter Schulleistungen zu mir schleppten. Er sah keinen Sinn in dieser ärztlichen Vorstellung, *jammerte* darüber mit *heftigem Zorn* und *beschimpfte* bald seine Mutter, bald seine abwesende kleine Schwester mit wohlbeherrschten *Ausdrücken aus der Genitalsphäre*, wobei "du blöde Sau!" keine Ausnahme von der Regel andeutete. Es erstaunt mich immer wieder, mit welcher Unbekümmertheit, "Gelassenheit", Unberührtheit die begleitenden Mütter oder Eltern solche persönlichen Respektlosigkeiten und Angriffe reaktionslos übergehen oder mit einem verzeihenden Lächeln mir gegenüber entschuldigen. So als könnten weder sie noch ihr Kind anders handeln. Manche gar appellieren mit erzwungen verständnisvoller Tonlage an den Verstand oder die Moral des Kindes, indem sie ihm intellektualisierend klarmachen wollen, daß "man so etwas nicht sagt, noch tut". Die ganz "pädagogisch fortschrittlichen" Mütter erklären ihrem Liebling, wahrscheinlich nach den neuesten Erkenntnissen der Zeitschriften "Eltern" oder "Das Kind", daß sie zuhause mit ihnen darüber "reden werden". Schließlich soll man ja seine Kinder mit Verstand und nicht mit altgebackenen Züchtigungsmethoden über bestimmte Verhaltensweisen menschlichen Zusammenlebens aufklären! *Tobias´* Mutter konterte lakonisch: "Sehn´se was ich meine!" Nach erheblichem Tohouwabohou, in dem er Stühle auf den Kopf stellte, *unangepaßt laut lachte*, an den *Nägeln biß*, da und dort Dinge befingerte, daran und *an sich selbst rumzupfte*, einschließlich an seinem Pimmel, und grenzenlos mit den Augenlidern zwinkerte, konnte ich ihn endlich zum Malen überreden. "Haste keinen *schwarzen* Stift?", war seine spontane Frage. Es durchzuckte mich, weil ich das Ergebnis ahnte: monsterartige Männlein mit übergroßen Genitalien! Von der Mutter konnte ich zusätzlich erfahren, daß er fast immer "einen Steifen" habe und sich häufig an seiner kleinen Schwester mitten im Wohnzimmer "von hinten her vergehe". Uff! Dergleichen Traktate schienen in *Tobias* allerdings *kein schlechtes Gewissen* zu hinterlassen, eher ein *hämisches Grinsen*, begleitet vom *feurigen, hinterlistigen Glanz* seiner *Augen*. 2 Jahre seiner Arznei und viele Gespräche waren erforderlich, um die Energie seiner Sexualversessenheit auf *charmantere* Gefühlsebenen umzulenken.

Christians Verhalten dagegen war eher asexuell. Obwohl schon 12 Jahre alt, entsprach er dem Eindruck eines 9jährigen Kindes. Die wild *funkelnden, haßerfüllt* zusammengekniffenen Schlitze seiner Augen blinzelten *exzessiv ticartig* durch den Raum. Sie drückten die *gebündelte Abscheu* aus, die er, mich keines Blickes würdigend, diesem Arztbesuch mit motorischer und emotionaler Beherrschung entgegenschleuderte. "Unmögliches Benehmen zu Haus´ und in der Schule", klang es von leicht vulgärer Mutterseite wiederholt in meinen Ohren. In der Tat hatte er eine Odyssee von öffentlichen und privaten Schulen hinter sich, aus denen er kurz über lang wegen *grober Mißachtung* von Lehrern, Mitschülern und Schulregeln rausflog. *Redselig* von Natur, unterbrach er Lehrer im Redefluß, diskutierte über die Ungerechtigkeit von Hausaufgaben, *verweigerte* die Mitarbeit, so wie es ihm gerade paßte. Angezeigt oder unangepaßt, einen *verführerischen* Kommentar, eine *täuschende* Lüge, eine *einschmeichelnde, betrügerische* Geste hatte er immer auf Lager. Das erfuhr ich telefonisch von ehemaligen Lehrern, die ihm von Grund auf zugetan waren, sich um Verständnis bemüht hatten, ohne sofort zu bemerken, daß er sie mittels Fröhlichkeit, Mitgefühl, Hilfsbereitschaft und Hilfebedürftigkeit *gewissenlos* an der Nase rumführte, indem er jede für ihn ungünstige Lage *manipulativ* zu seinen Gunsten ausnutzte. Der Gelackmeierte blieb der Lehrer, der Mitschüler, die sich zunehmend von ihm distanzierten. Lügen fliegen auf. Nichts bleibt verborgen, daß es nicht ans Licht käme. Ein noch stärkeres Argument für seine Schulverweise war seine ans *Grausame* grenzende *Gewalttätigkeit* kleineren Kindern gegenüber. Im Pausenhof *schlug* er fast täglich ein Kind *blutig* zusammen. "Ich mußte meine Kinder schützen", entschuldigte sich sein letzter Schuldirektor, "in einer Einrichtung für schwer erziehbare Kinder ist er sicher besser untergebracht." Auf Wunsch der wenig differenzierten Mutter sollte ich nun die Lücke schließen zwischen Privatinternat und öffentlicher Schwererziehbarkeit. Dazu gehört mehr als nur eine Arznei. Deshalb engagierte auch ich mich persönlich in vollem Bewußtsein des Vorangegangenen, aber zum Unterschied in vollem Vertrauen auf die Arznei. Innerhalb der vergangenen 2 Jahre mußte er wegen wiederholten *Diebstahls unnützer Dinge* noch eine Schule wechseln. Er belog mich, er betrog mich. Aber seine charmant getricksten, erklärenden Schuldzuweisungen beeindruckten mich nicht auf meinem entschlossenen Weg, ihn auf dem Entzug aus seinem weltentfremdeten, lebenszerstörenden Rausch zu unterstützen. Es hat sich gelohnt. Ohne Arznei hätte ich es sicherlich nicht gewagt.

NOTIZEN:

Sauerstoffmangel

Der Sauerstoffmangel des Kindes während der Geburt ist der Endzustand einer vorangegangenen Belastung. Sei es akut durch die um den Hals verdrehte Nabelschnur, durch eine schwergängige Geburt infolge Verspannungen der Mutter, durch verminderte Vitalität infolge negativen Einflusses von Schmerzmitteln oder, eher länger vorbereitet, durch zu häufigen Ultraschall (siehe im dortigen Kapitel), durch minderwertige Gefäßbeschaffenheit, durch Krampfbereitschaft oder sonstige schwerwiegendere Erkrankungen von Mutter oder Kind. Zwei der am häufigsten angezeigten Arzneien darf ich Ihnen hier nahelegen, ohne den Anspruch zu erheben, das Kapitel voll auszuschöpfen.

a) Die große deutsche Dame der Homöopathie, wie wir jungen homöopathischen Ärzte sie zu ihren Lebzeiten zu nennen pflegten, *Gertrud Imhäuser*, empfahl jeder Mutter, jeder Hebamme, jedem Geburtshelfer bei jedem Säugling, der auch nur annähernd *bläulich* die Welt erblickte,

Cuprum metallicum D30

1 Gabe einmalig, zu verabreichen. Sie habe damit enorme Erfolge erzielt. Der homöopathische Gynäkologe und ehemalige Chefarzt eines großen Krankenhauses, *Erwin Schlüren*, bestätigt ihre Angabe. Wenn die Großen das sagen, füge ich mich und mache damit meine eigenen Erfahrungen, indem ich jahrelang desgleichen tue. Erst dann ist ein Werturteil über die Arznei möglich. So hatte ich meine zufriedenstellenden Ergebnisse insofern, daß jene Kinder, denen diese Arznei zuteil wurde, später keine Anzeichen von Folgebeschwerden durch Sauerstoffmangel aufwiesen. Da wir homöopathischen Ärzte aus ethischen Gründen Studien mit Vergleichsgruppen ablehnen, das heißt, eine Gruppe gleicher Störungen erhält eine Arznei, eine andere nicht, kann ich im nachhinein verständlicherweise nicht beurteilen, was aus den Kindern geworden wäre, hätten sie ihre Arznei nicht erhalten. Ein solcher Prozeß ist nur nachvollziehbar an jenen Kindern, die mir erst später begegnet sind, bis dahin

homöopathisch unbehandelt seit ihrer Geburt. Sie litten unter Fallsucht. Das sind *epileptische Anfälle*, die nur dann auftreten, wenn ihnen verweigert wird, was sie jetzt wollen, oder wenn ihnen "etwas nicht in den Kram paßt". Es sind in der Regel gut aussehende, blonde, *verzogene* Kinder mit einem Hang zu *verdorbener Hinterlist*. Mit ihrem angeborenen *Charme* tricksen sie alle Erwachsenen aus. Wenn ihnen jedoch im häuslichen Milieu Schwierigkeiten entgegnet werden, dann *schreien* sie wie am Spieß, erbleichen, ihre *Haut* wird *kalt* und *feucht*, sie *zucken in den Gliedern*, ballen ihre Faust mit dem *Daumen nach innen*, verzerren ihr Gesicht, bis sie entweder *erbrechen* oder ihr *Kopf fällt nach vorne*, sie *stöhnen* jämmerlich, krampfen in allen Gliedern, bis sie *blau* werden und *starr*, totenähnlich auf dem Boden liegend. Der urteilsfreie Beobachter kann sich des Gefühles nicht erwehren, daß hinter den Anfällen eine gewisse *Schaustellung* mitschwingt, um bis zur Selbstzerfleischung etwas zu erreichen, das die betreffenden Kinder sich in den Kopf gesetzt haben. Aber Mami, die Uneingeweihte, wird ihrem Liebling gewiß doch nach einem solchen Drama jeden Wunsch erfüllen. Nicht, daß ich die Anfälle, die ja alle Kriterien der exakten klinischen Diagnose "Epilepsie" aufweisen, herunterspielen möchte. Das sei fern! Aber der Grundkonflikt dieses Kindes, die geistige Motivation seiner Anfälle und der auslösende Faktor eines solchen Krankheitsprozesses sind nicht außer acht zu lassen. Denn letztlich führen sie uns zu seiner Arznei und das Kind zum Heil.

b) Mit zunehmender Erfahrung merkte ich, daß die vorige Arznei jedoch nicht bei allen Kindern gleich gut wirkte, obwohl sie als Säuglinge genauso spuckten und krampften, wie bei *Cuprum metallicum* beschrieben. Nach längerer Beobachtungszeit erfuhr ich dann doch einige wesentliche Unterschiede. Diese Kinder sind erheblich *unruhiger, überaktiv, zappeln* mit Händen und Füßen, *zucken* beim geringsten Geräusch, was in der Folge eine hochfrequente *schrille*, spitze Schreiattacke anleiert, die Mark und Bein erschauern läßt. Jeder äußere Reiz erschreckt ihre Aufmerksamkeit in einem Maße, daß sie die Augen *weit aufreißen*, wo wir über den weit geöffneten, dunklen Pupillen das Augenweiß erkennen. Selbst Säuglinge in der Eroberungsphase scheinen zielbewußt auf etwas zuzustreben. Aber wehe, wenn es nicht klappt. Da ertönt das Geschrei aufs neue, was sich für die Umgebenden allmählich zur echten Nervenzerreißprobe zuspitzt. Trost, Zuspruch, Auf-den-Arm-Nehmen gebieten keinen Einhalt. Im Gegenteil! Mit Vehemenz und *überstrecktem* Kopf werfen sie sich in den Rücken, so daß sie dem Arm der Mutter zu entgleiten drohen, ungeachtet eines eventuellen Haltes, der sie auffangen könne. Als ob sie "fallen" wollten, was beim epileptischen Anfall, der Fallsucht, üblich ist. Diese Art von Rückenüberdehnung ist jedoch so sonderlich auffallend, daß unserem Kind hierfür nur

Cicuta D12

2 x 1 Gabe täglich, zugedacht werden kann. Nachdem nun das Gehirn seine überreizten Impulse losgeworden ist, verfällt unser Kind in eine *totale Erschöpfung*, starrt *teilnahmslos* vor sich hin und schläft schließlich ein. Nach dem Genuß seiner Arznei wird es daraus nicht mehr so wild schreiend aufschrecken, wie das zuvor stündlich bis 2stündlich nachts der Fall war. Und der Schlaf einer ganzen jungen Familie wird zu dem, was er sein soll: zum erholsamen Hinabsinken in das Reich der Mythen.

NOTIZEN:

Geburtstrauma

Trauma ist ganz einfach ein Überbegriff für verletzliches Geschehen, ein Thema, das uns durch das ganze Buch begleitet, aber aus darstellenden Gründen in verschiedene Kapitel aufgegliedert wird. Die durch die Verletzungen verursachten Störungen verringern das Eigenvermögen unserer Kinder derart, daß sie unfähig sind, den Folgen harmonisierende Ausgleichskräfte entgegenzusetzen. Sie entgleisen auf ihrem weiteren Lebensweg. Zu solchen Verletzungen zählen wir auch den Ultraschall, den Sauerstoffmangel, unbedachte Eingriffe vor und während der Geburt und Störungen, wie sie in der Folge von unbemerkt abgelaufener Hirnhautentzündung (Meningitis) oder Hirnentzündung (Enzephalitis) entstehen. Schauen Sie dazu nochmals die Kapitel *Geburtsschaden, Hirnhautentzündung* und *Epilepsie* im *"Homöopathischen Hausschatz"* durch, um Ihr Wissen darüber aufzufrischen.

a) Zunächst darf ich eine Art von Verletzung wachrufen, der aufgrund des technokratischen Geburtsablaufes und aufgrund der wenig heimischen Kreißsaalsphäre mehr Beachtung zugewiesen werden sollte. "Hände weg von der Scheide, solange kein lebensrettender Bedarf besteht!" So klang der Warnruf unseres gynäkologischen Lehrmeisters, und so klingt er heute noch in meinem Kopf. Aber mangelndes ärztliches Gespür und mangelnder mütterlicher Instinkt, Ungewißheit, Unsicherheit und Ängste der Verlorenheit verdrängen die Signale der Alten. Vorsätzliche Handlungen, menschlichen Unfähigkeiten entspringend, werden zu "vorsorglichen Eingriffen" deklariert. Die Person Gebärende wird, ungeachtet ihres Anrechtes auf Intimität, dem schematischen Ablauf der Geburt übergeben, wobei ich mich des Eindrucks nicht erwehren kann, daß die Gebärende im Funktionsablauf einen erheblichen Störfaktor darstellt. So ähnlich wie der Störfaktor "Gast" im Restaurant, der Störfaktor "Kunde" im Supermarkt, der Störfaktor "Patient" in der Praxis. Wie leicht wären doch die Dinge zu überschauen, zu regeln, zu verwalten ohne Störfaktoren. Die *Erschütterung* einer empfindsamen, unsicheren, ängstlichen Mutter wird zur tief dringenden Verletzung ihrer Seele. Und ihr Kind leidet mit. Kommt dann die Geburt schwer in Gang, wird mit ganzer

Kraft ärztlicher Möglichkeit die Blase gesprengt und die *Gewalt* der Hebamme treibt von oben her die Preßwehen zu fraglichem Erfolg auf Kosten vieler kleiner, unbemerkter *Zerreißungen* von mütterlichem und kindlichem Gewebe. Bleibt die Hebamme erfolglos, greift man zur Zange, zur Saugglocke, eingedenk der Gefahr, daß durch viele kleine *Blutungen*, äußerlich und im Gehirn des Kindes, weitere Verletzungen verursacht werden. Nicht umsonst hat uns die "bewährte Anwendung" 2 Wochen vor und nach der Geburt mit

Arnica D12

2 x 1 Gabe täglich, eine Arznei geschenkt, die solche Verletzungen erträglich machen und deren Folgen vermeiden. Ohne dieses tröstliche Geschenk wird unser Kind *schrill schreiend* und *blau marmoriert* seine Umgebung mit gerechter Sorge beeindrucken. Oder - ähnlich wie bei *Opium* - wird es schlapp, schlaff und schläfrig das Instrumentarium der "Nachsorge" über sich ergehen lassen müssen. Nach all der zugemuteten *Überanstrengung* ist es total *kraftlos*. Es schläft *apathisch*, schreit nur gelegentlich *leise wimmernd*, ist unfähig zu saugen, zu schlucken. Die Sonde zur künstlichen Ernährung muß her. Und so nimmt das sich im Kreise drehende Drama seinen Lauf. Je schwächer es wird, desto invasiver die Therapie, desto schwächer wird es. Es baut sich einen Schutz, mit dem es *Erschütterung* des Bettchens und *Berührung* mit lautstarkem, zittrigem Geschrei beantwortet. Sonst hat es keine Waffen.

Verstehen wir, daß für unser Wesen menschliche Annäherung von nun an *Gewalt* bedeutet, da es in eine Welt voller Ungewißheiten, voller Tätlichkeiten hineingeboren wurde. Damit wurde es seinem Anspruch auf Ruhe, Wärme und fürsorgliche Geborgenheit enthoben. Aus seiner natürlichen Ganzheit gefallen, wird es von nun an die tiefsitzende *Verletzlichkeit*, die Angst vor Schreck und Gewaltanwendung im Umgang mit anderen Menschen in Vorsicht, Mißtrauen und Argwohn umwandeln. Nichts wird seiner *Kontrolle* entgehen, was sich auch nur annähernd auf es zubewegen wird. Stets beherrscht, stets *höflich protestierend* über die "abscheuliche Dummheit des Menschengeschlechtes, die den Sinn seiner Existenz nicht begriffen" hat, die es zur Seite gestellt, es ungeachtet, ungeehrt vergessen hat. Allein der stark *gerötete* Kopf verrät uns den verhaltenen *Zorn*, der sich unter gegebenen Umständen, dann wenn das Maß der *Bedrohung* überläuft, in aktiven Gewalttaten entladen kann. Ist es dagegen nicht tröstlich, daß die einfache "bewährte Anwendung" einer Arznei, falls sie befolgt wird, einen lebenslangen Leidensweg ohne jegliche Selbstfindung vermeidet?! Greifen wir zu! Sie ist uns geschenkt.

b) Wir nehmen an, daß sich um die Geburt herum unbemerkt entzündliche Prozesse im Gehirn oder an der Hirnhaut abspielen, deren klinische Ursache uns verschlossen bleibt. Erst später können wir durch die uns dargebotenen *Hirnreizsymptome* und durch die dafür angezeigte Arznei auf einen solchen Prozeß rückschließen. Hier begegnen wir vor allem den *putenroten,* "zornigen Schreikindern", welche die Nacht mit dem Tag verwechseln. Am anschaulichsten wird das von einer Mutter beschrieben, die über ihren 7 Monate alten *Johann* einen sehr genau beobachtenden Bericht verfaßte, bevor sie ihren Sohn vorstellte. Sie schreibt: "Sein Problem ist der Schlaf. Er *schreit* anstatt zu schlafen. Meist *schreckt* er aus einem kurzen, ruhelosen Einschlafen hoch, ohne wirklich aufzuwachen. Seine weit geöffneten Augen *glänzen* dabei wie die eines *tollwütigen* Hundes, die Pupillen sind *groß* und *starr*. Er muß *schreckliche* Alpträume erleiden, denn er scheint aus seinem Bettchen *fliehen* zu wollen. Wenn ich ihn auf den Arm nehmen will, wehrt er sich mit *unbändiger Gewalt*. Nach geraumer Zeit erwacht er mit *erheblichem Durst* und schläft dann wieder an der Brust ein. Falls ich ihn vorher *niederlege*, brüllt er wie am Spieß. Während der kurzen Schlafphasen, die nur bei fast vollkommener *Dunkelheit* möglich sind, finde ich ihn mit *nach hinten gezogenem Kopf* auf seinem Kissen liegend, oder er *rollt* seinen Kopf hin und her. Gelegentlich höre ich ihn *stöhnen*, was sicher seinen Alpträumen entspringt. Tagsüber schreckt er zusammen und *weint jämmerlich*, wenn ein Tiefflieger vorbeizischt oder eine Sirene aufheult oder wenn seine Geschwister und deren Spielkameraden *zu laut* werden oder wenn ihm jemand unvermittelt *zu nahe* kommt. Beim Weinen *überstreckt* er seinen Rücken oder, auf dem Teppich liegend, hopst er mit dem Po auf und ab. Seine gesamte motorische Entwicklung ist eindeutig verzögert, er sitzt nicht, er rollt sich nicht vom Bauch auf den Rücken und umgekehrt, die Zähne lassen auf sich warten."

Das ist einer der seltenen Berichte, wie ich ihn liebe. Nicht nur, daß er uns gemeinsam schon im Vorfeld der Begegnung eine Idee zur rechten Arznei schenkt, sondern er zeugt vielmehr von der intensiven, sinnhaften Beschäftigung der Mutter mit ihrem Kind und von der Kenntnis der Mutter um das Wesen ihres Kindes. Solche Mütter sind rar, da die meisten sich nicht mal selbst kennen, sich nicht begegnen, geschweige denn einen anderen Menschen in seinem Sosein nachvollziehen können, ohne gleich die eigenen, selbstsüchtigen Erwartungshaltungen in den Vordergrund zu stellen und sie in das Wesen ihrer menschlichen Umgebung ungerechterweise zu übertragen. Die Fähigkeit oder Unfähigkeit zu unterscheidender Beobachtung, die erlernt werden kann, gibt uns einen entscheidenden Hinweis für die Beziehungsstärke oder Beziehungslosigkeit der Person zu seinen Lieben. So beschränken sich die meisten Berichte, brieflich oder am Telefon, auf Diagnosen wie: "Er hat schon wieder Fieber, Husten und Schnupfen" oder, noch verzweifelnder: "Mir geht es schlecht!" Auf meine Frage "Wie schlecht?" folgt dann einsilbig: "Sehr schlecht!" Das sind allgemeingültige, leblose Aussagen, die eher einem klinischen *Befund* entsprechen. In der Homöopathie aber, ebenso wie in menschlichen Belangen, kümmern wir uns um das *Befinden*! Erst die auffallenden, sonderbaren, ungewöhnlichen Eigenarten, Umstände und Verhaltensweisen machen aus einer *leblosen* klinischen Diagnose ein *lebendiges* Geschehen. Und um diese Lebendigkeit geht es im Menschen, um diese Lebendigkeit geht es in der Homöopathie. Die Lehre der Arznei hilft uns auf dem Weg, beobachtungsfähiger, beziehungsstärker und liebesfähiger zu werden.

Zurück zu *Johann*! Ich erlebte ihn in der Praxis, seine Mutter bestätigend, mit kräftig rotem, *schwitzigem* Kopf, mit glänzenden Augen, mit *knallroten* Lippen, mit einem Musterexemplar an *"Erdbeerzunge"*, äußerst schreckhaft zusammenzuckend und *berührungsempfindlich* bei der Untersuchung, wild schreiend dabei und mit einem knallharten *Schluckauf* nach dem Stillen, das er auch hier nicht abkonnte, was ihm

Belladonna D30

1 Gabe täglich bis zur Besserung, danach nur noch bedarfsweise, als Heilchance zugestand. In der Folge besänftigten sich nicht nur die nächt-

lichen *Schreckgespenster* seines Schlafes, er holte rasch seine verzögerte Entwicklung nach. Heute ist er schon 3 Jahre alt, ist leicht zugänglich, offen, und er strahlt, wenn er sich gelegentlich *Sulfur* abholt, wenn er wieder zu hitzig wird, nackt im Winter in der Wohnung rumrast und gelegentlich mit hämischem Lächeln auf den Wohnzimmerteppich pinkelt.

c) Sehr ähnlich gebärdet sich dieses Kind im Schlaf, und es ist nur durch wenige Wesentlichkeiten vom vorigen zu unterscheiden. So ist es durchweg ein *Licht verlangendes* Wesen, das weder Dunkelheit noch *Alleinsein* erträgt. Begibt sich die Mutter von einem Raum in den anderen, beginnt ein *höllisches Geschrei*, das unverständige Nachbarn zum Kopfschütteln veranlaßt. Vernünftiges Zureden wie "ich bin doch nur eben in die Küche gegangen" oder wortlose, körperliche Züchtigung bewirken keine nennenswerte Einsicht, denn unser Kind ist praktisch *schmerzlos*. Das läßt uns seine *Gewaltausbrüche* besser verstehen, in denen es mit erschreckend *verzerrtem Gesichtsausdruck* auf sein Umfeld, auf Menschen und Dinge, *reuelos* draufhaut und *zerstört*. Infolge seiner *Hirnstörung* konnte es Schmerz und Verlust am eigenen Leibe nie erfahren, die uns für gewöhnlich motorische oder moralische Hemmschwellen auferlegen und die unsere Seele mit Hilfe von

Stramonium D12

2 x 1 Gabe täglich, wieder schmerzlicher, empfindsamer und bewußter auf unsere Umwelt antworten und handeln läßt.

d) Es erschüttert mich immer wieder, welch leidensvolle Krankengeschichte bereits ein Kleinkind aufzuweisen hat. Dabei liegt die Gewichtung des Leides eher bei den aggressiven, invasiven, oft unsinnigen Untersuchungsmethoden als bei der ohnehin wenig hoffnungsträchtigen Therapie. Eine geplante apparative Untersuchung muß einen therapeutischen Nutzen in sich bergen, um sinnvoll zu sein. Tut sie das nicht, ist sie nur Ausdruck ärztlicher Hilflosigkeit, der unsere Kinder zum Opfer fallen. Denken wir darüber nach! Auch dieses *rote, kräftige, hitzige* Kind ist diesem Zeitgeist ausgeliefert. Es begegnet uns gar nicht so selten. Vorgeschichte: eine Verletzung des Gehirns, eine zu frühe Impfung, eine Hirnentzündung, eine Hirnhautentzündung oder sonstige Infektion; wir wissen es nicht genau. Jedenfalls ist es wichtig, auf die ersten, frühen, störenden Erscheinungen zu achten, um Begriffsunvermögen oder gar Verblödung zu vermeiden. Irgend etwas im Gehirn muß *enthemmt* worden sein, eine Kontrolle verloren gegangen sein. Ähnlich einem *Alkoholrausch* schießen seine Handlungen über das gewählte Ziel hinaus, und es fällt ihm schwer, zwei Dinge miteinander in Verbindung zu setzen: Begriffe, Worte oder Muskeln. Das heißt, seine Bewegungen sind *ruckartig, krampfartig, ticartig, stolpernd;* seine noch unbeseelte Sprache reiht sich aus *stoßhaft* und stotternd hervorgebrachten Worten aneinander; seine Konzentration ist gleich null. Bei allem ist es ein lebhaftes, *lustiges, ausgelassenes* Kind. Es singt und tanzt *wie berauscht.* So neigen wir dazu, es als *albernen Hampelmann* zu unserer eigenen Belustigung gewähren zu lassen. Wundern wir uns nicht, wenn es irgendwann sich *wütend* oder *verschüchtert* abwendet und nur noch vor sich *hindöst,* vor sich *hinmurmelt,* dahinschlummert. So weit lassen wir es nicht geschehen, sondern handeln rechtzeitig mit

Agaricus D12

2 x 1 Gabe täglich. Und zwar handeln wir schon dann, wenn der Abgang der ersten *versetzten Blähungen* seine Hirnleistungen auf eine Art erfrischt, daß sein zwanghaftes *Augenzwinkern,* sein läppisches *Grimassenschneiden* vorübergehend zum Verschwinden gebracht wird.

e) Eigentlich sind die beiden in ihrem Verhalten recht ähnlich. Das *Agaricus*-bedürftige Kind gibt sich aber eher lebhaft, dreist, frech und ist deshalb schlanker. Das jetzige erscheint eher *blaß, bewegungsgehemmter, gedrungener, dösiger* und verständnislos vor sich hinstarrend. Obwohl es - zum Erstaunen der Umgebung - *schreckhaft aufgeregt* sein kann. Aber meist *zupft* es an den Lippen, an der Nase und schaut *mit leerem Blick* und *gerunzelter Stirn* wie ein Dauerfragezeichen in die

Welt. Es scheint, als seien die Werkzeuge seiner *Sinneswahrnehmungen* geschädigt; es sieht nur Nebel, es hört nur Geräusche und findet an nichts Geschmack; alles erscheint reizlos. Doch die klinischen Untersuchungen dieser Phänomene bestätigen das Gegenteil: Alles in Ordnung! Bevor wir in unserem noch unfertigen Kinderbild unsere schulschwierigen, begriffsstutzigen Jugendlichen wiedererkennen, mobilisieren wir unsere Warngeber und verabreichen

Helleborus D12

2 x 1 Gabe täglich. Wo nur wenig nach außen gelangt, stauen sich drinnen Organe, Systeme und Gewebe. Der ausgetrocknete Wurzelstock der *Christrose*, die in Seitentälern mächtiger Gebirge gedeiht, wird das drinnen *gestaute Wasser* wie eine frische Gebirgsquelle fließen lassen; wird das gestaute Hirn entlasten, das zuvor den Nächten mit hin und *her rollendem* und *kissenbohrendem Kopf* ihr eigenes Gepräge aufgestempelt hatte. Es erstaunt mich immer wieder, welche Öffnung und Hinwendung nach außen diese Arznei bewirken kann.

NOTIZEN:

3. Neugeborenes

Trennung

Die Natur will es so, daß wir miteinander leben. Daß wir Geburt und Tod und alles was an Freud und Schmerz, Glück und Unglück, Licht und Schatten dazwischen liegt, miteinander teilen. Das ist das Angebot der Schöpfung. Das ist die Sehnsucht aller Menschen, die einige auf die Suche schickt und andere in die Sucht treibt. Je nachdem, wie wir den Mangel an Miteinander verkraften, ersetzen, umdeuten, ausgleichen oder verdrängen. Trennung ist im Schöpfungsplan nicht vorgesehen. Sie ist ein menschliches Produkt, das Nebeneinander und Gegeneinander, Ferne und Einsamkeit, Verlust und Verlassenheit, Kummer und Demütigung erzeugt. Alle wollen wir einfacher leben, aber der Weg dahin erscheint so kompliziert!

"Sich trennen ist ein wenig sterben", sagt ein französisches Sprichwort. In der Tat, mit jeder Trennung rutscht uns der Tod etwas näher. Zumindest dem näher, was uns der Tod symbolisiert: Starre, Kälte, Dunkelheit. So ähnlich muß es im seelischen Gefüge eines Kindes aussehen, das, eben der behütenden Wärme des Mutterschoßes entschlüpft, den unbewußten Schmerz der Trennung von der Mutter in sich erleidet: in der Kälte eines in die Kinderklinik abgeschobenen Bettchens, im starren Ablauf eines Therapiekonzeptes, in der dunklen Ahnung von Alleinsein, Verlassenheit und Ausgeliefertsein.

Gewiß, in vielen Fällen benötigen lebenserhaltende Maßnahmen eine erzwungene Trennung des Kindes von seiner Mutter, zumindest eine Trennung von der Mutterbrust. Aber hat man nicht beispielsweise auch Kindern mit Neugeborenengelbsucht die Brust verweigert, sie dem Kinderspezialisten übergeben? Einst! Inzwischen, wie so oft, werden derlei Methoden verworfen. Medizinische Einsichten bedingen manchmal menschlichere Aussichten. Dennoch ziehen viele Wehwehchen von Mutter, Mutterbrust und Kind eindringliche ärztliche Argumente nach sich, das Kind "zu verlegen" oder wenigstens der Muttermilch den Hahn abzudrehen. Darin hat sich wenig geändert, ohne Rücksicht auf die Sinnhaftigkeit solcher ärztlicher Entscheidungen. Doch, wie immer, gibt es auch jenes Heer von Müttern, die sich instinkthaft und unbequemerweise gegen die Trennung äußern, den Drohungen und Schwarzmalereien ihrer Umgebung standhalten und zu guter Letzt gewinnen. Auf eigene Verantwortung, versteht sich, und gegen Unterschreiben eines bereits vorgedruckten Revers. Für alle Fälle! Getrost, das Glück schlägt sich auf die Seite der Mutigen, die aus schöpferischem Selbstverständnis heraus zugunsten ihres Kindes handeln. Aber die Großzahl jener leicht einzuschüchternden Mütter, die ihre Empfindungen nicht dem Schoß der Schöpfung anvertrauen, sondern dem Verstand der Verständigen übergeben, bleibt uns erhalten. Und mit ihnen das Schicksal jener Kinder, für die der Umstand der Trennung zum umständlichen Urkonflikt ihres Soseins wird.

a) Wir können nachempfinden, daß unserem Kind von nun an das *Alleinsein* zum unverrückbaren Gefährten wird. War doch das Alleingelassensein seine erste lebenserfüllende Auseinandersetzung. Dort, im Brutkasten neuester Technologie oder im sterilen Gitterbett unter anderen Bettchen, war seine Heimat, fern dem Fluß lebendiger Gefühle, in den es sich hätte stürzen können, um wohlig darin zu baden, sorglos dahinzutreiben. Es hat sich nicht gewehrt, wie anderen das zu eigen ist, weder mit Unruhe, Schreien, noch Spucken. Es hat sich *zurückgehalten*, die "Heimat" angenommen und zu seinem unabänderlichen Schicksal erkoren. Zunächst bemerken wir nichts anderes, als daß es sich, erfreulicherweise für die Eltern, zu einem *"umgänglichen Säugling"* entwickelt. Etwas *dürr* und *bläßlich*, aber pflegeleicht. Erst später entdecken wir, daß es sich gern zurückzieht, *lieber allein* spielt und ungern gestört sein möchte. *Zurückhaltung* wird zu seiner Überlebensdevise, um sein mangelndes Fundament selbstsicheren Gedeihens nicht zusätzlich zu erschüttern. Es *geht* kaum, es *spricht* kaum und wenn schon, dann *spät* erlernt. Selbst leibliche Funktionen hält es zurück wie Schweiß, Pipi und Stuhlgang. Entsprechend fühlt sich sein Körper *rauh* und *ausgetrocknet* an, *im Beisein anderer* kann es *kein Pipi* machen, sein *Häufchen* ist selten, knoddelig *verstopft* und trocken. Aus Angst, in seinem Zurückhalten einen *Fehler zu begehen*, wird es *höchst empfindsam* für alle *gefühls-*

mäßigen Vorgänge in sich und in anderen. Denn der Verlust seiner Haltung hieße: loslassen, sich gehen lassen und eventuell zu vergehen. Woran sonst könne es sich dann noch *festhalten*? In solch vergehendem Zustand erleben wir vielleicht einen Säugling oder ein Kleinkind mit *chronischem Durchfall*, der sich seines Darmes *geruchlos, gußartig*, mit viel Luft entleert. Man "kann das nicht verstehen, es ißt doch anständig" mit meßbar genügender Nahrungsmenge. Wahrlich, es *ist* immer *anständig,* und wo ist sie, die nicht meßbare Nahrung für seinen Seelenhunger? Es sollte uns nicht verwundern, daß der *große Seelenschmerz* seines frühen Welterlebens sich in reichlichen Tränen aus seinem Darm ergießt, denen wir mit

Natrium muriaticum D200

1 Gabe bedarfsweise, Einhalt gebieten möchten. Vielleicht erlaubt ihm seine Arznei, von nun an dort Tränen zu vergießen, wo sie natürlicher fließen dürfen, beim Weinen. Denn bis dahin spiegelte das *Nicht-Weinen* eines der vielen Kriterien seiner Verhaltenskontrolle oder besser seiner Pflegeleichtigkeit wider. Zur Freude der Eltern! Und überhaupt, wer gab den Trost beim stillen Weinen allein im Bett?

Ein ähnliches Bild des Vergehens begegnete mir in der *ausgemergelten* Gestalt von *Nora*. Peruanischen Ursprungs war sie von ihren damals dort lebenden, sehr fürsorglichen Pflegeeltern schon als Säugling aus einem der schäbigen Waisenhäuser heraus adoptiert worden. Aber, und das erfahre ich besonders bei Adoptivkindern, auch die beste Fürsorge kann gelegentlich nicht über die ersten Lebenseindrücke hinwegtäuschen. Sie haften wie eine unangenehme, nicht heilen wollende Wunde, bluten immer wieder, verkrusten nur gelegentlich und vernarben selten. Mit ihren kaum 13 Jahren war *Nora* seit einem Jahr *magersüchtig*. Von *ernster* Erscheinung, verhalten in Mimik und Gestik, *gepflegt* und *gut erzogen* saß sie anständig vor mir im Sessel. Obwohl noch ein Kind, hatte sie etwas unangebracht Erwachsenenartiges an sich, sowohl in ihrer *aufgeräumten* Haltung als auch in ihren fast *geflüsterten* Antworten. Beim Ansprechen von Gefühlen wurde sie zunehmend *angespannter,* befangen, gereizt und zeitweise *verächtlich* in der kargen, aber flüssigen Wahl ihrer Worte, was mir die *Verunsicherung* ihrer Gefühlswelt durchscheinen ließ. So lenkte sie mich geschickt ab. Klassenkameraden hätten ihr nachgesagt, sie sei "zu dick", was den Tatsachen nicht entsprach, aber sie habe "daraufhin gefastet", was den Tatsachen insofern entsprach, daß sie fortan das Essen verweigerte. Ich vermißte die augenscheinliche *Revolte* gegen Gegebenes, die *Identifizierung mit einem geistigen Ideal*, die mir sonst bei ähnlichen Schicksalen vertraut sind. Bedeutete die Verweigerung der sichtbaren Nahrung vielleicht die einzige Auflehnung gegen ihre eigene *quälende Sehnsucht* nach unsichtbarer Nahrung? Mit diesem Gedanken gab ich ihr *Natrium muriaticum XM* einmal wöchentlich bis zur Besserung. Diese stellte sich erwartungsgemäß nur sehr zurückhaltend ein, aber gemächlich fortschreitend, so daß wir die Gabenhäufigkeit reduzierten. Trotzdem erschien sie schon nach 6 Monaten mit rundlichem, lächelndem Wohlwollen, um ihre letzte Gabe zu empfangen. Mit ihr erschien ihre erste Periode ohne Beschwerden. Wiederum ist ein Jahr vergangen, und ihre Freundin, die sie damals zu mir empfahl, berichtet mir jedesmal begeistert von "unserem Wunder". Ich nehme die Begeisterung, wohlweislich, verhalten an, aber freue mich desto mehr über eine gewonnene Jugend.

b) Die Symbiose des Menschen mit seiner Schöpfung gewährleistet unsere eigentliche Menschwerdung auf der Basis des Urvertrauens. Symbiose bedeutet, daß eines vom anderen zehrt, sich ernährt, gedeiht, daß eines ohne das andere undenkbar ist. Symbiose ist ein beständiger Fluß von Geben und Nehmen. In ihr, der symbiotischen Urverschmelzung, schaukeln wir uns in seelisch-geistigem Gleichgewicht, eingebettet in den Geist der Schöpfung, den wir achtsam nähren müssen. Dann erst sind wir auch körperlich gesund. Ohne Pflege des Nährbodens verkümmert das gegenseitige Wachstum. Wenn wir mit der Existenz von Schöpfer, Schöpfergeist und Schöpfung hadern, dann stehen wir in Zwietracht mit unserer eigenen Existenz, streiten mit dem innersten Sein unserer Herkunft, unserer Gegenwart, unserer Zukunft. Unsere Ganzheit zerbricht. Unser Gleichgewicht schwankt, wir fallen, werden zum sozialen oder medizinischen "Fall". Unsere Richtung entgleist, wir verunglücken. Unsere Beziehungen modern in Vergänglichem dahin. Unsere Wahrnehmung wird verdrängt, sie verweigert uns ihren natürlichen Zugang. Unsere Wahrheit bleibt draußen, wird gelegentlich intellektuell analysiert, psychologisiert, theologisiert. Zerrbilder des Wahren!

In einer derartigen *falschen Wahrnehmungswelt* wächst ein Kind auf, das der natürlichen Wahrnehmung von Urbeziehungen zwischen Mutter und Kind entbehrt. Vom Beginn seiner meist unerwünschten Empfängnis bis zum chronologischen Ende seiner Kindheit läuft es so *nebenher* mit, am Rande von Miteinander. Das Symbol der Mutter als ursprüngliche Botschafterin schöpferischen Geistes, als schaffendes und erhaltendes Prinzip, ist nicht greifbar. Seine Mutter entzieht aufgrund ihrer eigenen massiven Lebensunsicherheit unserem Kind das Fundament seelisch-geistiger Lebensfähigkeit und körperlichen Wohlbefindens. Symbol und Person Mutter werden fortan zur sehnsüchtigen Illusion in seinem existentiellen Unvermögen, in seiner quälenden Unsicherheit, in seiner menschlichen und göttlichen Isolation, in seiner *panischen Angst zu fallen*: in Ohnmacht, in Krankheit, in Unglück. In Ermangelung fester Grundmauern eines Zuhauses *schwebt* es *schwindelnd* über der Erde, *schwindelt* und *fällt* aus der natürlichen Wahrnehmung der Dinge in Ohnmacht, ins Kranksein, ins Unglück. Wir verstehen, daß sich das Stillen, falls angeboten, problematisch gestaltet. Die Milch wird mit Abscheu erbrochen, wird zum Grund für eine stationäre Sondenernährung, zur Ursache einer erneuten Absonderung von der Mutter.

Vergleichsweise zum vorigen, gewinnt dieses Kind in seinem schutzlosen *Ausgesetztsein* keine "Heimat". Es wehrt sich mit *verzweifelnder Angepaßtheit* an seine Lebensumstände. Das heißt, dem Versuch sich anzupassen, haftet die Verzweiflung an. Ohne Versöhnung durch

Lac caninum D12

2 x 1 Gabe täglich, verkümmert unser Kind, wächst blaß, scheu, frostig und kränklich in eine für ihn *bedrohliche Welt* hinein, in der selbst die eventuelle mütterliche Zuwendung zur Bedrohung wird. In dieser *verfälschten Wahrnehmung* wird es unbemerkt älter. Auf seiner Suche nach Identität wird die *Bedrohung* zum Inhalt seiner Ängste, aber auch zum Instrument seines Haltes und zur Waffe seines Selbstschutzes. Im Gegenzug *bedroht* es *die Welt*, indem es mit letzten Kräften und mit *tierischer Gewalt* rücksichtslos auf Schwächere einschlägt. Was es im tiefsten Inneren unbewußt bisher erfahren hat, stülpt sich mit gleicher Mächtigkeit nach außen. Auge um Auge, Zahn um Zahn. Als Hilfebe-

dürftiger spiegelt es sich im hilfebedürftigen Opfer seiner Gewalt! - So verstanden, wird diese Arznei in ihrer Einmaligkeit zum Symbol der Versöhnung zwischen göttlicher Herkunft und menschlicher Tiernatur, zur Versöhnung zwischen himmlischer und gefallener Welt.

Noch sind meine Erfahrungen mit dieser Arznei zu jung, die Beobachtungszeit mit den behandelten Kindern ist zu kurz, um Ihnen davon zu erzählen. Jedoch bietet Ihnen die Beschreibung des Bildes im *Zweiten Teil* einen einstweiligen Einstieg.

NOTIZEN:

Tragetaschen-Syndrom

Die westliche Zivilisierung eines Säuglings beginnt in der Tragetasche. Vorausgesetzt, die Geburt und die Aufzucht unseres Kindes verliefen bisher regelrecht für Mutter und Sproß. Unzivilisierten Völkern ist die Tragetasche fremd, ebenso wie ihr Syndrom, weshalb wir ja solche Völker unzivilisiert nennen. Das Neugeborene erlebt also seine frühe Umwelt als Vorgeschmack für spätere Lebenszeiten zwischen Plastik und Linnen. Es erhebt sich für denkende Menschen die Frage, ob das natürlich ist, von der Natur so gewollt ist. Neigen wir in unserer Schlußfolgerung nicht eher zum Gebaren unzivilisierter Völker, die ihre Kinder eng am Körper tragen, sie die lebendige Haut, die lebendige, pulsierende, wohlige Wärme des Mutterleibes spüren lassen.

Das Tragetaschen-Syndrom birgt in sich die Saat der Berührungsneurosen, die tiefe Wurzeln ziehen und unser späteres Verhalten in der Gesellschaft festschreiben, indem wir bei der geringsten menschlichen Annäherung zusammenzucken und die Berührung als unangenehm, peinlich oder gar als schmerzlich empfinden. Es ist allzu verständlich, daß sich das zwischenmenschliche Zusammenleben nur schwierig oder gar nicht gestaltet, daß solche Menschen die Praxen der Psychotherapeuten füllen, wo die Unsicherheiten eher geschürt als ausgemerzt werden. Die Wahrheit braucht keine Institution!

a) Manchen Kindern wird das Schicksal schon früher vorbereitet, gewissermaßen unwillentlich oder eher unbedacht. Sie formen die Schar der *Couveuse-Kinder*, die ihr Leben im technisch perfekten Inkubator beginnen, kaum daß sie den ersten Schrei in die Welt posaunten. Oder jene, die durch "Krankheit" ihren Lebensanfang auf einer unliebsamen Kinderstation fristen, von den Privilegien einer Mutter entfernt. Welche *Angst vor dem Verlorensein* nimmt hier ihren fatalen Verlauf. Es ist die *Urangst*, die in jedem Menschen irgendwann sich einschleicht, hervorbricht und uns verzweifeln läßt: Die *Angst vor dem Verlassenwerden*, vor dem *Allein-Gelassen-Werden* als Kind, als Jugendlicher und die Angst vor dem tatsächlichen *Alleinsein* als Erwachsener und als alter Mensch in 20 Quadratmetern Altersheim. - Wenn eine Tragetasche die

Praxisschwelle überschreitet, überkommt mich unwillkürlich ein stichartiges Zucken in der Magengrube, und ich beeile mich hineinzuschauen. Ist das dort eingebettete Wesen noch *rundlich, saftig* mit *prallen* Backen und schaut es mit großen blauen Augen in die stets fremde Welt, erinnere ich mich erfreulicherweise an

Calcium carbonicum D12

2 x 1 Gabe täglich. Besonders dann, wenn sein Gesicht *beim Herausnehmen* aus der Tasche, beim Herausnehmen aus seiner Art von sicherer Welt, ein *ängstliches Schaudern* erkennen läßt und alle ängstlichen Gebärden zur Mutter hinüberwandern. Dieses Kind hat noch viele Chancen offen. Denn mit dem *Kalk* beginnt das Leben, beginnt das Lebendige auf festem Fundament. Die Arznei gibt den nötigen *Halt*, läßt es aufrichten und aufrichtig werden. Ohne diesen Halt wird unser Kind haltlos, maßlos, unbeholfen. Ohne *Aufrichtigkeit* wird es *bucklig*, zieht sich *mißtrauisch* in eine Ecke zurück und schmiedet *böse* Rache.

b) Weniger erfreulich, eher besorgniserregend ist der Anblick eines *blassen, zierlichen, verängstigten* Kindes, das uns mit *unruhigen*, kleinen, *tiefblauen* oder großen, *schwarzen* Augen aus der Tragetasche entgegenblickt. Wenn Sie genau hinsehen, sind nicht nur seine Lider, sondern sein ganzes *graublasses* Gesicht leicht *geschwollen*, was ihm ein scheinbar angenehmes, zartes Aussehen verleiht. In der Drittwelt nennt man diese Schwellung "Hungerödeme". In der Tat, dieses Kind ist verhungert! Verhungert an menschlicher Nähe, Zuneigung und Lebenswärme. Wenn es uns gelingen sollte, es aus der Tasche zu nehmen - gewöhnlich schreit es herzzerreißend - dann fühlen wir die auffallende *Kälte* seiner Körperhülle. Es ist zu erraten, daß unser Kind nie brustgenährt wurde. Und siehe, kaum daß das ängstliche, unruhige Schreien seinen Anfang nimmt, erscheint die Plastikschnullerflasche, woran es gierig, aber nur *kurzfristig* nippelt. Hier strotzt kein frisches Leben, sondern etwas spürbar *Vergängliches* umhüllt sein Wesen. Bevor Verfall und Abbau des Lebendigen um sich greifen, wird

Arsenicum album D12

2 x 1 Gabe täglich, die Eigenwärme unseres Kindes erneuern und wird das *fein besaitete* Gleichgewicht von Lebensbejahung und Todessehnsucht, von Wärme des Lebens und Kälte des Todes, von Ja und Nein ins rechte Lot auspendeln. Sicherlich, jede Erneuerung setzt einen Abbau voraus. Es bleibt eben eine Frage des Maßes in dieser oder jener Richtung. *Arsen* steht dem Abbau, dem Vergänglichen, dem Vergehen näher als jede andere Arznei. Vergängliches wird starr, und so sind in unserem Kind starre Zwänge nach Ordnung und Sauberkeit vorgegeben, die unsere Arznei frühzeitig vermeidet, selbstredend nur zusammen mit feinfühliger Annäherung, mit gemächlich wärmender Zuneigung und mit dem natürlichen Instinkt einer Mutter, die endlich die "Dr. Soundso-empfiehlt-Spalte" über Kindererziehung in Wochenendzeitschriften beiseite gelegt hat.

c) Gefühle und Empfindungen sind beim Kind genauso gegenwärtig wie beim Erwachsenen. Mehr noch, sie sind instinktiver, unbewußter und durch den Verstand - Vorzug oder Nachteil des Erwachsenen - nicht manipulierbar. Also versuchen wir doch nachzuschöpfen, was in einem derart umständehalber am Beginn des Lebens verlassenen und später unbedacht in der Tragetasche verlorenen Kind vor sich geht. Schließlich war im Mutterleib doch alles ganz anders. Dort war es zumindest körpernah und körperwarm eingebettet. Jetzt ist es kalt geworden drumherum: die Luft, die Windeln, der Schnuller und die häusliche Fernsehsphäre. "Das Püppchen trocken legen, ei, ei, wo ist er denn, dann husch zurück ins Körbchen, hier hast du deine Plastikrassel!" Das war es dann schon. - Welche *Demütigung über das Verlassensein,* welcher *Kummer über das Verlorensein* überkrustet die frühe *Verwundung* dieser frühen Seele. Ein *unstillbarer Durst* nach Flüssigem, nach fließendem Leben wärmender Menschen bändigt unser Kind. Später leert es sämtliche *Salzstreuer* des Haushaltes, nachdem es das frühe Salz der Erde nie kosten durfte. Aber die Demütigung entmutigt, der Kummer macht kümmerlich, und das Ergebnis sind *Kümmerlinge*! An seinem traurigen Blick erkennen wir sein Bedürfnis nach

Natrium muriaticum D200

1 Gabe einmalig zunächst, die selten wiederholt werden muß. Nicht nur, daß wir seine spätere in sich zurückgezogene, tiefe Melancholie vermeiden, sondern gleichermaßen einen Katalog von *Haut-* und *Schleimhauterkrankungen* wie Ekzeme, Heuschnupfen, chronische Infekte. Jetzt werden wir erleben, wie er am eigenen Leben und am Erleben seiner Umwelt teilnimmt, wie seine *ausgetrocknete, schlaffe Reibeisenhaut* die nötigen Mineralien aufsaugt, wie sie sich spannt und strafft in eben dem Maße, wie die neu errungene seelische und geistige Spannkraft seinem Gesicht Ausdruck verleiht.

d) Zu allem brauchen wir Zeit. Vor allem zum Denken, das unserem Handeln vorausgehen soll. Aber unsere Gedanken sind so voll von sachlichen Voreingenommenheiten, daß für das Unsachliche, das eigentlich Wesentliche, kein Raum mehr bleibt. So hechten wir durch die Gegenden wie *von einer Peitsche getrieben* und verschrumpeln vorzeitig wie dieses chancenlose Etwas, das uns als *aschfahler, eingefallener Kümmerling* entgegenblickt. Auch er scheint keine Zeit zu haben, so *hektisch* sind seine Bewegungen. Oder die *Zeit verging zu schnell* für ihn, so daß sein Anblick und seine trocken-schlaffe Haut denen eines *alten Mannes* gleichen. Er wird nicht wie die meisten wegen Appetitstörungen angeschleppt, sondern wegen chronischer Durchfälle: rot, grün, zerhackt, *blähungsreich* und dünn-schleimig *herausspritzende* Massen; besonders nach Zucker und *Süßem,* wonach er sich ebenso sehnt wie nach der Süße des Lebens. Anblick und Durchfälle entscheiden für ihn

Argentum nitricum D12

2 x 1 Gabe täglich, bis er wieder Kind sein darf, bis er störungsfrei Süßes schlecken darf wie alle gesunden Kinder. Dann wird er ohne *zittrige Lähmigkeit,* ohne *Schwindel* und *Stolpern,* ohne *Ängste* vor den *Höhen* und *Tiefen* des kommenden Lebens sich aufrichten können.

e) Nicht weniger fahl wie ein alter Mann schaut uns dieses berührungsfrei getragene Wesen entgegen. Sein Gesicht hat etwas *Erdfarbenes* im Kolorit und sorgenvolle Furchen wie ein frisch gepflügter Acker. In der

Tat steht die *Urangst* in der *gerunzelten Stirn* geschrieben. *Angst*, es könne etwas *Neues*, Unvorbereitetes seine gegebenen Sicherheiten verunsichern. Seine Gegebenheiten waren erst die Bettstäbe eines Krankenhauses, jetzt ersetzt durch das feine Gitterbettchen zu Hause oder durch die Plastikmauer einer Tragetasche. Es daraus hervorzuholen ist so schwierig wie der Ausbruch aus einem Gefängnis, obwohl das für unser Kind die denkbarste Rettung wäre. Denn der Mangel an Licht, an Sonnen- und Menschenwärme seines Gefängnisses hat den *Kopf zu groß* geraten lassen für den *schmalen Oberkörper* und die *dünnen Glieder*. Nur der *Unterbauch* ist von Blähungen *aufgetrieben*, die uns beim Abhören als gewaltiges *Rumoren* entgegendröhnen. Wir vermuten, die kümmerliche Jämmerlichkeit sei wohl durch chronische Durchfälle bedingt, doch die Mutter berichtet von knoddeliger *Verstopfung*. Beide mißachten sein eigentliches Schicksal, das für ihn, für seine Verdauungsstörungen und für Mutters Wohl

Lycopodium D12

2 x 1 Gabe täglich, reserviert hat. Nun werden sein Bauch, seine Haut, sein Ausdruck sich glätten, werden die zurückgehaltenen Schafsknoddeln, die verbackenen Lebensimpulse saftig erweicht, wird sein Kopf mit *scharfem Verstand* gefüllt. So verhindern wir, daß er die Gitterstäbe seines frühen Lebens später in Jägerzäune, Hühnerdrähte und Stacheldraht umdeuten wird.

f) Mangel an Berührung führt zum Verlust der Berührungsempfindung und folglich zur Angst vor Berührung. Selbst die *freundlichste Zuwendung* veranlaßt *Heulen*, Zähneklappern und Gebärden des *Sich-Versteckens*. Das Gesicht unseres Kindes ist mit *feiner Blässe* gezeichnet, seine *sandfarbenen*, glanzlosen Haare sind rundum mit *kaltem, stinkendem* Schweiß bedeckt, ebenso feucht und scharf riechend wie Hände und Füße. Es ist ein *dürres, rachitisches* Etwas, von einer *dünnen, kraftlosen* Haut überzogen. So spannungslos wie sein Ausdruck, seine Bewegungen, seine Regungen. Erst hat es die Mutterbrust abgelehnt, die wenige Milch erbrochen und/oder durchfällig ausgeschieden. Jetzt *ißt* es *schlecht,* ist beim *geringsten Luftzug erkältet* mit *harten* Halsdrüsen und ist so verstopft, daß der *trockene Stuhl* beim Pressen sichtbar *zurückschlüpft.* Wie sollte es etwas hergeben können, wo doch das Hingeben, die Hingebung mangelte! Bereitwillig wird es

Silicea D12

2 x 1 Gabe täglich lutschen, um Haut, Hirn und Gemüt zu *stützen.* Nur so wird es später die freundliche Zuwendung als Halt, als Ansporn, als Anerkennung umzudeuten wissen, damit sich die Gefühle der Unzulänglichkeit, der Unsicherheit, der Unbeugsamkeit und *Minderwertigkeit* nicht einkrusten und unser Wesen *unbeugsam* verhärten. Seine Arznei wird die Abwehr, den *Widerstand*, die Gedanken und Handlungen so gestalten, daß sie beugsam, sanft und souverän auf die vielgestaltigen Anforderungen des täglichen Lebens antworten können.

g) Bis hierher sind wir nur blassen, schwachen, dünnen Kümmerlingen mit Kummer begegnet. Es sind eben die häufigsten unter den kümmerlichen Zeitgenossen. *Blaß* und schwach wollen wir beibehalten, bevor wir rote, kräftige Wesen kennenlernen. Nur dünn ersetzen wir durch *rundlich, wäßrig, aufgedunsen.* Dieses Kind scheint am *Friedhof* geboren und aufgewachsen zu sein, irgendwie in der Nähe des Todes. Je nachdem wieviel freundliche, herzliche Zuwendung es spüren durfte, schwankt es zwischen Lebendigem und Totem, ein lebendiger Toter sozusagen. Entsprechend gleicht sein Gesicht einer frisch einbalsamierten Sterbemaske mit einer *wäßrig-wächsernen,* schmutzig erscheinenden Haut, als sei es tagelang nicht gewaschen, dafür aber mit Babyöl eingeschmiert worden. Das rührt vor allem vom *ölig* beschaffenen Schweiß her, der die *unbedeckten* Stellen seines Körpers beschichtet und *durchdringend* nach Knoblauch, nach Fischlake oder nach vergammeltem Käse *riecht.* Selbst seine Ausdünstungen durchzieht ein Geruch von Vergehendem. Ein Bild des Verkümmerten und Überwuchernden wie ein verlassenes Grabmal: Haare und Nägel sind verunstaltet, trocken, *spröde,* Haut und Schleimhäute mit Warzen und Polypen übersät. Anhaltend *krustig* verstopfte Nase mit *grünem* Ausfluß, dessen Geruch wir nicht zu wiederholen brauchen, ist Mutters Sorge. Der stämmige, fleischige Vater nickt dazu, falls er gegenwärtig sein sollte. Aus dessen Warzen und Gehbeschwerden erraten wir seinen ehemaligen *Tripper*. Er erzählt bereitwillig, falls wir ihn darauf hinweisen. Gleichermaßen ist sein Kind jeder freundlichen Zuwendung zugetan, ebenso wie

Thuja D12

2 x 1 Gabe täglich, die es gern mit einem Lächeln beantwortet. Seine Antwort wird aber auch das Lebendige sein. Es wird die Friedhöfe hinter sich lassen, die ihn nicht nur wegen ihrer Stille angezogen haben, und es wird *fremden Menschen* nicht mehr davonscheuen.

h) Schauen wir uns von den *roten, kräftigen* Kindern, denen wir weniger häufig begegnen als den blassen, nur das am wichtigsten zu beobachtende, das am tiefsten leidende an. Die Roten erscheinen uns nicht als die Kümmerlinge, vor deren Schicksal uns schaudert. Trotzdem kann uns ihr vorgeschriebener Leidensweg in gleichem Maße erschüttern, wüßten wir nicht, daß sie sich jetzt der Homöopathie anvertrauen und in diesem Vertrauen einen anderen Weg begehen werden.- Wieder befinden wir uns in der Nähe von *Vergehendem, Verfallendem, Verwesendem.* Eine Nähe, von der alle verlassenen und verlorenen Kinder umgeben sind. Dieses kräftige Kind wehrt sich jedoch mit einem *rotem* Kopf, mit *heftigen* Reaktionen und mit *zorniger, abgewandter* Schweigsamkeit. Um die Geburt herum - vorher, während oder nachher - muß es zutiefst *geschockt* oder *verletzt* worden sein oder muß sich *überanstrengt* haben. Das ist ja bei den vielen unnatürlichen Geburten - eingedenk einer eventuellen unnatürlichen Einstellung der Gebärenden - heute keine Seltenheit. Vorher war es das Schockerlebnis der Schwangeren, dann das anstrengende Herauskriechen durch *verletztes* Gewebe in die kalte Krankenhauswelt, dann die schockierende Verwundung durch die Trennung von der Mutter zum Krankenhausverbleib wegen eines beträchtlichen *Blutergusses* am Kopf und/oder wegen *Blutungen* im Unterhautgewebe. Jedenfalls ist seine natürliche Struktur im Sichtbaren und Unsichtbaren *zerrissen,* so daß unser Kind nicht der von Angehörigen erwartete, süße Engel wird. Die *Annäherung* an seine Tragetasche löst einen durchdringenden *Angstschrei* aus. Oder einen Hilfeschrei? Sein Gesicht wird dabei immer röter, seine *Glieder* immer *kälter.* Mutters Klage über *unreife* Eiterpickel, unreife *Eiterbeulen* und über *faulen Geruch* des Atems, des Stuhles und der Blähungen verstehen wir aus dem Gewebszerfall jeglicher Verletzung. Verfall stinkt nach *faulen Eiern.* Bevor jedoch unser Kind zum *Trümmerhaufen* seines inneren Geschehens wird, reichen wir

Arnica D12

2 x 1 Gabe täglich, wodurch nicht nur Mutters Klagen verblassen, auch seine Seele wird sich uns zuwenden, wird ihre schicksalshaft vorgegebene, tiefsitzende *Verletzlichkeit* überwinden. Ohne die schwelende *Angst,* man könne wieder *auf ihn einschlagen,* ohne die Furcht, daß diese Drohung in eigene *Gewalttätigkeit* umschlage.

Nur eine einst oder jetzt verlassene Mutter wird unachtsam ihr Kind verlassen. Schicksale neigen dazu, sich über Generationen auszudehnen. So ertappen wir uns, daß wir in unserem Handeln die glücklichen und tragischen Geschichten unserer Eigenwelt ebenso sorgfältig wiederholen wie heute die Geschichte vergangener Epochen. Eine geliebte Mutter erzieht liebevolle Kinder zu liebenden Erwachsenen für eine geliebte Welt.

Eine solche homöopathische Supermutter begegnete mir in meiner schwangeren Hausfrauen-Freundin *Irene.* Sie litt unter anhaltenden, leichten Wehen und unter gelegentlichen Blutungen seit den frühen Schwangerschaftsmonaten. Sie wollte keinen "Draht" (Cerclage) und keine Pillen. Zu ihrem eigenen Erstaunen und zur Verblüffung ihres Geburtshelfers verschaffte ihr *Gelsemium* angenehme Folgemonate. Schon nach kurzer Zeit wurde sie zur heiteren Verfechterin der Homöopathie zugunsten ihrer Familie, ihrer Freunde, ihrer Nachbarn und entfernterer Kleinstadtbewohner. Nach einer ungewollten Ultraschall-Untersuchung im siebten Monat begannen ihre Wehen unaufhörlich, und sie verblieb im Krankenhaus, umgeben von Familie und Kügelchen. Mit der *"Homöopathischen Hausapotheke"* fest in der Hand bekletterte sie das

Kreißbett, las unbehelligt die entsprechenden Kapitel und gab ihrem Ehemann letzte homöopathische Anweisungen. Ihre heitere Selbstverständlichkeit beeindruckte den leitenden Gynäkologen *Clifton* derart, daß er von da an die Homöopathie in seinem Krankenhaus einführte. Soweit die Vorgeschichte. *Constanze* wurde schwerelos geboren, war aber klein, kraftlos und untergewichtig. Blieb nur die Brutkasten-Lösung, gegen die sich Mutter *Irene* heftig wehrte. Dieser Weigerung entsprach ich erstmalig mit einem menschlichen Experiment, dessen gutes Ende ich erahnte: das Kind tags und nachts die Mutterhaut fühlen lassen! *Phosphor D12,* der Sommer und die wärmende Hülle der Mutter begleiteten das ungehinderte Gedeihen des zu früh Geborenen. Nach 2 Wochen war es 2 Kilo schwerer und putzmunter. Heute ist sie ein stämmiges, bäuerliches, offenes, gesundes Mädchen von fünf Jahren, ganz im Gegensatz zu ihrer einst mit Neurodermitis behafteten, zarten, älteren Schwester. - *Irenes* bejahender Mut soll Ihnen als Beispiel dafür dienen, daß Sie der allmächtigen, gottähnlichen und unwiderruflichen Entscheidungsgewalt unserer Ärzte - und deren anschließendem Beleidigtsein - etwas entgegenzusetzen haben. Sie brauchen es nur zu wollen, was auch immer dem Wohle unseres Kindes dient. Wo die Homöopathie ist, ist Gott gegenwärtig, und der ist entschieden auf Ihrer Seite!

NOTIZEN:

Röntgen

Im Nachdenken über dieses Kapitel fiel mir ein Zitat des philosophischen Arztes *Konrad Lorenz* ein, mit dem er uns anläßlich der Entgegennahme des Nobelpreises warnte: "Die uns aufgetischten Lügen sind weit weniger gefährlich als die uns vorenthaltenen Informationen." In der Tat, der Patient wird von ärztlicher Seite kräftig belogen, einerseits aus Angst vor einem eventuellen Haftungsprozeß, andererseits aus purer Unwissenheit. Die Gefahren, die moderne Diagnoseverfahren in sich bergen, werden leichtfertig abgetan, verniedlicht oder unwissentlich verneint. Sei es beim Ultraschall, bei der Amniozentese, bei Impfungen oder beim Röntgen.

Welcher Arzt, außer jenem zur Minorität rühmlicher Ausnahmen zugehörige, fragt schon nach vorherigen Röntgenuntersuchungen oder gar nach einem Röntgenpaß, in dem die Strahlenbelastung in Millirem (Röntgeneinheit) festgehalten wird. Welcher Patient weiß schon, daß deutsche Ärzte mit 50% Vorsprung Weltmeister im Röntgen sind, daß ein Mensch pro Jahr mit nicht mehr als 30 Millirem belastet werden sollte, wobei allein eine Mammographie 4000 Millirem oder gar die bei Arzt und Volk so beliebte Computertomographie bis zu 10000 Millirem pro Untersuchung bilanziert; daß 75% aller Aufnahmen für eine Diagnose nur bedingt oder völlig unbrauchbar sind; daß 60% aller Röntgengeräte völlig überaltet sind und somit echte Strahlenkanonen darstellen; daß das modernste Diagnoseverfahren, die Kernspintomographie nicht mit Strahlen, sondern mit einem Magnetfeld arbeitet, das 30000mal stärker ist, als das der Erde. Fragen wir uns, Arzt und Patient, ob das noch natürlich ist, ob uns das gesünder gemacht hat, ob wir noch unbeschadet davonkommen werden?! Schenkt uns das Risiko einer unentdeckten, nicht auf solche Weise diagnostizierten Krankheit nicht ein gelinderes Vergehen?

Ohne Zweifel, auch Röntgen ist ein Zellzerstörer und erhöht das Krebsrisiko, auch wenn die Geschwulst erst 30 Jahre nach der Belastung ausbrechen soll. Röntgenverfahren sind aber manchmal für die medizinische Diagnostik unverzichtbar. Es bleibt - wie immer - die Frage offen nach maßvollem Einsatz einer medizinischen Errungenschaft, die ja heute hochgelobt, morgen schon verdammt wird, was uns die Geschichte der Medizin unverblümt verrät.

Zu voreilig, zu unwissend, zu euphorisch werden neue medizinische Verfahren bedenkenlos eingesetzt, ohne langjährige Forschungsergebnisse abzuwarten. Das ist fahrlässiger Mord am ohnehin Leidenden! Werden nach vielen Jahren die Risiken öffentlich verkündet, steckt man den Kopf in den Sand, denn "alles läuft doch so gut"! Wer ist schon - nach Jahren fetten Absahnens am Sozialgut - zum Umdenken bereit?

In ersterem Sinne wetterte eine Physikerin auf dem Röntgenkongreß 1993 in Wiesbaden und in letzterem Sinne hätte man sie für ihre Nachforschungen allzu gern gesteinigt. So kraß entartet der Mensch, wenn er von seiner Überzeugung enttäuscht wird und trotzdem daran festhält.

Kinder reagieren aufgrund ihres Stoffwechsels auf die Strahlenbelastung 6mal empfindlicher als Erwachsene. Da sollten wir die Ohren spitzen, wenn es darum geht, die allgegenwärtige *Hüftdysplasie* (minderwertige Gelenkanlage) unserer kaum Geborenen mit wiederholtem Ultraschall oder Röntgen zu überprüfen, ohne sich der herkömmlichen Untersuchungsmethoden wie Überprüfung der Beweglichkeit, der Oberschenkel- und Pofalten, der Beinlängen und der Abspreizungsfähigkeit (nach *Ortolani*) bedient zu haben, was zur Diagnosestellung ausreicht.

In die Tretmühle moderner Verfahren geriet - unter vielen anderen Kindern - meine erst 10 Monate alte *Lola*, die eigentlich wegen "Schlafstörungen" von ihrer besorgten Mutter im wahrsten Sinne des Wortes "angeschleppt" wurde. Die enorme Spreizschiene (nach *Hoffmann-Daimler)* war nicht zu übersehen, eher beeindruckend, wenn nicht sogar Entsetzen erregend. Die arme kleine *Lola* trug dieses monströse Gestell seit ihrem 4. Lebensmonat tags und nachts, um die Beine in der gewünschten Stellung zu halten zur Vermeidung einer Luxation. Wundert es uns, daß unser Kind in dieser obszönen Beinstellung die allgemein übliche Erholsamkeit des Schlafes als Strafe empfand? Sicherlich, alles wurde nach den Gesetzen medizinischer Kunst rechtens getan, wer aber kümmerte sich um das Unrecht, das ihrer jungen Seele durch diese Zwangshaltung angetan wurde?

Wahrscheinlich hätte ich als Schulmediziner nicht anders gehandelt, denn einen Psychoorthopäden gibt es nicht. Glücklich dagegen dürfen wir uns nennen, wenn wir der Homöopathie begegnet sind, denn sie erfaßt, begreift und behandelt alles, was den Menschen betrifft in seinem *Sosein*. Entsprechend begegnen wir dem *mangelhaften Stützgewebe*, dem mangelnden *Halt*, der verzögerten *Aufrichtung* in den Bildern aller

Kalzium-Salze. *Lolas* rein praktisches Unvermögen, sich aufzurichten, lösten wir mit simplem Weglassen der Schiene, ihrem anlagebedingten, personenbezogenen Unvermögen wirkten wir mit

Calcium carbonicum D12

2 x 1 Gabe täglich, entgegen, da sie tagsüber ein freundlich *strahlendes, pflegeleichtes, rotbäckiges* Wesen darbot, während die *kopfschweißtriefenden* Nächte von wimmerndem Weinen, von *haltlosem* Schreien, von *Trostbedürftigkeit* auf Mutters beruhigendem Arm unterbrochen waren.

Sechs Monate später erzählt *Lolas* Mutter begeistert von einem enormen Entwicklungsschub ihrer Tochter, von geruhsamen Nächten, vom heiter singenden Gemüt, unmittelbar seinen voraussagbaren Weg nehmend, nachdem sie von ihrem entwicklungshemmenden Gefängnisgestell befreit war. 2 Jahre später ergab die seitdem erste orthopädische Nachuntersuchung eine regelrechte Hüftstellung. Welch grausiges Schicksal blieb unserem Kind erspart, das, einmal Zwang hautnah erlebt, in späterem Leben persönliche, gesellschaftliche und moralische Zwänge auf Kosten seiner Mitmenschen sprengt oder ihnen ähnliche symbolische Zwänge auferlegt. Gnade sei jenen Menschen beschieden, die ihre heilsame Arznei kosten dürfen.

NOTIZEN:

4. Kleinkind

Aufrichten

Auf meinen vielen Reisen in aller Welt bin ich immer wieder verblüfft, wie aufrecht Naturvölker sich bewegen. Dabei tragen sie ihre wohlgeformten Körper - männlich und weiblich - mit solch charmeströmender Grazie dahin, daß es jeden Ästheten entzücken muß. Noch mehr begeistert mich ihre unbeugsame Gesundheit, die mit Kraft gefüllt ist und in Augenblicken der Forderung sichtbar wird. Widersacher werden behaupten, daß sie dafür früher sterben als der ins Alter hochgezüchtete, industriell haltbar gemachte Westmensch. Die Frage aber, hat die rheumatisch gebeugte Hochzucht unsere Volksweisheit vermehrt, bleibt gerechtfertigt und offen. Tatsache ist, daß Naturvölker mit den Naturgesetzen und ihrem Schöpfer innigst verbunden sind, und daß da - im Westen -, wo die Abwendung von göttlichen Gesetzen vollzogen wird, den Menschen mehr Kranksein, mehr Elend, mehr Not beschäftigen und beherrschen. Ein solches Naturgesetz ist die angeborene Schwäche eines Kindes *(Diathese)*, die der Aufmerksamkeit, der Pflege, der Hilfestellung bedarf. Letztlich liegt ja in dieser Schwäche seine Erziehbarkeit begründet. Das Maß erwachsener Zuwendung muß jedoch der individuellen kindlichen Schwäche angepaßt sein, ihr im Idealfall sogar entsprechen. Das entscheidet die Größe oder die Nichtigkeit eines Erziehers. Entgleisungen von diesem Maß prägen den Charakter des Volksverhaltens, gestalten die Auswüchse der Volkskrankheiten unserer Jahrzehnte.

a) Zuviel Schwäche bei zuwenig zärtlichem Halt zeichnet das Schicksal der Kümmerlinge aus, wie sie uns im Kapitel *"Tragetasche"* entgegenschauen. Wir haben also beides: die Unzulänglichkeit der Organe und Organsysteme und die Unverständigkeit der Umwelt. Das ist zuviel an Minderwertigkeit, um sie einer Welt vollwertiger Erwartungen entgegenzusetzen. Wo keine Anforderung besteht, verkümmert die Herausforderung. Wo keine Stütze greifbar ist, wird das Schwache schwächer. Wo kein Halt ist, werden wir *haltlos*. Wundert es uns, daß diese Kinder es aufgeben, Größe, Kraft und Fähigkeiten ihrer Umwelt anzustreben? Das *Nicht-Können* mündet im *Nicht-Wollen.* Alles wird sich nur *langsam, behäbig* und *mühsam* gestalten: Zahnen, Aufrichten, Laufen, Sprechen, Spielen. Genausowenig wie die Seele, findet sein Stützgewebe und Halteapparat den nötigen Anreiz, sich zu formen, zu gestalten. Unser Kind wird *dick, fleischig* ohne Muskeln bei trotzdem *zartem,* aber *unbeweglichem, steifem* Knochengestell. Seine Seele wird *lustlos, bequem, passiv* und weigert sich zu wachsen. Den verlorenen Bezug zum *Kalk* - als festigendes Element der *Knochen,* der *Nerven,* des aufrechten Wachsens, des Steh- und Durchstehvermögens - gleichen wir mit

Calcium carbonicum D12

2 x 1 Gabe täglich aus, sozusagen als Beginn einer Stütze im Leiblichen, als Hilfestellung zur aufrichtigen Formgebung seiner Seele. Es ist undenkbar, daß unser Kind ohne Ansporn, ohne Anerkennung seines *Sosein*s und seiner Leistungen weiterleben kann. Wobei wir unter Leistung bereits den ersten Stuhlgang im Töpfchen verstehen sollten. Oder das Pipi, das mit einem darreichenden Grinsen auf den Rock oder die Hose runterrinnt. Der *Hahnemannsche Kalk* ist aus dem Innersten der Austernschale gewonnen. Wie sehr die schwabbelige Auster einer Schale bedarf, ist uns vertraut. Wie sehr unser schutzloses Kind einer schützenden Schale, einer *formgebenden* Hand bedarf, müssen wir wieder lernen.

b) Als Kind sehe ich mich einer Welt von Regelungen, Normen und Aufgaben ausgeliefert. Ihnen fehlerfrei zu antworten ist die Erwartung meiner Umwelt. Fehler und Irrtümer pflasterten einst den Pfad zur Weisheit. Heute endet dieser Pfad in Ermahnungen, im Tadel oder gar in Beschimpfungen. Jedes Kind ist bereit zu geben, zu erfüllen, wenn das Nehmen, das Fordern einigermaßen im Gleichklang dazu steht. Wachsen, Gedeihen und Reifen bereitet Schmerzen. Sich aufrichten und aufrichtig zu sein in einer Welt der Unaufrichtigkeit bereitet zusätzliche Schmerzen. Wenn ich *kann* und *darf,* werden die Schmerzen zur Labsal, und die

Welt ist in Ordnung. Vorerst! Wenn ich *nicht kann* und *muß,* werden die Schmerzen beharrlich, unüberwindlich und schreiben fortan mein Schicksal. Die Sehnsucht nach Schmerzüberwindung brennt jedoch wie Feuer in der kindlichen Seele. Das Feuer ist seine Kraft. Wenn es nicht *darf,* sind seine Kräfte ungleich verteilt: das Gewebe schießt über, wächst in filigrane, schmale Länge, während die Festigkeit des Gewebes und das Gerüst seiner Seele verbrennen. Es verbleibt in der Tat ein *dürres, schwaches, rachitisches* Etwas, *übernervös* und *überlebendig* im vergeblichen Versuch, seine Schwäche zu meistern. Bleibt ihm die Flucht nach innen, in seine Traumwelt, die es mit *schmückenden Phantasien* nach außen *abdichtet.* Seine Seelenbilder und

Calcium phosphoricum D12

2 x 1 Gabe täglich, bauen sein Vermögen auf, unvernünftigen Anforderungen der Umwelt genauso zu widerstehen wie der raschen Erschöpfbarkeit, den ständigen Erkältungen, der gestörten Verdauung. *Calcium* wird das Nervöse, Gereizte *hemmen,* wird die dünnen Knochen *festigen. Phosphor* wird das wilde Wachstum *hemmen,* wird das erschöpfte Gehirn *erfrischen.* Wobei wir die Hemmung des Überschießenden und die Stärkung des Schwachen als Teile harmonischer Formgebung betrachten. Der Muttersorge obliegt es, für das Geben und Nehmen, für das Fordern und Erfüllen den rechten Ton, der die Musik macht, zu wählen.

c) Ungeachtet der äußeren, leiblichen Erscheinungsform, die nichts anderes als seine Seele widerspiegelt, braucht unser Kind Halt, Führung und Festigkeit von einer Erwachsenenwelt, die sich der Schwäche des Kindes angemessen beugt. So bedarf dieses ebenso *dünne,* aber *kleine* Kind unserer Beachtung in besonderem Maße, wenn es nicht aus lauter *Angst* und *Unsicherheit* vergehen soll. Meist steht dem schwachen Sich-Aufrichten-Können ein strenger, autoritärer, männlicher Prinzipienreiter gegenüber, der von einem milden, schüchternen, weiblichen Pendant vergeblich daran gehindert wird, das aufrichtige kindliche Bemühen mit Druck zu beantworten. Es ist ein Teufelskreis: die unzulängliche Schwäche des Kindes - in diesem Fall des Kindes seiner Frau - macht den

Vater wütend. Die väterliche Wut verunsichert die kindliche Mühe so sehr, daß eine bewußt werdende Angst in ihm Besitz ergreift. Dieses *Bewußtsein um die eigene Unzulänglichkeit* kann unser kindliches Lebewesen zeitlebens besetzen und handlungsunfähig machen. Aus Angst vor Mißlingen wird es *keine Entschlüsse* mehr fassen. Und ewig wird es bei anderen um *Unterstützung* buhlen, als halte es sich verzweifelt an einem Strohhalm fest. Bevor der Strohhalm knickt und es fortan als *geknickter* Mensch ein *mutloses* Dasein fristet, geben wir unserem Kind

Silicea D12

2 x 1 Gabe täglich, damit die Zweifel an sich, die Verzweiflung über sich vor dem kraftvollen Licht des *Quarzes* verblassen. So wird auch seine äußere und innere schmächtige, feine, *sandfarbene Blässe* mit einem farbigen Hauch von Lebendigem durchsetzt. Sein Stützgewebe sowie seine Art zu handeln werden ebenso *widerstandsfähig* und *in sich biegsam* gedeihen wie der *kieselsäurehaltige* Strohhalm zu Zeiten stürmischer Winde.

d) Wir haben es schon bemerkt: Der Körper ist nur symbolhaftes Instrument unserer Seele. So bedeutet die Aufrichtigkeit der Wirbelsäule nichts anderes, als der Aufrichtigkeit der Seele entgegenzuschreiten. Inwieweit der ehrliche mütterliche Versuch, unser Kind dabei zu begleiten, später der Unaufrichtigkeit der Gesellschaft standhält, ist eine Frage der Verfassung *(Konstitution)* des Heranwachsenden. Das heißt, wie sehr widersteht er der Unbill der Gezeiten, der Unbill der Schmerzen, deren Grad die Unaufrichtigkeit parallel begleitet. Oder: Ist er kräftig genug, Widerstand, Biegsamkeit und Verteidigung so zu dosieren, daß er aufrecht bleiben darf?! Betrachten wir die Unzahl orthopädischer Haltungsschäden - als Spiegel der inneren Haltung - so ist an seinem Vorhaben zu zweifeln. Oder eher: Er verzweifelt an seinem Vorhaben, wendet sich ab, flüchtet sich in Selbstmitleid. Oder er flucht auf Gott und die Welt, je nachdem wie sehr ein frühkindliches, feindseliges Milieu feindselige Eindrücke prägend hinterlassen hat. Dann wird die Außenwelt zum Schlachtfeld seines Unmutes. Eines Unmutes über die mangelhafte, reibungslose Befriedigung seiner Mühen während der Phase der Aufrichtung. Ein Unwille, der anhaftet wie der Gestank von faulen Eiern und der vielleicht das aggressive Verhalten unserer zivilisierten Zeitgenossen erklären mag.- Das Kraft ansammelnde, *Kraft betätigende* Kind ist das empfänglichste Opfer solch häuslicher Kriegsschauplätze. Die Kraft ist nämlich nur *scheinbar,* unterstützt durch seinen äußerlich *kurzen, kräftigen* Rumpf, der auf kräftigen, *kurzen Beinen* ruht. Im Grunde ist es genauso schwach wie das *Silicea*-bedürftige Kind. Das Binde- und Stützgewebe, besonders die *Gelenke,* sind so *schlaff* wie sein Wesen. Dem setzt es seine Kraftansammlung voll entgegen, die dann in übertriebenen, *überschießenden,* ruckartigen, *schlaksigen,* akrobatenartigen Bewegungen ihren Ausdruck suchen. Ist es verwunderlich, daß unser Kind alsbald zum frühkindlichen *Familienclown* gestempelt wird? Die *kreideweiße* Alabasterhaut des Clowns ist ihm ohnehin angeboren. Es sei denn, ein liebevolles Wesen aus seiner Umwelt erkennt die Lieblosigkeit, ja die Grausamkeit in sich und die Notwendigkeit unseres Kindes für

Calcium fluoratum D12

2 x 1 Gabe täglich. Damit können wir versichert sein, daß seine *überdehnbaren* Gelenke, sein *erschlafftes* Gewebe und auch seine unregelmäßige, kranke Zahnleiste sich abrunden, so daß es gerade stehen, Haltung bewahren und Biß zeigen kann. Seine überschießende Kraft wird sich mit seiner Schlappheit irgendwo in der Mitte treffen. Und dieses Treffen wird mit Wachstum, Standfestigkeit und *Gleichgewicht* ausgezeichnet sein.

Die vom Schicksal vorgegebenen Ausgangssituationen vor der Aufrichtung unserer Kinder - das sind Erbgut, Anlage und *Diathese* - sind so voneinander verschieden wie die Arzneien, die wir für sie bereithalten. So verschieden wie die seelisch-geistige Ausgangssituation der Erwachsenenwelt selbst. Die Frage ist eben, inwieweit richten wir uns nach Pauschalnormen, nach Schablonen, nach "guten Ratschlägen" unserer Tanten, Nachbarn und Bekannten. Oder geben wir unserem mütterlich-väterlichen Instinkt, unserem gesunden Menschenverstand, unserer liebevollen Empfindsamkeit nach, die der Einmaligkeit, der Unwiederbringlichkeit unseres Kindes ausschließlich gerecht werden?!

Gewiß, der Mangelhaftigkeit der westlichen Kultur widerstrebt eine kultivierte Erziehung. Kinder haben "groß" zu werden, und sie schießen in der Tat in die Länge. Doch bedenken wir, daß eine mangelhafte Kultur nur unzulängliche Normen setzen kann. Wenn wir nun - entgegen unserer Empfindung - unseren beugsamen Widerstand zugunsten - oder zuungunsten - eines unbeugsamen Normendrucks aufgeben, nur um nicht aus dem Rahmen zu fallen, welche Haltung erwarten wir dann von unseren Kindern? Zu unserem Trost steht ein gerechtfertigter Mut, ein bißchen Humor und die Homöopathie immer auf der Seite des Gewinners! - Vieles haben wir erfahren dürfen, aufgesogen und gelernt. Durch die Anwendung der Arznei haben wir Vertrauen gewonnen in die Arznei, in unser Kind, in uns selbst und in die Zukunft. Genug für heute. Schließen wir die Seiten und lassen wir das Gelesene nachwirken.

NOTIZEN:

Begreifen

Im vorangehenden Kapitel habe ich mich auf die *Mineralien* beschränkt, die unseren Kindern das *statische* Element vermitteln: die Standfestigkeit, das Standvermögen, das Durchstehvermögen, kurzum die *Haltung.* Jetzt beginnt das *dynamische* Element des Sich-Formens, denn zum Begreifen muß ich mich *bewegen.* Hier sind *Säuren, Pflanzen* und *Tiergifte* vorrangig. Begreifen ist nicht nur eine prozeßhafte Tätigkeit des Gehirns, sondern ein ganzheitlicher Lernprozeß, der das Gefühl, das Fühlen, das Erfühlen und die Geschicklichkeit des Körpers einbezieht. Um ein Objekt zu begreifen, muß ich es zuerst mit den Fingern ergreifen, es betasten, es anfassen, um sowohl seine Tücken als auch seine Annehmlichkeiten erfassen zu können. Um eine Spielregel, eine Hausordnung, ein Gesetz zu begreifen, muß ich die Logik, die Allgemeingültigkeit des menschlichen Zusammenlebens schrittweise verstehen lernen. Denn das Begreifen ist ohne Anforderungen einer naturgegebenen Umwelt nicht denkbar. Sie setzt die Erwartungen, denen ich antworten *kann* oder *nicht kann.*

Die körperliche *Bewegung* ist eine Frage der geistigen *Beweglichkeit.* Im Kapitel *Aufrichten* sind uns in Arzneien Kinder begegnet, die durch Überforderung ihre Bewegung sofort aufgeben: *Calcium carbonicum* antwortet mit Unlust und Behäbigkeit, *Silicea* mit Angst und Unsicherheit. Andere überbeantworten die Forderungen zunächst mit überschießenden, haspeligen Bewegungen, bevor sie aufgeben: *Calcium phosphoricum* aus Schwäche, *Calcium fluoratum* aus Frust. Erträglich wäre es, wenn diese die einzigen aufgebenden Kinder blieben. Doch ihre Anzahl vergrößert sich ständig und ist durch eine Art Unlust gekennzeichnet, die mit untätiger Überaktivität und innerer ungerichteter Unruhe erfüllt ist. Finden wir diese Art nicht auch bei der Großzahl der Erwachsenenwelt? Das verbessert gewiß nicht unsere Absicht des Begreifens. Denn so wird das kindliche, erzieherisch potente *Nicht-Können* durch *Nicht-Dürfen* (oder besser: durch Nicht-Können der Umwelt) mit impotentem *Nicht-Wollen* teuflisch gekrönt. Für die mitfühlende, überlegene Mutter seien hier Kinder gezeichnet, bei denen unsere besondere Wachsamkeit gefordert wird.

a) Dieses Kind fällt immer auf! Es sieht gut aus, hat wohlgeformte Gesichtszüge, klare, lebendige, *dunkle* Augen und einen ästhetischen, *intelligenten,* oft *schelmischen* Ausdruck, auf dem der Beobachter gerne seinen Blick ruhen läßt. Was beim Erwachsenen leichter zu erdulden ist, überrascht bei diesem Kind: das stete Hinterfragen. Nun, alle Kinder stellen gern Fragen, und ich höre Mutters Klagen: "Nie ist er mit einer Antwort zufrieden. Er nagt und nervt mich!" Die Fragen dieses Kindes sind jedoch spezifische, auf bestimmte, *außerhalb eines gewöhnlichen Kindseins* abgezielte *Themen.* Dabei verblüfft, falls es schon spricht, sein *erlesener Wortschatz* und die Art, Worte aneinanderzureihen. Das gibt unserem Kind den Anstrich der "Altklugheit". So wird es zum täglichen Dilemma für intellektuell anspruchslose Eltern und zur täglichen Entzückung für die Anspruchsvollen. Wie auch immer, seien wir auf der Hut. Beim Austesten kindlicher Grenzen - "wie weit darf ich gehen, wie weit darf ich es treiben" - erhebt sich fortwährend die Frage: "Wer beherrscht hier eigentlich wen?!" Die natürliche Hilflosigkeit und sein *bestechender Charme* tragen für jeden Erwachsenen die Gefahr in sich, unbedacht zum "Trottel" gemacht zu werden. Denn nun erst bricht aus dieser verletzten kleinen Persönlichkeit ein Vulkan von *Kraft* und *Aggressionen,* der nur mit

Lachesis D12

2 x 1 Gabe täglich, einzudämmen ist, bevor die *große Reue* den alten "Zum-Trottel-Macher-Zustand" wieder herstellt. - Mein Vorschüler-Freund *Jascha* war ein solch charmantes, teuflisch wütendes Engelchen mit blitzartig überraschender Fragestellung, wobei es ihm sichtbar hämische Freude bereitete, die Überraschung des Befragten und dessen gelegentliche Unfähigkeit zu antworten, voll auszukosten. Ähnlich überraschend verliefen seine *gewalttätigen* Zornausbrüche. Dank des umsichtigen Verstehens seiner Mutter, die ihn bisher mit intelligentem, weiblichem Liebreiz begleitete, atmet er heute erst mal tief ein, bevor er seinen sprachgewandten Marathon auf seine Umwelt losläßt. Sagen wir so: Seine Zunge beschränkt sich auf scharfsinnige Zwischenbemerkungen. Dank unserer Arznei verlor er sein Ekzem, sein Asthma und sein Heufieber.

b) Als Kind versuche ich meinen Lustgewinn durch möglichst reibungsfreie Überwindung der naturgesetzlichen Schwierigkeiten zu erlangen. Das ist ein natürliches Bestreben und ist irgendwie der Erwachsenenwelt abgelauscht. Sind dem Lustbestreben zu viele Reibungsflächen auferlegt, ergreift mich tiefste Unlust. Nun habe ich zwei Karten offen: Ich gebe auf und tue nichts mehr, oder ich gebe auf und widme mich einer neuen Aufgabe. Erkennen wir hier nicht den lustlosen "Null-Bock-Typ" unserer Tage, der nur noch im häuslichen Sessel *herumflegelt*? Oder der nur noch das tut, was ihm Lustbefriedigung zusichert, das, "wozu er Lust hat", wie er meint! Letzteres Bestreben scheint das Leitmotiv jenes Kindes zu sein, das eigentlich "gut zu haben" ist. Tanten und Omas singen Loblieder auf ihn. Es ist ständig beschäftigt, auch gut allein! Es zerlegt Radios, die Sprechpuppe seiner Schwester, die antiken Kunstbände des Vaters, sammelt die Teile ein und hortet sie in seinem Zimmer. Sein *Bewegungsdrang*, der seiner *Ideenflut* und seiner *Begreifwut* entspringt, verlangt ständig nach neuen Opfern: Objekte, Themen, Fragen. Fragen nach Gott und den Engeln, über Teufel und Tod. Es *scheint* mit Antworten *rasch zufrieden* zu sein, wird uns kurz anschauen und gegebenenfalls lächeln. Aber der Schein trügt und trägt die Gefahr in sich: drinnen *schwelt* ein *Feuer,* das seinen *Geist,* seinen *Stoffwechsel* und seine Befriedigung rasch *verbrennt.* Es schmiedet sich eine Maske aus *Besitz, Gerümpel* und *eigenen Meinungen,* deren endgültige Ausformung in *Habsucht, Verschlampung* und *Ideenflucht* wir nur mit

Sulfur D12

2 x 1 Gabe täglich, vermeiden können. Die Natur hat unserem Kind zwei äußere Erscheinungen aufgeprägt: einen bauchlastigen, *rundlichen, roten,* kräftigen *Allesfresser, Allessammler* und Auch-Haben-Typ und einen kopflastigen, *mageren,* schmächtigen, *blassen* Futterverweigerer, *Ideenschwelger* und Laß-Mich-In-Ruhe-Typ. Allessammler und Ideenschwelger hinterlassen jedoch immer einen Berg von *Abfall*: in ihrem Spielzimmer genauso wie in ihrem Hirn oder in ihren Ausscheidungen. Und Abfall stinkt! So wie der *gelbe Schwefel* beim Verfall einen *faulen* Geruch nach sich zieht, haftet ein solcher Odeur den beiden als gemeinsames Erkennungszeichen an - im Mundgeruch, im Stuhlgestank, in den

Schweißausdünstungen - trotz meist *erzwungenem Waschen.* - "Waschen ist etwas für schmutzige Kinder" philosophiert mein frisch gekürter Kindergarten-Freund *Karlchen.* Am Praxisgespräch höchst desinteressiert, eroberte er im Laufschritt die Praxisräume. Und doch sammelte er alles Gesprochene. Das sollte uns hellhörig machen für die Begrenzung von Bemerkungen und Antworten, die wir den Fragen unserer Begreifenden zugestehen. Die Grenze setzt nicht die scheinbare Befriedigung des Fragenden, sondern nur unsere eigene Haltung!

c) Über diesem Kind steht entweder ein herrschaftlicher, unerreichbarer Vater oder eine herrische, vom Vater enttäuschte Mutter, die beide gern mit der "Wohlerzogenheit" ihres Nachkommen hausieren gehen. Ein Vorzeige-Kind also. Aber keines, das aus Behäbigkeit "so brav" ist wie ein *Calcium-carbonicum*-Kind oder so schüchtern wie ein *Pulsatilla*-Kind. Sein Bravsein ist das Ergebnis ständiger Zurechtweisungen beim Grenzenaustesten, beim Fragenstellen. Nie darf es rückfragen, widersprechen, nie wütend werden oder beleidigt sein wie andere Kinder. Natürlich hat es Fragen. Fragen "wo die Kinder herkommen" und "wie sie gemacht werden und so..." Die richtet es jedoch von nun an an den Opa. Der nimmt sich viel Zeit. Hoffentlich! Den elterlichen *Tadel* vergißt es rasch, aber seinen *Kummer* darüber versteckt es tief in seiner Seele. Diese rächt sich immer: körperlich mit *Nabelkoliken,* geistig mit verwirrten Gedanken. In seiner Seele selbst wuchert eine tief wurzelnde *Abneigung* gegen das entsprechende Geschlecht. Für den Jungen wird die Vaterfigur zum verhaßten Sinnbild einer Ich-bezogenen *Ungerechtigkeit* und - noch viel schlimmer - die Mutterfigur wird zum *erotischen Haßobjekt.* Ein Mädchen vertauscht die Personen entsprechend. Zeitlebens wird diese unausgelebte, seelische Belastung sein soziales Verhalten beschränken: als *Duckmäuser* mit innerer *Entrüstung,* mit stiller *ohnmächtiger Wut* und *Hemmung* aller Lebensfülle. Aus seinem Kerker verwirrter Gefühle und verirrter Gedanken führen wir ihn mit

Staphisagria D12

2 x 1 Gabe täglich, zur Befreiung seiner Person und zur Stärkung seiner Geisteskräfte dergestalt, daß unser Kind mit seiner Person und seinen

Mitmenschen besser umzugehen versteht. Der verständigere Elternteil oder der Opa selbst wird seine Arznei rechtzeitig erkennen oder vom Arzt des Vertrauens wählen lassen, so daß sie in *D200* oder in noch höherer Potenz kaum einer Wiederholung bedarf.

d) Wenn wir mit Bedacht lesen und wiederholt in den Arzneibildern nachlesen, geschieht etwas Merkwürdiges: Wir sehen nicht nur Bilder, die unseren Kindern entsprechen, sondern wir erkennen auch eine Heerschar aus der problemreichen Mitte unserer Heranwachsenden und nicht zuletzt das Gros unserer verkalkten und geistig verwirrten, alten Menschen, die unsere Angehörigen sein könnten. Das ist das Schöne an der Homöopathie, daß ihre Arzneien in sich die *Dynamik des Lebens* tragen, die alle Altersstufen durchwandern. Damit kommt ihnen in jedem Alter eine gerechte Anwendung zu; eine Gabe, die uns tröstet, unser Gedeihen anspornt und unser Zugrundegehen mildert. - Entsprechend zeigt uns dieses Kind das Gehabe eines hirnverkalkten Greises: *läppisch, klebrig, schwerfällig* und unzugänglich. Noch relativ gesund geboren, ist kurz danach in seiner Entwicklung etwas gehemmt worden, etwas schief gelaufen. Wir merken, daß es plötzlich *nicht mehr wächst* und daß die paar Worte, die es eben beherrschte, rasch wieder in *Vergessenheit* geraten. Vor fremden Besuchern scheut es *weinend* und *panisch aufgeregt* in eine Ecke, von wo es den Fremden eher *anstiert* als kindlich abmustert. Allmählich formt sich sein Gesichtsausdruck zu *ausdrucksloser Aufgeblasenheit*; wird *rund* wie ein Vollmond oder *mager* wie ein Neumond, aber immer kränklich, *dümmlich* und *greisenhaft*. Der *offen* stehende, Speichel *sabbernde Mund* mit der *aufgeworfenen Oberlippe* rundet das Bild des zurückbleibenden Nicht-Mehr-Begreifens ab. Je mehr *Flüssigkeit* in einem Menschen nach *außen* sichtbar wird, desto unempfindlicher, unbeweglicher, unveränderlich *starr* wird sein *Inneres*. Alles *verhärtet*: Hirn, Haut, Drüsen, Mandeln, Bauch, Stuhlgang. Wir begreifen sein Geschehen, bevor es völlig *versagt*, durch simples Anschauen unseres Kindes und durch Anhören der Mutter und ordnen ihm

Barium carbonicum D6

3 x 1 Gabe täglich, zu.

Trägheit, Verhärtung und Starre sind Zeichen eines nahenden Verfalls, Vorboten des Todes. So sehr der vorgezeichnete Prozeß uns dorthinführt, so sehr ist *Barium* ein lebloses, reaktionsloses, *undurchlässiges* Schwermetall. Nichts geht von außen nach innen, nichts geht von innen nach außen. So wie beim Bariumbrei-Röntgen, genauso bei unserem Kind!

e) Immer da, wo ein unbekannter, schleichender Prozeß sein Übel verbreitet, müssen wir an die besänftigende Beeinflussung der Erbanlagen *(Diathese)* denken. Diese Anlagen sind es, die uns *unvollkommen, unbeholfen, unzulänglich* und deshalb *minderwertig* empfinden lassen. Mehr oder weniger! Das hängt eben von der Gnade oder Ungnade unserer Umwelt ab, die zusammen mit der Diathese unsere derzeitige Verfassung, unsere *Konstitution,* ausmachen. Geben wir also die entsprechenden *Erbnosoden* in der aufgeführten Reihenfolge

Tuberculinum GT D200

Medorrhinum D200

Luesinum D200

je 1 Gabe in monatlichem Abstand, 2 x jährlich. Diese drei Erbnosoden sind aus den akuten, spezifischen Krankheitsprodukten am Menschen gewonnen. Das heißt, aus der Tuberkulose, dem Tripper und der Syphilis, aus den großen Erbkrankheiten also, von denen unsere Vorfahren, Ahnen und Urahnen meist unbehandelt heimgesucht wurden. Die Folgen mußten nicht nur sie, sondern müssen auch wir heute noch angedeutet erdulden. Trotz Arznei bleiben die Anlagen in uns verhaftet wie ein Fluch über dem verlorenen Paradies. Sie müssen uns aber nicht unbedingt krank machen. Die Arznei beruhigt nur ihre gelegentlichen Turbulenzen, nimmt uns die Schmerzen und bringt einen begonnenen Heilungsprozeß wieder in Gang, der unerwartet stockt, staut und zu verhärten droht.

NOTIZEN:

Sprache

Das Geheimnis, welches das Kind zur Sprache befähigt, ist die *Ansprache*. Hinter einem Kind, das sich wohlgeformt auszudrücken weiß, steht eine ansprechbare, hingebungsbewußte und gabenreiche Mutter. Ohne Ansprache verkümmert die Sprachfähigkeit. Ein Kind ohne mütterliche Fürsorge, ein Mensch ohne menschliche Gemeinschaft braucht keine Sprache, um sein Inneres auszudrücken. Murren und Knurren, Schreie und tierische Urlaute ersetzen die Verständigung. Gar nicht so selten, wenn man bedenkt! Aus dem sprachlichen Stocken, Stolpern und Stottern eines Kindes schließen wir aber nicht nur geradewegs den mangelnden menschlichen Kontakt, sondern wir müssen auch Hirnschädigungen durch Schwangerschaftsuntersuchungen, Geburt, Entzündungen, Impfungen und Unfall ausschließen. Klar ist uns nur, daß bei allen Kindern die Unteilbarkeit ihrer Person noch nicht menschlicher Ganzheit entspricht. Denn irgendwo zwischen Geist, Seele und Körper ist ein Band noch nicht geknüpft oder ein bereits vorhandenes zerrissen worden. Es ist deshalb unsinnig zu glauben, daß Ermahnungen, Tadel oder gar Sprachübungen beim Logotherapeuten den Sprachmangel beheben. Sie beruhigen allerdings das eventuell schlechte Gewissen der Erziehenden. Etwas, das von innen gedeihen muß, kann von außen nicht geheilt werden. Äußeres kann nur eine Stütze gewähren, wenn die Bemühung als solche verstanden wird. Ansonsten geben sie unseren Kindern nur Anlaß, sich noch mehr in sich zurückzuziehen. Denn jetzt ist ihnen der Sprachfehler reichlich bewußt gemacht worden. Und während sie sich früher um den Sprachinhalt bemühten, achten sie jetzt vermehrt auf den Sprachablauf. So entsteht ein Teufelskreis, der dem Betroffenen seine Brandmarken einkerbt. Mit unseren Arzneien versuchen wir, diesen Kreislauf zu durchbrechen.

a) Erregung und Hemmung spielen ein ausgleichendes Miteinander, wenn wir mit klarem Geist und gelassenem Gemüt der Welt gesund entgegentreten. Zu viel Erregung ist wie ein aufgewühltes Meer, das dort über die Ufer tritt, wo der hemmende Damm fehlt. Die Überschwemmung zerstört. Zu viel Hemmung ist wie eine übermäßige Eindämmung von

Gewässern. Die Erde vertrocknet. Die Dürre zerstört. Erregung und Hemmung der Superzentrale Hirn hemmen das Wachstum, die Ausformung, die Ausreifung seines Instrumentes Körper. Die Sprache ist ein solches Instrument. - Bei unseren sprachgestörten Kindern steht die Erregung sichtbar im Vordergrund. Die herabgesetzte Hemmschwelle hat sich im Zwischenhirn eingepflanzt durch Ereignisse, wie wir sie in der Kapiteleinführung erahnen konnten. - Unser erstes *blasses* Kind hat so seine Schwierigkeiten mit *Vorhaben,* unerwarteten Geschehnissen und neuen *Ereignissen.* Es flippt geradezu aus, *zittert* aufgeregt, *stolpert* über den Sinn, über Worte, über Beine. Angespornt, getrieben und *gehetzt wie mit einer Peitsche* im Rücken, versucht es seiner Lage Herr zu werden. Vergebens. *Alles* Bemühen *geht in die Hose*; seine Stimme trocknet aus, seine Sprache reißt wie trockene Erde. Die Gewässer überschwemmen Blase und Gedärme mit *heftig drängelndem Pipi* und *Durchfall.* Nur

Argentum nitricum D12

2 x 1 Gabe täglich, kann seine Lage eindämmen. Wenigstens im Augenblick. Wenn es ihm obendrein auf Brücken und Türmen, im Aufzug und Sessellift *schwindelt,* geben wir gleich eine *D200*, einmal im Monat, mit dem Hinweis, daß der *ätzende Höllenstift* ihn wie Labsal begleiten wird. Immer dann, wenn unser Kind trotz indes flüssiger Sprache über die schwindelnden Höhen und Tiefen seines Lebens stolpern wird.

b) Alle blassen Kinder ähneln sich sehr, im Äußeren und im Verhalten. Sie zu unterscheiden ist nur möglich, indem wir die Eigenarten herausschälen, die nur dieses und kein anderes Wesen ausmachen. Die Eigenarten liegen aber selten im Bereich der beschriebenen Störung, sondern sind willkürlich verstreut über alle Schichten der Person. Die Eigenarten des Geistes und Gemüts sind dabei die wichtigsten. - So sehr das vorige Kind erregt ist, so sehr ist dieses *schwermütig*, gehemmt und *gelähmt.* Vom Gemüt bis zu den Muskeln. Nicht so, daß es der Erregung entbehrte. Erregung und Hemmung sind nur schlecht verteilt zuungunsten der Hemmung. *Steif* wie ein Stock steht es vor uns, nachdem es zuvor über die Ritzen im Parkett *stolperte.* Schweigsam schaut es uns an mit fragenden Augen, die durch die *dunklen* Haare und das trockene, *fahlgelbe* Gesicht noch hilfloser, noch müder, noch *trübsinniger* erscheinen. Die erste Ansprache wird so beantwortet, wie es geht: *Ungelenk, tapsig, mühsam.* So als wisse es, wo es hin wolle und einen Fuß nicht vor den anderen bringt. So als wisse es, was es sagen wolle und das *Wort nicht heraus* kann. Das Wenige - und doch das Wichtigste -, das wir erfahren dürfen, beschäftigt sich mit kranken Kindern, weil diese so sehr Schmerzen haben. Oder mit den Spielkameraden, die immer weinen, weil es dann *mitweinen* muß. Oder mit den verhungerten Kindern im Fernsehen, da muß es schrecklich weinen. Oder mit der Oma, weil sie schon wieder mit Schmerzen im Krankenhaus ist. Oder mit der überfahrenen Katze, der es auf dem Herweg begegnete. Und Tränen fließen bitterlich, die wir mit

Causticum D12

2 x 1 Gabe täglich, besänftigen. Nun wird es die Schmerzen der anderen so ertragen, wie es die eigenen mühelos erträgt. Wie wir mit *kühlem Wasser* den *Ätzkalk* löschen, erfrischen wir mit ihm als Arznei die tief verwundete, *verätzte Seele,* die steifen Muskeln, die lähmige Zunge. Vielleicht wird es von nun an auch den *Süßigkeiten* des Lebens über den Weg stolpern, innehalten und zugreifen.

c) Wenn wir uns ein Streichholz und seine Entzündung an der Reibfläche genau betrachten, haben wir bereits eine beispielhafte Vorstellung von unserem nächsten Kind: dürr, lang und leuchtender Kopf! Die Blässe hat es verlassen. Es ist eher *hellhäutig, zart* und *durchscheinend* mit *blondem, seidenem,* rötlich oder goldig schimmernden Haar. Wie das Jesuskind eines bayrischen Heimatmalers. Es *strahlt* zwar das gleiche *Licht,* aber längst nicht dieselbe herzbewegende Harmonie aus! Seine Glieder sind so lang geschossen wie die Sprossen einer Pflanze im Dunkeln. Hat sich ein Teil seiner kurzen Lebensgeschichte im Dunkeln abgespielt? Fragen wir uns! Denn sein eigentliches *Element ist das Licht.* Das Licht der Sonne gleichermaßen wie das seiner Mitmenschen. Darin gedeiht es problemlos. Das Dunkel aber hat seine leuchtende Kraft versiegen lassen und sein Sprießen nach jedem möglichen Lichtstrahl ausgerichtet. Deshalb erscheint uns sein *dünner, langer* Körper unförmig verzerrt, so zerrissen wie seine nach Licht und Erleuchtung lechzende Seele. Kein Wunder, daß es *nervös, nervig* und *nervend* jede Ansprache verkümmern läßt, nach der es sich so sehr sehnt. Seine Bewegungen sind hampelig, es verhaspelt seine Zunge. Es stolpert über seine Nerven, es *stolpert über Silben,* dem wir mit

Phosphorus D12

2 x 1 Gabe täglich, Einhalt gebieten. Jetzt braucht es uns nicht mehr anzuschauen, als ginge ihm erst demnächst ein Licht auf. Oder als ob das Strohfeuer seiner Seele unbändig weiterbrenne. Nun wird Licht in das Dunkel fallen in einem Maße, daß es seine Fühler nicht mehr übermäßig auszustrecken braucht und darüber stolpert. Sein Feuer aber wird weiterbrennen, da, wo die Begeisterung angezeigt ist.

d) Für gewöhnlich ergießt sich das Innere dieses *kräftigen, hübschen, intelligenten* und *empfindsamen* Kindes in einer hervorsprudelnden, aber klaren und druckreifen Sprache. Grund genug, es gern vorzuzeigen. Der Vorzeigepreis aber ist hoch. Äußere Gegebenheiten müssen ihm auferlegt worden sein, um nur noch intelligent zu erscheinen. Was im Gegenzug fordert, seine schöpferischen Impulse aus der Gefühls- und Sinnenwelt, seine *reichlichen Phantasien* gar nicht wahrhaben zu wollen. Wie irrsinnig zu glauben, die Verdrängung der Sinne und Gefühle fördere den Geist. Ganz im Gegenteil: Die Quelle des Anreizes versiegt, die Seele vertrocknet, die Sinne verdorren. Der Geist bleibt zwar *logisch*, aber sehr *trocken* und *unmenschlich.* Und das nur so lange, bis auch es seine Orientierung verliert. Sein Instrument Sprache stockt dann wegesuchend, stolpert über seine *rasche Zunge* und *stottert* sich *lispelnd* durch einen unkontrollierten Ideenfluß. Unser Kind brennt danach, Geschichten zu erzählen. Es bringt aber nur abgehackte, hastige Wortstolpereien hervor, wobei es dazwischen mehr tief Luft holt, als Worte formuliert. Geben wir ihm mit

Lachesis D12

2 x 1 Gabe täglich, die Öffnung seiner empfindsamen Phantasiewelt, sein inneres Erleben-Dürfen zurück. Hören wir auf, es mit anständig wiederzukäuenden Daten zu füttern, es laufend zu korrigieren, es ungeduldig zu unterbrechen. Hören wir geduldig zu, erlauben wir ihm, seine Ideen zu ordnen, bevor es spricht, damit es seine Worte wiederfinden kann. - Erinnert uns das Verhalten dieses Kindes nicht an den älteren Menschen, der mitten im Satz stockt, als suche er nach Worten, wo er doch nur versucht, die vielen Ideenimpulse zu ordnen, um den Satz zu Ende zu formen. Selten gelingt das, meist bleibt ein Ideenbeginn im Raume stehen. Welche Schranken müssen hier im Geistigen verrückt sein, um derart die Meisterung der Sprache zu verlieren. Und doch stets auf der Suche nach Ordnung, stets auf der Suche, verstanden zu werden ohne die Möglichkeit, sich verständlich auszudrücken. Es wundert uns nicht, daß sich ein solcher Mensch von vergifteten Ideen verfolgt fühlt, gleichermaßen wie *Vergiftung* und *Verfolgung* seine eventuellen Wahnvorstellungen erfüllen werden.

e) Nach der Erregung des *Lachesis*-Bedürftigen, begegnet uns wieder die vordergründige *Hemmung* in der *Lähmung der Zunge* - seltener angeboren als durch Hirnschädigung erworben. Mehr als bei allen beschriebenen Kindern ist bei diesem überaus *kräftigen, roten, schwitzenden* Kind die geistige Kontrolle verloren gegangen. Alles an unserem Kind ist *heftig:* Ausdruck, Bewegungen, Handlungen, Zorn. Mit *tiefrotem* Kopf, *großen* Pupillen und teuflisch *glänzenden* Augen versucht es vergebens, sich verständlich zu machen. Eine *laute, quakende, krächzende* Stimme fördert nur *abgehackte Silben* hervor. Wenn wir den Anschein geben, ihn nicht verstanden zu haben und uns deswegen ihm nähern, verfällt er in wütendes *Spucken, Beißen, Treten,* als greife ihn der Teufel höchstpersönlich an. Sein Gesicht wird *leichenblaß,* kaltschweißig, verzieht sich zur *Grimasse.* Es ist anzunehmen, daß die *schrecklichen Visionen,* die das Kind *nachts im Dunkel* verfolgen, auch tags ihr Unwesen treiben. So erscheint ihm das Gesicht eines Fremden wie eine *verzerrte, Schreck erregende Maske,* gegen die es sich mit *reueloser Wut* so sehr wehrt, als würde es gerade abgeschlachtet. Tatsächlich ähneln die ausgestoßenen Schreie denen einer Schlachterei. Es ist uns verständlich, daß ein solches Kind mehr braucht als nur

Stramonium D12

2 x 1 Gabe täglich. In der Praxis habe ich derart hingebungsvolle Mütter erlebt, die da noch Verständnis aufbrachten, wo es kein Verstehen mehr gab. Ihnen gilt unsere Achtung und der Dank des Himmels. Mit kleinen Fortschritten im Verhalten, Bewegen und Sprechen wurden sie belohnt. Ein langer Heilprozeß, aber ein stetiger.

NOTIZEN:

5. Überaktivität

Unbekannte Auslösung

Es gibt keine Überaktivität ohne Auslösung! Irgendwann muß durch inneren oder äußeren Anstoß die Zelle in ihrer natürlichen Funktion gestört worden sein. Sei es durch eine erworbene seelisch-geistige Disposition seitens der Eltern oder durch seelische Traumen während der Schwangerschaft von Anbeginn der Empfängnis bis zur Geburt oder im frühen Kindesalter. Sei es durch diagnostische oder therapeutische Eingriffe bei der werdenden Mutter oder vom Beginn des Kindeslebens an. Immer ist die Auslösung eines beeinträchtigten Schicksalsweges nur die Antwort auf ein äußeres oder inneres Ereignis, die in uns bereits vorgegeben ist. Mit dieser Disposition können wir ganz gut umgehen und dabei gesund leben, solange uns das auslösende Ereignis erspart bleibt. Wenn ich deshalb von "unbekannter Auslösung" spreche, möchte ich den wahren Sinn des Wortes "unbekannt" verstanden wissen. Das heißt, bei den hierunter aufgeführten Schicksalen ist uns - Eltern und mir - die Auslösung veränderten Verhaltens verborgen geblieben. Jedes Kind reagiert anders auf eine Auslösung. Das entscheidet die Fähigkeit oder Unfähigkeit seiner Anpassung auf ein äußeres oder inneres Geschehen an seiner Person, was sowohl die Individualität seiner Reizantwort, die Art und Weise auf Ereignisse zu antworten, als auch die Arzneiwahl veranlassen. Dieses Besondere, Auffallende, Eigenartige seines Persönlichkeitsprozesses aufzudecken, ist das Ziel unserer Begegnung.

Es ist aber nicht einfach, bei unseren überaktiven Kindern die für dieses, auf diese oder jene Weise geschädigte Kind die einzigartig zutreffenden, von anderen sich gravierend unterscheidenden Merkmale herauszuschälen. Mütter bringen bei fast all ihren Kindern dieselben oder ähnliche Klagen vor, eben das allgemein sich Manifestierende, das sichtbar und hörbar Offenbarte, das vordergründige Leid unserer Kinder. Das Wesentliche des Soseins liegt jedoch in der unsichtbaren Tiefe der Person begraben, im Unlogischen, im Unverständlichen, im Unausgesprochenen. Nur durch seine Mimik, Gestik, Haltung und durch sein Verhalten können wir sein Wesen erahnen, erfühlen, ermessen und letztlich durch das in uns verinnerlichte Bild der Arznei begreifen.

So beobachten wir bei unseren ruhelos übergeschäftigen Kindern die angespannte Nervigkeit ihrer Bewegungen, die krampfartig zuckenden Tics im Gesicht oder an anderen Körperteilen, ruckend oder schraubenförmig sich drehend, immer auf der Suche nach Neuem, auf der Flucht vor sich selbst. Wir sehen das beharrliche Zupfen an ihrem Pimmel, das einer zentral gesteuerten sexuellen Übererregtheit entspringt; sehen das ständige Nägelbeißen an Fingern und auch an Füßen, so daß teilweise kaum ein Nagel sichtbar bleibt; bemerken die Schwerhörigkeit, die verrotzte Nase, die verschleimten Bronchien oder hie und da ein Ekzem über den Körper verteilt; wir hören das grelle Schreien oder den schrillen Aufschrei und das Zähneknirschen nachts; wir hören von seltsamen, unglaublich exzentrischen Ordnungsritualen, von nächtlichen Traumgewalttaten, die mit anhaltender Unerkenntlichkeit der Umwelt einhergehen; hören von nächtlichem Kopfrollen oder vom Aufschlagen des Kopfes gegen den Boden, gegen die Wand oder gegen die Gitterbettstäbe; hören von mangelnder Konzentration, von Leistungsschwäche, von rascher geistiger Ermüdung mit folgendem Kopfweh. Und letztlich erleben wir mit fassungslosem Entsetzen die unbändigen Wutanfälle, in denen eine unermeßliche Kraft und enthemmte Gewalt mit lautstarken, unflätigen, anal- und genitalbehafteten Beschimpfungen ihr Unwesen treiben.

Mit derartiger Gewalt versucht unser Kind vergebens, das Verlorensein in sich und sein Ausgesetztsein in eine ohnmächtige Umwelt zu lösen, das heißt, dem ursprünglichen Trauma zu entgegnen. Gewalt führt jedoch niemals zu einer Konfliktlösung, sondern fordert nur ähnliche Gewalt heraus.

Drinnen ist das Urvertrauen in diese Welt verloren gegangen. Diese Ur-Information vermißt die Zelle als kleinste Einheit unserer Körperlichkeit, weshalb sie mit ungleichgewichtigen Funktionen agiert. Das Gehirn, Nervenschaltzentrale unseres Seins, kann seine gemeinsamen Spielgenossen, Hemmung und Erregung, nicht mehr zähmen. Das Zusammenspiel entgleist zum chaotischen Nebeneinander und Gegeneinander.

Von draußen wirkt die Verwischung kulturbiologischer Grenzen - die unnatürliche Vermischung von Völkern zu alleinigen wirtschaftlichen Zwecken - nach innen. In gleichem Maße wie die Auflösung naturgegebener Hierarchie, die den Respekt vor der materiellen und geistigen Leistungsstärke des Mitbürgers und somit die Ehrfurcht vor dem Menschen garantierte. Gleichermaßen wie der Verlust der Religiosität des Einzelnen wie auch die der Gesellschaft als Ganzes, die uns als Geschöpfe des Schöpfers, als Teil seiner Schöpfung auszeichnet und uns in das universelle Urvertrauen, in die "Unio mystica", einbettet. Darin erst könnten wir uns friedfertig zurücklehnen, unsere Seele baumeln lassen und die wahrhaftige Freiheit unseres Daseins täglich neu genießen.

a) Für gewöhnlich wird ein Kind, das in früher Lebenszeit Gewalt erlitten hat, später selbst auf irgendeine Weise gewalttätig. Das heißt, es kann nur das an seine Umwelt weitergeben, was es bereits erlebt, erfahren oder erlitten hat. Sei es Zuneigung oder Abneigung, Liebe oder Zerstörung, den Geist seines Schöpfers oder unmenschliche Ungöttlichkeit. "Im ganzen späteren Leben werden von ihm unbewußte Situationen inszeniert, in denen diese damals nur im Ansatz vorhandenen Gefühle aufleben können, aber ohne daß der ursprüngliche Zusammenhang verständlich wird" *(Alice Miller)*. Nehmen wir an, daß bei diesem Kind wie bei allen anderen, die einer *Erbnosode* bedürfen, die Anlage zu seinem Verhalten von den Eltern weitergegeben wurde. Denn auffallend reizbar, ruhelos und bewegungsfreudig ist unser Kind vom Tag der Geburt an. Entsprechend finden wir die Familiensituation angespannt bis explosiv.

So auch der 5jährige *Martin*, der wegen *häufig wiederkehrender Infekte* der Luftwege etwas *schelmisch* ins Sprechzimmer tänzelte. Seine scheue, leicht verkrampfte Mutter berichtete energielos über den Verlauf seiner Störung: "Ein Schnupfen nach dem anderen und immer Husten." Jeder *Wetterwechsel* mache ihm zu schaffen, und häufig trete *Fieber* auf, das *jeden Nachmittag* ansteige. Obwohl er sonst recht ruhelos sei, verfalle er dabei in regelrechte *Schwäche* und gelangweilte *Lustlosigkeit.* "Ein Glück", meinte sie, "dann hab´ ich endlich mal Feiertag." -"Das muß ja hoch hergehen zu Hause", dachte ich und verschob mein Nachfragen auf später. Nach den Infekten sei er jedesmal ausgesprochen *müde, schlapp* und leistungsschwach. Besonders habe sie das nach einer Lungenentzündung bemerkt, die er vor etwa einem Jahr in der Klinik durchgestanden habe. Währenddessen beschäftigte sich unser *schmalköpfiger, schlanker, blasser Martin* mit einem eher raschen Durchblättern von Kinderbüchern, durchschritt gelegentlich das Zimmer, faßte dies und jenes an, widmete sich *kurzfristig* den Spielsachen, lief kreisförmig um den Teppich herum und landete schließlich auf der Untersuchungsliege, die er irrigerweise mit einem Trampolin verwechselte. Die gelegentlichen zur Ordnung warnenden Zwischenrufe seiner Mutter ließen ihn *unbekümmert.* Im Gegenteil, er hüpfte *desto toller, immer schneller* lief auf dem Teppich Kreise, *immer lauter* erhob sich sein Wortschwall, bis er sich geradewegs vor dem Gesicht seiner Mutter aufrichtete und schrie: "Ich will hier weg!" Mutter schien - wahrscheinlich aus purer Gewohnheit - unbeeindruckt, was *Martin* veranlaßte, wütend, ja *drohend* auf seinem Anliegen zu beharren.

Wenn die Lage sich in eine derartige Zwickmühle steigert, in der ich das Maß nicht voraussagen kann, mit dem sich eine gereizte Stimmung in einen Wutanfall oder *Gewaltausbruch* steigert, pflege ich zur körperlichen Untersuchung aufzurufen, was *Martin* erstaunlicherweise bereitwillig befolgte. Etwas Neues schien seine Aufmerksamkeit gefangen zu nehmen, aber auch dabei, während der Entdeckung vergrößerter Mandeln und dicker Lymphknoten, raste er mindestens dreimal über die Spielsachen hinweg und zurück. Er landete, sichtlich erschöpft, bei den Büchern und blätterte und blätterte, was mir endlich mein Nachfragen erlaubte. Die erste Begegnung mit Kindern ist nicht immer leicht, eher aufregend, abenteuerlich, aber desto erfahrungsreicher. Endlich erfuhr ich, was meine arzneiliche Vorahnung bereicherte: Im Kindergarten und beim häuslichen Spiel zu Hause machte er sich höchst unbeliebt, indem er eben kreativ Erbautes, mühevoll Erschaffenes, liebevoll Gebasteltes mit genießerischer Wonne *zerstörte.* Obendrein tue er immer *das Gegenteil* von dem, wozu man ihn auffordere, meine die Erzieherin, weshalb er nach weiteren Androhungen den Kindergarten verlassen müsse. Mein Entschluß stand fest, ihn mit

Tuberculinum bovinum D200

1 Gabe monatlich, im Nervlichen wie im Körperlichen zu festigen. Eben noch beim Hinausgehen erwähnt die aufgeregte, aber durch die hoffnungsträchtige Arzneigabe sichtlich erleichterte Mutter, früher habe er bei solch fürchterlichem Zauber sich auf den Teppich geworfen und *den Kopf auf den Boden gehauen.* Ein Phänomen mehr, zwar nicht ein-

zigartig, aber im Kontext bezeichnend.

Schon nach der ersten Gabe habe die Erzieherin überrascht der Mutter kundgetan, welch positive Wandlung in ihrem Sohn sich vollzogen hätte. Inzwischen ist *Martin* schon lange in der Schule, wo ihm die geistigen Störungen, die *Lernschwierigkeiten*, die legasthenische Sonderschulung und der ganze Apparat, der damit in Gang gesetzt wird, erspart blieben. Welch ein Trost, daß Mütter andere Wege beschreiten!

b) Obwohl wir die Überaktivität, die Boshaftigkeit, die Grausamkeit unserer Kinder untereinander ähnlich erleben, haben sie doch Nuancen im Ausdruck, im Verlauf und einen Gegenpol, der zu bestimmten Zeiten, an spezifischem Ort oder zu besonderen Anlässen seinen Ausdruck findet. In diesem Kind wüten einzigartig *beide Extreme gleichzeitig* einen sadomasochistischen, inneren Machtkampf, was durch unvorhersehbares, plötzliches Umschlagen der jeweiligen Stimmung in ihr Gegenteil gekennzeichnet ist. So finden wir Passivität und Aktivität, extreme Extrovertiertheit und extreme Introvertiertheit, Liebenswürdigkeit und Gemeinheit in einer Person in raschem Wechsel des Tageslaufes.

Manche Kinder sind schon beim Hereinschneien ins Sprechzimmer ein echtes *Ekelpaket*. Ich gestehe, daß ich mich bei derartigen Kindern nicht vorurteilsfrei verhalte, aber der reine Anblick und das *gespielt schüchterne* oder *rücksichtslos forsche* Benehmen verleiten mich, Standpunkt zu beziehen, besonders zu fortgeschrittener Praxisstunde. Das tat ich denn auch, mich selbstbeherrschend, bei der fast 4jährigen *Rebecca*. Zwar "hübsch" gekleidet, schaute sie doch, ekzembehaftet, *fettig* im Gesicht, mit dürftigen, schmollenden Augenbrauen, mit *quadratischer* Schädelform, von *gelartigen* Struppelhaaren gekrönt, abstoßend aus. Meine anfänglichen verbalen Annäherungsversuche blieben unbeachtet. Sie kniete unmittelbar auf den Teppich nieder, faltete ihren massigen Körper darüber und betrachtete Kinderbücher. Indes erzählte ihre Mutter, sichtlich bemüht, einen guten Eindruck zu hinterlassen, mit frommer Scheinheiligkeit tiefere Abgründe verdeckend, vom Leidensweg ihrer Tochter. *Rasselnde* Bronchitis, praktisch *von Geburt an*, die nach der Masern-Mumps-Röteln-Impfung in Asthma übergegangen sei, das seine Attacken mit dem Aufblühen des Ekzems ablöse. Dabei lege sie, ähnlich wie jetzt, den *Bauch* auf die *Knie*, was ihr Erleichterung verschaffe. Hoppla, das ist ungewöhnlich! Feuchte Herbstkälte und *Zugluft* verschlimmere ihre Luftnot, weshalb sie regelmäßig ans *Mittelmeer* führen, wo sie sich wohlfühle. Obwohl sie gerne Orangensaft trinke, am liebsten in Massen, habe die Mutter den Eindruck, daß *Zitrusfrüchte* die Atmung und das Ekzem belasteten. "Und ach", seufzte sie fast *flüsternd,* "sie wird dann so reizbar und unleidlich." Da schoß es, überraschend laut und mit nachdrücklicher Bestimmtheit aus *Rebeccas* Richtung: "Das stimmt gar nicht, du lügst!" Wollte sie auch einen *guten Eindruck* hinterlassen? Einen, der über das Stigma der "vererbten Schande" vergangener Elternjahre hinwegtäuschen soll? Peinlich war die Mutter berührt, war sie doch überzeugt, ich glaube ihrer Tochter! Was sie veranlaßte, weitere Schandtaten preisgeben zu wollen. Sie habe fast immer die *Finger* in der *Scheide*, selbst wenn Besuch da sei und sicherlich *onaniere* sie, so nach den Bewegungen zu urteilen. Sichtlich entrüstet fuhr die Mutter fort: "Ach, ich schäme mich ja so. Wenn ich mit ihr vorsichtig darüber rede, explodiert sie wutentbrannt, gerät *außer Kontrolle*, schimpft, schmeißt, schreit, daß schon die Nachbarn sich wundern, was bei uns wohl los sei." Kaum ausgesprochen, schoß *Rebecca*, diesmal wortlos, stracks auf ihre Mutter zu, haute, *boxte* sie gegen die Brust, trat ihr ans Schienbein und brüllte: "Du lügst!" Sie war wirklich nicht zu bändigen, so daß ich eingriff und sie machtvoll zur Ordnung rief. Und siehe, sie verfiel *urplötzlich* in ihre anfängliche stille Scheu. Ihre Mutter schaute mich mit Verständnis heischendem Blick an und nickte, nachdem ich genickt hatte. "So ist das immer", heischte sie weiter, während *Rebecca* jetzt auf dem Sofa saß, mit den *Füßen wippte* und offenkundig ihren *Groll* pflegte. "Ich will jetzt weg", schrie sie erneut und wiederholte ihren Entschluß, crescendoartig *provozierend*, mit *unerbittlicher Zähigkeit.* Es folgte mütterlicherseits der berühmte unredliche Bestechungsversuch "wenn Du jetzt lieb bist, gehen wir nachher Eis essen", den sie mit "ich will aber kein Eis, ich will ein Mountainbike" einerseits zur Unwirksamkeit verdammte, andererseits, zu eigener Wunschäußerung umlenkend, *ichbezogen* zu ihrem Vorteil nutzte. Ich roch den sich anbahnenden *Machtkampf* und versuchte, mit

Medorrhinum LM6

3 x 1 Gabe wöchentlich, seine Auswüchse zu versöhnen. Durch ein nachfolgendes Telefonat, bei dem sich die Mutter "für das Theater" entschuldigte, erfuhr ich erst, daß *Rebecca* wegen zunehmender *unbegründeter Grausamkeiten* an Spielgefährten den Kindergarten verlassen mußte.

2 Jahre sind inzwischen vergangen, *Rebecca* ist eine mittelmäßige Schülerin ohne Verhaltensauffälligkeiten. Asthma und Ekzem verloren sich allmählich im ersten Behandlungsjahr, nachdem die seelische Unordnung einer unserem Kind *ureigenen Empfindsamkeit* wich, mit Hilfe derer sie die Unversöhnlichkeit ihres tiefsitzenden Zwiespaltes zur Findung ihres eigentlichen Daseins hin überwinden konnte. - Übrigens, bei einer späteren Exploration erhielt ihre Mutter ebenso *Medorrhin*, was dem guten Beobachter eher verständlich als ungewöhnlich erscheint.

c) Steigern wir uns im Verständnis um die Gewalt und betrachten jenes Kind, das so aggressiv, so gefährlich, so brutal sein kann, daß es *Angst vor sich selbst* hat. Angst vor diesen heftigen Impulsen, die zeitweise ungewollt aus ihm hervorbrechen, so daß es versucht, *fluchtartig* jene Lage zu vermeiden, aus der sich sein folgerichtiges Zwangshandeln ergäbe: Ein verweigerter Wunsch, Widerspruch, Zurechtweisung, Grenzsetzung. Steht der *Verflüchtigung* etwas im Wege, wird es den Anlaß mit heftigsten Worten und Gesten beantworten: Gegenstände zerschmettern, Fußtritte gegen Türen, Möbel und umgebende Menschen, wobei es, oft lebensgefährlich, auf schwächere Spielgenossen und Schulkameraden rücksichtslos draufhaut. Ich erinnere mich mit Entsetzen an einen erwachsenen Patienten, der aus Ärger über seine überbeschützende Mutter deren geliebte Nähmaschine im Keller mit einer Axt zertrümmerte. Oder an jenen Hausbesuch, als eine Hausfrau um Hilfe rief, weil sie an den Küchenmessern nicht mehr vorbeigehen konnte ohne die fürchterliche Anwandlung, ihren Säugling erstechen zu müssen, und wenn nicht ihn, dann gar sich selbst. Welch teuflische Impulse nehmen hier Besitz von einem Wesen, das ursprünglich göttlich geplant war! Im Extremfall begegnen wir den heute nicht seltenen jugendlichen Bandenchefs, für die Vandalismus und Verbrechen auf jedem Niveau mit besonderem Beigeschmack von *Sadismus* nicht mehr als eine reuelose Routine bedeutet. *Krieg* des Krieges willen! Und den um jeden sachlichen und menschlichen Preis, den wir eventuell mit

Mercurius solubilis D200

1 Gabe monatlich, herunterhandeln können. Denn dies ist nur ein Aspekt eines zerrissenen, solidarischen Zeitgeschehens und eines erschütternden, individuellen Lebensprozesses.

Im Laufe dieses Prozesses wandelt sich unser Kind, und wir begegnen dem anderen Extrem, einem unbeholfenen, schüchternen, *selbstunsicheren* Wesen. Fast unbeteiligt hockt es auf dem Stuhl, schaut bei jeder Frage zur Mutter, die für ihn antworten soll. Nicht die geringste Anstrengung deutet sich an, die Frage auch nur nachzuvollziehen. Nicht daß es nicht wollte, es kann einfach nicht. *Verwirrende* Gedanken, Konzentrationsschwäche, *schlechtes Gedächtnis.* In der Schule gilt es als überaktiv, aber *faul, weich* und *langsam von Begriff* und *Sprache*, was die anderen zu Hänseleien veranlaßt. Dieses Kind ist schwer zu durchschauen, *tausend Gesichter* und doch keines! Nur die gelegentlich wiederkehrenden Mandelentzündungen mit dem abstoßenden *süßlich-fauligen,* scharfen, übelriechenden Mundgeruch, mit den nächtlich *stinkenden* Schweißen, Ausdünstungen und Ausscheidungen, deren Geruch den Wänden anhaftet, führen uns zu seiner Arznei. Beide Charaktere sind in jedem Kind vorhanden, nur nicht gleichzeitig manifest. Erst in späteren Jahren finden wir fließende Übergänge, dort, wo sich der Wandel von einem Stadium ins andere vollzieht. Ein *schleichender* Prozeß also, ungleich dem obigen *Medorrhin*-bedürftigen Kind, wo beide extreme Wesen unser Kind beherrschen.

d) Vielleicht haben Sie auch bemerkt, daß die Charakterbilder unserer Kinder genau jenen unserer alten Menschen entsprechen. Das heißt, unser Kind beginnt seine Lebensgeschichte bereits mit dem Endzustand seines Lebens, mit den Neurosen, Psychosen und geistigen Verwirrungen. Durch die Ausprägung der Vernunft und die daraus folgende Anpassung an die Gesellschaft, an ihre Ordnung, Gesetze, an ihren Überlebensmodus, erholt es sich in späteren Jahren, um dann im Alter in sein kindliches oder kindisches Gehabe zurückzufallen. Ein wenig aussichtsreiches Lebenskarussell, das nur durch ein günstiges Schicksal wie einen liebenswürdigen Partner und/oder eine liebenswerte Arznei zum Anhalten aufgefordert wird. Wenn wir uns nun das Verhalten eines alt gewordenen, freilaufenden Spießbürgers vorstellen, befähigt uns derselbige, die Erscheinung dieses Kindes nachzuempfinden. Nur Spießern ist ja zu eigen, daß sie keine klare *Identität* besitzen, sondern sich *einbilden*, sie hätten eine. Diese tragen sie dann mit *Stolz* vor sich her und *bekritteln* alle, die ihnen über den Weg laufen. Sie haben die Moral gepachtet, alle anderen sind unmoralisch. Entweder sie identifizieren sich mit einem geistig überlegenen Lehrer oder benutzen dessen Lehren, um selbst den allseits bekehrenden, *selbstgerechten* Lehrer zu mimen. Auffallend ist dabei die überaktive, *motorische Unruhe*, die zu sich wiederholenden Handlungen führt und in der Entgleisung zu grausamer Gewalttätigkeit. Oder sie sitzen *gesenkten Blickes stumm* in einer Ecke, bevor sie der manisch-depressiven Verwirrung anheimfallen. Ihr Verhalten versteckt seine wahren Hintergründe in fehlgeleiteten Funktionen des Hirns, des Herzens und der Geschlechtlichkeit, was wir durch *Evas* Geschichte erfahren werden.

Kaum 8 Jahre alt, litt sie seit langem an unbändigen, drückenden, klopfenden *Kopfschmerzen* mit einem zusammenziehenden, *eiskalten* Gefühl auf der Schädeldecke. Es sei ihr übel, sie werde leichenblaß, *leichenkalt*, schwitze *eiskalt* und viel, bis sie *massiv* erbreche, wonach es ihr noch schlechter ginge. Wenn sich Durchfall zugeselle - ebenso in *massigen* Mengen -, sei ihr *ohnmächtig* zumute. Dann *krampften* auch die Beine. Sie habe viel Durst dabei, verlange nach *reichlich sauren* Getränken. Das Zimmer dürfe *nicht zu warm* sein, frische, *kühle* Luft sei ihr lieber. So ordentlich in ihrer Erscheinung, im äußersten Zimmerwinkel ein Kinderbuch lesend, dachte ich, ihr *Arsen* zu verabreichen. Doch durch Mutters klaren Bericht über ihr Verlangen, ihre Abneigungen mußte ich diese Spur verwerfen. Auf die Schulleistungen angesprochen, meinte sie mit diskreter *Geringschätzung* in ihrem Blick, sie sei die beste Schülerin. Freunde habe sie dort keine. "Die wollen nur Böses", fuhr sie fort, "die schreien mich nur an, wenn ich recht habe". Dann folgte tatsächlich: "Und ich hab´ immer recht, die anderen sind im Unrecht." Das war nun nicht gerade das, was wir eine gesunde Selbsteinschätzung nennen! Ihre Mutter fügte hinzu, daß sie die wenigen Freundinnen zu Hause *eifersüchtig beherrsche*, indem sie ihnen nur das zu spielen gestatte, was ihr durch den Kopf gehe. Und nur mit ihr! Ihrem kleinen Bruder gegenüber sei sie eiskalt, *hartherzig* und *mißgünstig*. Noch immer in ihrer Ecke sitzend, niemanden eines Blickes würdigend, sprang sie jetzt plötzlich auf und *brüllte* ihre Mutter an: "Das ist nicht wahr!" "Okay", kommentierte diese bewundernswert unerschrocken, "dann seh´ ich das eben falsch. Geh´ einen Augenblick ins Wartezimmer, ich will mit dem Doktor noch über mich reden." *Eva* war still und gehorchte. "Es ist nämlich so", vollendete ihre Mutter, der ich gerade ein Kompliment ausgesprochen hatte, "sie ist unvernünftig, da kann ich mich nicht davontragen lassen. Denn wenn mein Mann das tut, wird sie so wütend, daß sie zuschlägt und ihn, fürchterlich heulend, *obszön beschimpft.* Sie hat ihn sogar schon gebissen und nach einer Tracht Prügel mit der Schere sein T-Shirt *zerschnitten.* Mit Ausdauer *wiederholt* sie oft *die gleichen Dinge:* Beim Spielen baut sie hundertmal den gleichen Turm oder *zerschnipselt* stundenlang Papier. Aber ihr eigentliches Problem ist, daß sie *heftig onaniert,* selbst vor uns allen. Danach ist sie ganz lieb, *umarmt* und *küßt* uns hingebungsvoll. Vorsichtig darauf angesprochen, meinte sie, es jucke so entsetzlich. Einmal warf sie mir sogar vor, ich sei ja nur eifersüchtig! Aber ich sehe, daß sie darunter leidet." Letzteres würde ich bezweifeln, denn die sexuelle Übererregung ist Teil des gesamten brutalen, *manischen* Geschehens, das sich mit

Veratrum album D30

1 Gabe wöchentlich, eigentlich sehr rasch beruhigte. Nach steigenden Potenzgaben bis zur einmaligen *XM* war nach einem Jahr aus *Eva* ein angenehmes, mitteilungsbedürftiges Mädchen geworden. Was mich im nachhinein beeindruckte, war die Aussage ihrer Mutter, der Unvernunft dürfe keine seelische Regung entgegengesetzt werde. Beeindruckend deshalb, weil mir stets die Frage nach elterlichem Verhalten ihren verhaltensgestörten Kindern gegenüber auf der Zunge brennt. Am häufigsten erlebe ich Strafen wie körperliche Züchtigung, Liebesentzug, Tadel, Streit oder ein hilfloses Eingehen weicher, unsicherer, sich innerlich distanzierender Mütter auf die enthemmten Forderungen, Wutausbrüche und Beherrschungstendenzen ihrer Sprößlinge. Selten habe ich Mütter erlebt, die irgendwann begriffen haben, daß es sich um eine tiefgreifende, seelisch-geistige Störung handelt, deren Auswirkungen *unbeabsichtigt,* unvorsätzlich, nicht willentlich ablaufen. Durch diese Einsicht sind sie so am Leid ihrer Kinder gewachsen und konnten es bereits mildern, bevor

sie der Homöopathie begegnet sind. Denn was braucht ein kranker Mensch anderes als unser Mitgefühl, innere Teilnahme und aufrichtige Zuneigung, auch wenn wir die Zusammenhänge des Krankseins nicht begreifen. *Hahnemann* schreibt dazu im *Organon §229:* "Am meisten werden sie (die Kranken) jedoch durch Hohn, Betrug und ihnen merkliche Täuschungen erbittert und in ihrer Krankheit verschlimmert. Immer müssen Arzt und Aufseher (Erzieher) den Schein annehmen, als ob man ihnen Vernunft zutraue." Sehr zu beherzigen von allen, die aktiv an diesen Schicksalen teilhaben!

e) In der Praxis können wir nur erahnen, welch seelische und körperliche Grausamkeiten Kinder erleiden müssen. Erst durch eine Bekannte, die beim Sozialamt einer Kleinstadt die Stelle für Kindesmißhandlung leitet, erfuhr ich persönlich von der Wirklichkeit mißhandelter Kinder. Danach erst verstand ich die tragische Bedeutung einiger Kinderaussagen wie "keiner mag mich" oder "am liebsten wäre ich tot" und fühlte hautnah die absolute Einsamkeit, die Orientierungslosigkeit und den Todeswunsch durch ihre Lebensentfremdung. Welche Schatten hat die Unterwelt auf solche Kinder geworfen, um sich durch den Tod Eingang zu ihr verschaffen zu wollen! Die Palette der körperlichen Mißhandlungen beginnt mit mißlungener Abtreibung über sadistisches Verprügeln, gegen die Wand klatschen bis zu sexuellen Tätlichkeiten. Die seelischen Mißhandlungen variieren von Unerwünschtsein durch einen Elternteil, ungeboren oder geboren, über heftige Streitereien, Fluchen und Beschimpfungen unter den Eltern bis zu boshaftem Herumnörgeln, gehässiger Herabsetzung vor anderen, ungerechtfertigtem, unvorteilhaftem Vergleichen mit anderen. Man hackt auf ihnen rum, wischt ihnen eins aus, macht sie zum Sündenbock mangelnden Familienfriedens oder drohender Scheidung. Man benutzt sie als Scheiterhaufen und Übermittler für elterliche Feindseligkeiten und als Objekt bei Scheidungsverhandlungen. Man verdammt sie geradezu für ihre sichtbare Existenz. Immer endet derart elterliches Unbenehmen im Verlust des eigenen Selbstwertgefühles.

In der täglichen Praxis sehen wir eher die milderen Formen solch prozeßhafter Ausprägungen. Meist verstecken sich hinter unserem Kind leistungsbewußte, karriereorientierte Eltern, für welche die *Existenz* ihres Kindes eine *Bedrohung* ihres Lebensarrangements darstellt. Und das lassen sie es fühlen, indem sie es für ihre eigenen Aggressionen mißbrauchen. "Du bist nix, Du kannst nix, ein elender Versager, dämlich geboren und nix dazu gelernt" sind häufige elterliche Aussagen zusammen mit Tadel und *Prügel wegen fehlerhaftem Verhalten*, ohne ihnen je vorgelebt zu haben, was "richtiges Verhalten" bedeuten würde. Oder seine *Existenz* wird einfach *übergangen!* Das legt die Saat für eine totale Verunsicherung seiner Person, worin es seine menschliche *Minderwertigkeit bewußt* erleidet.

In der Folge muß es enorme Anstrengungen aufbringen, um seine bloße *Existenzberechtigung* zu *erarbeiten.* Es entwickelt sich in ihm ein großes Bedürfnis, den Anforderungen seiner Umwelt genüge zu tun, sich zu behaupten, zu zeigen, was es kann, nützlich zu sein und dafür Opfer zu bringen. Ein *Beweisdrang* der Sonderklasse, worin es gilt, *Fehler zu vermeiden.* Denn der geringste Fehler zieht Strafe nach sich. Wo es sich doch nur nach Anerkennung seines Selbst sehnt! Bis hierhin kennen wir Schicksale vieler Kinder, denen es auch meist gelingt, mit einem Gemisch aus List, Tücke und ehrlichem Bemühen die ersehnte Anerkennung zu erheischen. Unser Kind jedoch strengt sich an und *schafft es nicht.* Alles läuft irgendwie schief, was das Gefühl seiner Mangelhaftigkeit zusätzlich schürt. Von dem, was es fürchtet, wird es überholt: Es macht Fehler über Fehler, alles falsch, nichts ist recht. Tut es was, wird es verdammt, tut es nichts, wird es auch verdammt. Das macht unser Kind *völlig verrückt,* so daß es böse wird gegen sich selbst. Es schimpft, weint und *flucht*, wenn es nicht so klappt, wie es sich das vorstellt. Und es wird *böse* auf seinen elterlichen Forderer. Haß, Rache, Mordpläne füllen seine Empfindungen. Es provoziert Streit, quält Haustiere oder zerstümmelt sein Kuscheltier, was zunächst von Schuldgefühlen und mitleidvoller Reue gefolgt wird. Aber auch von einem *angenehmen Gefühl* von *Beherrschung* über sein Umfeld. Als "verhaltensgestört" geltend, entgeht es dem Zwang, den Erwartungen seiner Forderer genügen zu müssen, so wie einst. Ab jetzt werden Anforderungen mit Wutausbrüchen quittiert, deren Ausmaß mit

Anacardium D12

2 x 1 Gabe täglich, gemildert wird, bevor sie in die Geschichte der Kinderkriminalität eingehen. Was erwarten wir anderes von kriminellen

Eltern als kriminelle Kinder. Nur das, was ich als Kind erleben durfte, befähigt mich, es weiterzugeben. Habe ich kein Recht auf Existenz, so sollen die anderen auch keines haben. Auge um Auge, Zahn um Zahn! Die Botschaft des Neuen Testamentes ist hier noch nicht durchgedrungen. Weder bei Eltern noch bei unserem Kind. Wie auch!

f) Verstehen wir die Gewalt als extremen Ausdruck aufgestauter, verdrängter, unterdrückter Anspannungen, die über Sprache und Bewegungsapparat ihre sichtbaren Entladungen suchen. Wenn innere Spannungen keinen Weg mehr nach außen finden, wird der Mensch äußerlich steif und innerlich gleichgültig. Nichts Lebendiges scheint ihn mehr zu rühren, keine Antwort auf einen Reiz, ein Verharren in Todesnähe. *Parkinson* ist für mich der Inbegriff dieser Lebensstarre, in der sich keine fließende Bewegung mehr als Zeichen des Lebendigen äußert. Deshalb versucht die Klinik, medikamentös eine zentrale Erregung zu provozieren, die den Betroffenen das Gefühl vermitteln, lebendig zu sein. Je mehr sie zittern, desto wohler fühlen sie sich. So begreifen wir auch die Epilepsie als letzten Versuch einer lebendigen Entladung, die ja häufig in den Bildern überaktiver Kinder enthalten ist. So verstehen wir auch das *Zittern*, die Unruhe, die Aufregung unserer seelisch und geistig, emotional und intellektuell *unterforderten* und *vernachlässigten* Kinder, wenn sie endlich in Sondereinrichtungen gefördert und in gesonderten Situationen gefordert werden.

Unser Kind zittert schon, wenn es fremden Menschen ausgesetzt ist oder wenn fremde Kinder zum Spielen anwesend sind. Dann sind *Arme* und *Beine* in ständiger Bewegung. Ansonsten will es seine Ruhe haben, *spielt* stundenlang *allein* und pflegt damit seinen Schutzwall: Einen leblosen *Autismus.* Wie groß muß hier der elterliche *Mißbrauch* sein und wie tief die kindliche *Verlassenheit.*

In solche Lebensferne eingepackt, stellt mir ein Zahnarzt seinen acht Jahre alten *Florian* vor. Tragische Vorgeschichte. In seinem zweiten Lebensjahr versuchte seine Mutter, mit Autoabgasen dem Leben zu entgehen. Sie überlebte, ihr Hirn war geschädigt, der Vater ließ sich scheiden. Seither lebt die Mutter allein, ihre Psychose wird ambulant betreut. *Florian* geht sie fast täglich besuchen, obwohl ein menschlicher Kontakt kaum möglich ist. Nach der Scheidung folgt eine Haushälterin der anderen und wahrscheinlich für den sehr beschäftigten Vater auch eine Freundin der anderen. Zu seinem älteren Bruder hat unser Kind kaum Kontakt. "Ich könnte ihn mit dem Messer umbringen", schießt es mit hochgezogenen Brauen überraschend aus dem anfänglich sehr verhaltenen, schüchternen, blassen und *molligen* Jungen, während seine geschwollenen, *überhängenden Oberlider* für einen Augenblick die sonst verdeckten Wimpern freilegen. Danach verfällt er, wie nach jeder Antwort, in eine merkwürdige *Abwesenheit*, aus der ich schließe, daß er aus Selbstschutz seine eigene kleine, *autistische* Welt voller *Melancholie* bereits aufgebaut hat. Mit "ich wünschte, ich wäre nicht auf dieser Welt", bestätigt er erschütternderweise meine Vermutung. "Keiner liebt mich mehr", gibt er als Grund dafür an und *seufzt* tief. Mit "natürlich liebe ich Dich", unterbricht der wohlgeordnete Vater unser Gespräch, "aber es sind auch gewisse Pflichten zu erfüllen." Es folgen die üblichen Aussagen über Bedingungsliebe und eine Litanei an Klagen über mangelnde Schulleistungen, besonders *Lesen* und *Rechtschreibung* und über sein unmögliches Verhalten im Unterricht. Er sei nicht konzentriert, leicht ablenkbar, störe die anderen, spiele den *Klassenkasper*. "Dann bist Du in der Klasse sehr beliebt", frage ich *Florian*, der dies verneint. "Die anderen sind mir egal, ich geh´ allein auf den Schulhof." Also muß seine Überaktivität eine Antwort auf die herausfordernde Gegenwart fremder Menschen sein, überlege ich entsprechend meiner obigen Erwägungen. "Zu Hause bin ich nur abgelenkt, wenn mein Bruder mich stört. Deshalb will ich ihn umbringen. *Der ist schuld*, wenn´s mit den Hausaufgaben nicht klappt. Ich möcht´ nämlich ein guter Schüler sein." Welch niedrige Reizschwelle, denke ich, wenn jemand seine Kreise stört. Wie muß sich wohl erst die totale Enthemmung gestalten!

Während unserer langen Unterhaltung verbleibt *Florian* auf seinem Stuhl, was für überaktive Kinder ungewöhnlich ist. Ein verhaltener, seufzender *Einzelgänger.* Seine innere Aufregung war jedoch schon von Anfang an sichtbar. Er *wringt* ständig seine *Hände* ineinander, *wackelt* mit den Beinen und *wippt* mit dem Stuhl, was ihm gelegentliche väterliche Zurechtweisungen einbringt, wofür ich mich *Florian* gegenüber peinlich schäme. Immer wieder versuche ich, die Bemerkungen des Vaters zu mildern, ihn um Verständnis flehend, daß es doch in erster Linie darum ginge, nicht seine Charakterstruktur, sondern die seines Sohnes kennenzulernen, um ihm letztlich das in mir bereits erwogene

Kalium bromatum D12

2 x 1 Gabe täglich, zukommen zu lassen. So geschieht es denn auch, nachdem ich weiterhin erfahre, welch erheblichen *Ängste* sich in *Florians* Nächte einschleichen, in denen er unerwartet laut *aufschreie*, aber niemanden erkenne. Oder in denen er bei *Vollmond schlafwandle*, meist zwischen *2 bis 4 Uhr*. Angst habe er auch morgens vor dem kommenden Tag, wobei ihm meist *übel* sei und er manchmal *erbreche*.

Es war mir bisher, nach eineinhalb Jahren, nicht vergönnt, *Florian* wiederzusehen. Er wurde mir von einer befreundeten Kollegin referiert, die dem Schicksal der Familie nahesteht und die ihn weiterbetreut. Von ihr höre ich gelegentlich nur höchstes Lob über die Wirkung der Arznei und über *Florians* Persönlichkeitsentwicklung. Ich gestehe, daß ich - in aller Zurückhaltung - sehr mit diesem Kind gelitten habe. Seine Vereinsamung lag so offenbar auf meinem Schreibtisch. Desto mehr freue ich mich, daß er emotional offen geworden sei und daß er das Unglück seiner Mutter und dessen Folgen nicht mehr als seine *Schuld* betrachtet.

g) Begegnen wir doch nach so viel erschütternder roher Gewalt seitens der Kinder und seitens der Eltern einer milderen Form von Überaktivität, von der Mütter behaupten, sie sei eher eine Übernervosität, da sich ihr Kind *zu viel Streß* aussetze: Beim Spiel, bei den Hausaufgaben, in der Schule, bei der *Tierpflege*, beim Musikhören, beim *Tanzen*, beim *Aufräumen,* usw. Und wenn das nicht so klappt, wie es will, addiert es seinen Streß durch *Ärger über sich selbst.*

So ähnlich lautete der Verhaltensbericht einer Mutter über ihren 8jährigen *Jan*. Eigentlich stellte sie ihn wegen eines Ekzems im Gesicht vor und wegen ständiger schwerer Erkältungen mit Polypen, verstopften Ohren und sichtbarem Rotz, den er fahrplanmäßig in den Rachen transportierte. Unter Einbezug der Tatsache, daß heute fast jedes Kind verschleimt ist und jedes dritte Kind an Neurodermitis leidet *(Struck)*, steht diese Diagnoseauflistung im Widerspruch zur Individualität des Kindes. Letztere gilt es zu erforschen, um eine Arzneidiagnose durchführen zu können. *Jan* saß indes anständig auf seinem Stuhl und las in einem mitgebrachten Buch. Zwischendurch *kaute* er seine *Fingernagelhaut* ab -

von den Nägeln selbst war kaum etwas übrig -, zog seinen Hosengürtel straff und schnürte sich die Schuhe fester. Immer wieder. Er lese viel, bastle viel, kaum Freunde, viel und "gern allein", er sei "ein ganz Lieber". Ab und zu wies Mutter ihn zurecht mit: "Nun schau´ doch den Doktor an!" oder "leg´ doch mal das Buch weg, das kannst Du zu Hause weiterlesen". *Jan* seufzte und *gehorchte* entgegenkommend, wenigstens kurzzeitig. Also bezog ich ihn ins Gespräch ein, was durch Fragen über Essen, Schlaf, Träume, Schule und Umgang mit Kumpels bei den meisten Kindern klappt. So *Jan:* "Ich bin Vegetarier, esse nur vom Feinsten." Letzteres bestand aus Schokolade, versalzenen Kartoffeln, Fisch und Eis. Auf seinen verstopften Stuhlgang angesprochen, meinte er: "Ich bin geübt, geht ganz gut." Er hatte sich *scheinbar* mit seiner Lebenslage abgefunden, als nicht veränderbar angenommen. Wie auch anders, als Abhängiger von uns starken und allmächtigen Großen!

Seine Wortwahl und Aussprache waren hervorragend. Er habe *früh* gelesen, gesprochen und geschrieben, so die stolze Mutter. Dahinter versteckt sich aber nichts anderes als das spießigste Armutszeugnis unserer Erwachsenengeneration: Hohe *elterliche Erwartungshaltung*! Zu häufig wird das natürliche Bedürfnis unserer Kinder nach Liebe und Geborgenheit durch akademische Frühschulung, Begabtenförderung, Freizeitaktivitäten mit materiellem Überschwang ersetzt, wodurch die *kindlichen Eigenschaften verkümmern*. Deshalb verfallen dieselben in späteren Jahren in kindische Gebärden zurück, wenn sie hilflos Schwierigkeiten ausgesetzt sind, weil sie das Kindlichsein nicht ausleben durften. Zu *früh verantwortlich* erzogen für diese Gesellschaft, wo "man seinen Mann stehen" muß, wo "man sein Geld verdienen" muß, wo das und jenes "sich nicht gehört", wo "das tut man aber nicht" oder "ich bin wieder lieb zu Dir, wenn Du auch wieder lieb bist" zur Maxime der Daseinsberechtigung wird. Obwohl körperlich halbwegs und früh aufrecht, darf die kindliche Seele ihre Aufrichtung, ihre Aufrichtigkeit nicht durchleben. Das ist blanke *Unterdrückung!* Nicht als einmaliges, erschütterndes auslösendes Ereignis, sondern als allmählicher, *schleichender,* intriganter elterlicher *Prozeß* zu verstehen. Wenn nun Kinder wie unser *Jan* das Bedürfnis hegen, unseren *Anforderungen mit Liebenswürdigkeit* und *Ordnungssucht genüge zu tun*, um sich dadurch *ersatzweise Anerkennung* zu erarbeiten, um der Strafe durch Liebesentzug zu entgehen, um gelobt anstatt *getadelt* zu werden, so wird sich ein solches nach *Har-*

monie dürstendes Kind, genauso wie unser *Jan*, diesem schleichenden *cancerinen* Prozeß mit

Cancerinum D200

1 Gabe monatlich, entziehen müssen, um sich nicht nur das *wilde, selbstzerstörerische Wachstum* von körperlichem Gewebe, sondern auch dasjenige seiner Seele und seines Geistes in späteren Jahren zu ersparen.

Mein Versuch, seine *ererbte Anlage* in ihrer weiter wuchernden Aktivität zu besänftigen, wurde reichlich beschenkt: *Jan* stellte zuerst sein ordentlich aufgeräumtes Zimmer auf den Kopf. Er baute darin Höhlen! Er ist endlich wieder Kind geworden. Frei und ohne die Last, Krankheiten eines ungelebten Lebens zu ertragen. Lob sei seiner Mutter, die mit großer, kooperativer Aufmerksamkeit ihr eigenes Leben geordnet hat und sich heute, nach über 2 Jahren, glücklich schätzen darf, eine warmherzige Familiensphäre geschaffen zu haben, in der die materiellen Bedürfnisse zugunsten lebenswesentlicherer auf ein Minimum herabgeschraubt wurden. Ein wahres Geschenk!

NOTIZEN:

6. Impfungen - Impfschäden

Geschichte

Es war etwa zur Zeit *Hahnemanns*, daß der Forscher *Edward Jenner* die Pockenschutzimpfung entwickelte. Bis zum Ende des 19. Jahrhunderts blieb sie die einzige Impfung. Endlich triumphierte die medizinische Wissenschaft über die ohnedies von vielen Infektionskrankheiten heimgesuchte Bevölkerung und über die schon damals herrschende therapeutische Hilflosigkeit. Es entwickelte sich allmählich eine Impf-Hochstimmung, die bis zum heutigen Tage unter Ärzten und Gesundheitsämtern gepflegt wird. Mit Euphorie kann man sein Gewissen ganz gut belügen. Man hat die Ergebnisse nicht abwarten können, hat die Zeit der langen Beobachtung nicht investiert, das Impffieber grassierte.

Im Alter von 10 Monaten mußte selbst *Jenners* Sohn dem Pockenserum Platz machen, worauf dieser für den Rest seines Lebens geistig behindert war. Er verstarb in seinem 21. Lebensjahr. Mit zunehmender Häufung solcher Impfschäden warnte *Jenner* die medizinische Gesellschaft: "Ich weiß nicht, ob ich nicht doch einen furchtbaren Fehler gemacht und etwas Ungeheures geschaffen habe." Eine weise Aussage seines fortgeschrittenen Alters. Aber man verschwieg seine Warnung vor der Öffentlichkeit oder belächelte ihn mitleidvoll. Die Impfung hatte bereits ihre Eigendynamik entwickelt, und diesen "Erfolg" oder besser "blinden Glauben" wollte man nicht als unwirklich, illusorisch oder irrgläubig abgetan wissen. Damals wie heute ist man neuen Erkenntnissen nur schwer zugänglich. Sie könnten das Alte, Eingefahrene zerstören.

Bei wissenschaftlicher Starrheit bildet sich aber glücklicherweise immer eine Gegenströmung. Schon Mitte des 19. Jahrhunderts formte sich in England die "Anti-Vaccination-Society", die erste Impfgegner-Gesellschaft. Ihr folgten Laien- und Ärztegruppierungen in aller Welt. Nur in Deutschland kämpft erst seit kurzem der Internist *Buchwald* mit einer Laiengruppe um die Bewußtseinserweiterung unseres Volkes.

Vorbemerkungen

Als ich zur Vorbereitung dieses Buches meine Patientenkartei durchforstete, wurde ich erstmalig der Tatsache gewahr, daß sich mehr als ein Drittel meiner betreuten Patienten aus impfgeschädigten Kindern mit folglichen "Verhaltensstörungen" zusammenfügte. Das war ein erschütternder Studienbeginn. Emotionen kochten förmlich in mir, denn ich war es kräftig satt, Schäden, von ärztlicher Hand bedenkenlos gesetzt, "abzukratzen". Das heißt, die Schichten der Störungen eine nach der anderen offenzulegen, um sie vernichten zu können. Jeder weiß um diese Schäden, aber alle verhalten sich wie die drei Affen: "Nix sehen, nix hören, nix reden!" In den letzten Jahren wurden die Beschwerdebilder der Kinder immer konfuser, enthielten Teilaspekte aus allen mir bekannten, zutreffenden Arzneien, die zu unterscheiden immer schwieriger wurde, um endlich die wahre unter ihnen herauszukristallisieren. Häufig brauchte jede Schicht ihre eigene Arznei, die in ihrer Folge nicht schlüssig schienen, aber uns im nachhinein trotzdem mehr Klarheit verschafften. Obendrein entscheiden sich Eltern trotz einer laufenden Behandlung immer wieder, ihr Kind "wenigstens gegen XY impfen zu lassen", was den Heilungsprozeß des betroffenen Kindes meist vollends durcheinander wirbelt und seinen bereits erreichten Zustand häufig aus dem Gleis wirft.

Was also ist geschehen, daß die Bilder, die in unserer Tiefe vorgegeben sind, plötzlich zu mehreren, miteinander konkurrierenden Bildern an die Oberfläche gezerrt werden? Es ist ganz einfach so, daß es sich bei der Impfung nicht um eine menscheneigene, schicksalshafte Entwicklung handelt, sondern um einen *Kunsteffekt*, der dann womöglich in einen *künstlichen Defekt* ausartet. Da heute alle Kinder geimpft werden ohne Rücksicht auf Gegenanzeigen, mehrt sich die Anzahl der Defekte. Jedenfalls mußten wir, die wir heute erwachsen sind, als Kinder zur Impfung relativ gesund sein. Denn die alten Ärzte wußten noch um den Unterschied zwischen *Immunsystem* und *Widerstandskraft* des Menschen.

Das Immunsystem oder Abwehrsystem ist ein Organsystem wie das Herz-Kreislauf-System, das urogenitale System, das Verdauungssystem oder die Atemwege. Organsysteme sind nachweisbar.

Die Widerstandskraft ist das Reaktionsvermögen eines Menschen, das durch seine Lebensenergie gespeist wird. Sie ist nicht nachweisbar.

Pro und Contra

Wann also darf geimpft werden? Bei einer Impfung muß sich das *Immunsystem* mit den Wirkstoffen auseinandersetzen. Die Abwehrfähigkeit hängt jedoch - wie alle Organe und Organsysteme - von der *Widerstandskraft* des jeweiligen Kindes ab, von seinem Vermögen, sich mit Fremdstoffen auseinanderzusetzen, die dem Immunsystem zunächst mal einen unzeitgemäßen, überraschenden Schock versetzen. Es ist also denkbar, daß *nur gesunde Kinder* zu dieser Auseinandersetzung fähig sind. Und daraus wieder nur solche, deren *Immunsystem bereits voll entwikkelt* ist, was im ersten Lebensjahr auf keinen Fall dieser Voraussetzung entspricht. Inwieweit ein Immunsystem intakt ist, erkennen wir allein aus der Tatsache, daß z.B. bei epidemischen Erkältungsinfekten solche Kinder nicht erkranken. Das bedeutet, daß ihre Widerstandskraft ausreicht, um das Abwehrsystem mit genügend Energie zu versorgen, damit der Virus abgewehrt, vernichtet und ausgeschieden werden kann, ohne krankhafte Spuren zu hinterlassen. Bei manchen Kindern verbleibt der Virus (oder die Bakterien) stillschweigend im Abwehrsystem und ruft erst dann eine Erkrankung hervor, wenn die Widerstandskraft unseres Kindes durch Überanstrengung, Kummer, Erschöpfung, Schock oder andere auslösende Krankheitsfaktoren beeinträchtigt ist. So z.B. entwikkelt sich ein plötzliches, "unerklärliches" Fieber, eine Entzündung, usw., von denen Eltern gern wissen möchten: "Woher kommt das denn nun?" Nun, jetzt wissen es alle Eltern! Zumindest diejenigen, die diesen Abschnitt sorgfältig in sich aufgenommen haben.

Außer der Propaganda pharmazeutischer Industrie, der sich die Ärztekammer und damit alle ihr unterwürfigen Ärzte anschließen, entscheidet heute mehr denn je das persönliche *Gewissen des Arztes!* Für die gewissenlosen unter denselbigen steht zumindest die "Rote Liste" zur Verfügung. Dies ist ein jährlich neu erscheinendes Nachschlagewerk über alle auf dem Markt befindlichen Medikamente, über deren Anzeigen, Nebenwirkungen und Gegenanzeigen. Sie wird jedem Arzt von der Ärztekammer kostenlos zugesandt. Darin finden wir auch alles Wissenswerte über die jeweiligen Impfstoffe aufgelistet. Der Objektivität zuliebe nehmen wir doch einfach Einblick in die Auflistungen der Gegenanzeigen.

Hier lesen wir zusammengefaßt folgendes:

1. akute (fieberhafte) Infekte, auch wenn der Verdacht einer Ansteckung durch eine Kinderkrankheit besteht und in der Erholungsphase,

2. bei chronischen Infektionen,

3. bei Störungen, Schädigungen oder Unterdrückung des Immunsystems durch Antikörpermangelsyndrom, Immunsuppression, Strahlentherapie, Leukämie, usw., bei Blutbildstörungen wie Thrombozytopenie und bei sehr alten Menschen,

4. bei Neurodermitis, allergischen Erkrankungen, v.a. Eiweißallergien,

5. bei neurologischer Erkrankung wie Hirnschäden, Anfallsleiden und bei Krampfneigung,

6. wenn auf eine bereits stattgefundene Impfung eine unverhältnismäßig starke Reaktion (hohes Fieber, Ausschläge, neurologische Störungen, Krämpfe, Leistungsabfall, deutliche Verschlechterung des allgemeinen Zustandes) stattgefunden hat.

Lesen wir dagegen den Artikel eines Schwarzmalers im Wiesbadener Tageblatt, so behauptet jener, daß "gerade Kinder mit Neurodermitis zur Abwehrschwäche gegen Infektionen neigen. Darum sind die Schutzimpfungen für sie besonders wichtig. Neben den im Kindesalter üblichen Impfungen sollten Kinder und Jugendliche mit schweren Formen einer Neurodermitis auch eine Schutzimpfung gegen Windpocken erhalten..." Der Unerfahrene schließt daraus logischerweise, je schwerer die Krankheit, desto geringer die Abwehrschwäche (richtig!), desto massiver die Impfungen (falsch!).

Aus fast allen Pro-Impfung-Artikeln tönt der gleiche Tenor: Widersprüchliche Notwendigkeit, verantwortungslose Verharmlosung, ignorante Verniedlichung. Nach dem Motto: "Das bißchen Fieber!" oder "die kleine Hautreaktion!" und schon hat die Mutter ein Rezept über fiebersenkende *Paracetamol*-Zäpfchen. Der gesunde Menschenverstand und das ärztliche Wissen um den Menschen sind bis zum Unverständnis des Fiebers als natürliche Antwort des Immunsystems auf eine Fehlregulation geschrumpft. Bei stärkeren Reaktionen wie Krämpfe, Asthma oder Ausschlag werden die Eltern davon überzeugt, daß "das nichts mit der Impfung zu tun hat" und schon erhalten sie einen Überweisungsschein zum Spezialisten. Ende der Verantwortlichkeit! Die Wahrheit wird dissimuliert, die Verantwortung delegiert. Bleibt ein geschädigtes Kind und eine verzweifelte Mutter ohne rechtliche Handhabe. Denn den *Impfschaden zu beweisen*, obliegt den Eltern, dem unbedarften Laien also. Da schüttelt doch selbst Jura ihren Kopf über solche Ausgebufftheit!

Dem Verantwortungsentzug gegenüber steht der "drohende Kinderarzt" mit dem langen Zeigefinger, "wenn Sie nicht, dann ..." und allen Müttern rutscht die Zivilcourage in die Hose, hatten sie sich doch diesmal vorgenommen, mehr Aufklärung zu erbitten. Steht nämlich in der "Aufklärungsschrift" des Bundesgesundheitsamtes, die ich eher einen "geistigen Vernebelungserlaß" nennen würde, "auch für behinderte und chronisch kranke Kinder kann Impfschutz ganz wichtig sein. Hier wird der Arzt sinnvolle Impfungen gut abwägen und Eltern individuell beraten." Welch ein Hohn! Nirgendwo haben wir als Eltern je eine persönlich abgestimmte Impfaufklärung erfahren. Im Gegenteil, Fragende sind unbequem, rauben des Doktors kostbare Zeit, und so weiter. Außerdem gibt es für diesbezügliche Beratung keine Sozialziffer, die man auf dem Krankenschein abrechnen kann. Solch beliebte Ziffern darf man nur bei vollbrachter Impfung notieren! Also muß man für letztere in den Kampf ziehen mit allen Mitteln unartikulierter Überredungskunst. Gleich bei der "Vorsorgeuntersuchung", das lohnt sich dann richtig. Manch eine Kinderpraxis überlebt allein durch solche Machenschaften. Wo verbleibt das *Gewissen des Arztes?* Als Arzt bin ich einzig und allein zum Heilen da. Ich darf nie einen Schaden setzen, auch wenn die Eventualität offiziell nur gering sein sollte! Wohin hat sich das ärztliche Ethos verkrochen?

Ich wundere mich oft über die elterliche Unterwürfigkeit ärztlichen Drohungen gegenüber. Besteht doch in Deutschland *keine staatliche Impfpflicht.* Sie ist dem freien Willen der Eltern unterworfen. Das heißt, sie allein genießen die Freiheit der Entscheidung, ob geimpft werden soll oder nicht und tragen die Konsequenzen aus dieser Entscheidung.

Wann können nun Eltern frei entscheiden, ob ihr Kind geimpft werden soll oder nicht? Beginnen wir damit, was eine "Entscheidung" bedeutet und was ihre notwendigen Voraussetzungen sind. Und enden wir damit, was mich so sonderlich in der Praxis aufregt, wenn Eltern ohne diese Voraussetzungen die Impfung für ihr Kind entscheiden. Zu verantwortungsvollem Handeln gehört ein ausreichender Kenntnisstand. Wissen befähigt zur *Unterscheidung*, aufgrund derer ich erst in eine *Entscheidung* hineinwachse. Ärztliche Angstmache ist nur denkbar aufgrund mangelnder Information, mangelnder Auseinandersetzung mit dem Ehepartner, meist dem Vater, der seine abendliche Fernsehorgie einer Grundlagendiskussion über das Schicksal seines Kindes vorzieht. "Warum sollten wir es anders machen als die Nachbarn mit ihren Kindern!" Wer wünscht sich schon ein Außenseiterdasein, auf die der gute Spießer mit dem Finger zeigt. Folgen wir den allgemeinen Spielregeln, dann regt sich keiner auf. Brav gemacht! Nur ist es so, daß wir unser Unterscheidungsvermögen in dem Maße zerstückeln, wie wir uns Pauschalnormen anpassen. Das ist ein Naturgesetz. Nichts dran zu rütteln! Und der Preis seiner Mißachtung ist sehr hoch: *Unsicherheit, Hilflosigkeit, Angst!* Das handeln wir uns ein, übertragen die Verunsicherung rücksichtslos auf unsere Kinder, opfern sie einem System zugunsten egozentrischer, unwissender, unauffälliger Bürgerlichkeit. Ist das wirklich unsere innerste Absicht? Nach bestem Wissen und Gewissen?

Gewiß werden Sie behaupten, daß Sie nicht die "richtige Information" erhalten. Erwarten Sie, daß sie Ihnen zugetragen wird? Wissensansammlung ist ein *aktiver* Prozeß. Dazu muß ich meinen Hintern erheben, meine Erwartungshaltung abstreifen, muß mich bewegen, Bücher wälzen, mich thematisch auseinandersetzen, mit gleichermaßen Bemühten reden und zuhören wollen. Die *passive* Aufnahme von Informationen ist ein gefährlicher Prozeß. Sie besteht aus Slogans, die ich hie und da im Vorbeigehen aufschnappe, aus gedruckter, hörbarer und fernsehbarer Reklame mit dem Ziel eines Produktverkaufes. Dabei wird an unser *Sicherheitsbedürfnis* appelliert, das ja nur verunsicherten Menschen zu eigen ist. Das Wissen um diese menschliche Schwäche wird durch ein Übermaß an Information mit falschen Wegweisern in eine bestimmte Richtung manipuliert, enteignet unser Denken, zerstört unser Zusammenleben und erzeugt Unglück. So der Informationsexperte *Steinbuch*, dessen Ansichten ich teile.

Es stimmt, wir werden mehr informiert als früher. Aber dieses Mehr an passiver Information hat uns kein besseres Verständnis unserer Wirklichkeit, keine vernünftigeren Urteile, kein menschenwürdigeres Handeln eingebracht, sondern vielmehr *Selbsttäuschung*, Verführungen und allerlei Verrücktheiten. Auch die Impfung ist ein Industrieprodukt und unterliegt den Manipulationsgesetzen von Nachrichtenübertragungen, die einer Massendressur gleicht mit dem Ziel menschlicher Nutzung für einen Zweck, den der Betreffende nicht kennt. Im Anblick *vorgegaukelter Ge-*

fahren soll er in *Hysterie* ausbrechen und dem angepriesenen Produkt verfallen. Also muß ich mich entscheiden, ob ich aktiv an der für mich wesentlichen Information *arbeiten* will und Verantwortung übernehme oder ob ich das passiv Angesammelte nur *kritisiere* und keine Verantwortung trage.

Das ist die fundamentale Forderung, die ich jeder elterlichen Entscheidung auferlege. Daraus entspringt auch meine persönliche Haltung, Impfungen erst dann zu "verbieten", wenn Eltern, hier meist die Mütter, sich nach gewissenhafter Erwägung ihrer Grundlagenerarbeitung zutrauen, eine Infektionskrankheit ihres Kindes *homöopathisch* zu begleiten. Das ist für jeden Laien erlernbar. Es bedarf nur ein bißchen Vertrauen in die tief in uns ruhende Schöpferkraft, um sie zu aktivieren. Und dann ist das Vertrauen in die Homöopathie der Feind jeder in Kinderpraxen geschürten, verängstigenden Massenhysterie. Dann erst können wir die Wirklichkeit scharf beobachten, nüchtern urteilen und entschlossen handeln. Schließlich geht es hier nicht darum, Automarken in ihrer Qualität zu vergleichen oder darum, ob man nun bei McDonalds einen Tisch reservieren kann oder nicht, sondern es geht um das zukünftige Glück oder Unglück unserer Kinder.

Für die weniger Gewissenhaften und für die sich noch auf dem Weg zur Selbständigkeit Befindlichen empfehle ich, sich an die *homöopathische Impfbegleitung* zu halten, wie ich sie im *"Homöopathischen Hausschatz"* empfehle und hier in den entsprechenden Kapiteln und im Repertorium wiederhole. Dabei sollten Sie *vorher* folgendes überdenken:

1. Daß jedes Kind, wie jeder Mensch, in seiner Entwicklung und Erscheinung einzigartig ist. Deshalb sollten Impfungen nicht nach einem allgemeinen Schema oder Impfplan verabreicht werden, sondern nach den individuellen Erfordernissen.

2. Bei einem Säugling ist das Immunsystem noch nicht ganz entwickelt. Außerdem kann eine Impfreaktion nur schwer zu erkennen sein. Lassen Sie erst dann impfen, wenn Ihr Kind sprechen kann. Das ermöglicht ein schnelleres und sicheres Feststellen von unerwünschten Impfreaktionen.

3. Mischimpfungen hinterlassen ein Wirrwarr von Störungen. Um Wirkung und Verträglichkeit besser beurteilen zu können, sind sogenannte Monoimpfungen mit nur einem Impfstoff empfehlenswert. Auch wird das Immunsystem nicht so massiv reagieren wie bei gemischten Impfstoffen.

4. Informieren Sie sich über Nutzen und Risiken, bevor Sie den Kinderarzt aufsuchen. Das erspart Ihnen unbeliebtes Rückfragen und zumindest die Beschämung über Ihre Unwissenheit. Durch Vorabinformation sollte Ihr Ja oder Nein zur Impfung bereits gefällt sein.

Das ist nur der Beginn des Überdenkens. Der Weg zur Mündigkeit verlangt tieferes Verständnis für Naturgesetze, fur den menschlichen Organismus und für deren Manipulation durch den Menschen. So wissen wir oder sollten zumindest als Ärzte wissen, daß *Epidemien* einer eigenen Dynamik, *eigenen Gesetzmäßigkeiten unterliegen.* Sie verlaufen kurvenmäßig im Sinusrhythmus, wobei sowohl auf dem Berg der Kurve, dem Höhepunkt der Epidemie, geraume Zeit als auch in ihrem Tal, der epidemiefreien Zeit, ein jahrhundertelanger, zeitlicher Zwischenraum verstreichen kann.

Das hat seinen höheren Sinn aus einer höheren Ordnung. Wer sind wir Menschen denn oder zumindest die Medizinmänner, daß wir glauben, ein Recht zu haben, Naturgesetze zu manipulieren! Im Gegenteil, wenn wir höhere Gesetze mißachten, unsere eigenen erfinden und dagegenstellen, bringt das nur Leid, Kummer und Verlassenheit über uns. Der Rücklauf sämtlicher infektiöser Epidemien begann schon Mitte des 18. Jahrhunderts, lange bevor Impfungen eingeführt wurden. Das ist vor allem dem Rückgang von Hungersnot und mangelnder Hygiene zuzuschreiben.

Nur wo heute noch Hunger herrscht und Hygiene weitgehend unbekannt ist, flammt gelegentlich eine Epidemie auf. Aber nicht als Ausdruck eines natürlichen Gesetzesverlaufes, sondern vielmehr als Folge von Impfattacken, mit denen die "westliche, zivilisierte Welt" den "unzivilisierten Drittländern" ihre Produkte verhökert. Das ist die Wirklichkeit einer vorgetäuschten humanitären Staatsaktion. Ich selbst habe in Vietnam und Korea Hunderte von Kindern an Röteln sterben sehen, habe mich machtlos einer im Westen vergleichsweise harmlosen Infektion gegenüber gefunden, ohne damals die Hintergründe amerikanischer Impfpropaganda auch nur im Geringsten zu verstehen. Heute mehren sich die Berichte über lebensgefährdende Entartungen von Infektionsverläufen in aller Welt der Armut. Und nicht zuletzt ist die hohe AIDS-Rate in Afrika nicht der Unmoral der dortigen Völker, sondern der manipulativen Unmoral des Westen zuzuschreiben. Die Massenimpfungen haben das unvorbereitete Immunsystem derart geschädigt, daß eine andere Ausformung von Infektion, eben AIDS, den Platz üblicher Infektionen einnahm. Und letztlich sei zu bedenken, ob nicht der AIDS-Virus gerade durch und mit der Impfung übertragen wird.

Schauen wir uns nun die Statistiken des "Statistischen Bundesamtes" in Wiesbaden von Epidemieverläufen an, die jedem Bürger zugänglich sind und damit auch jedem beamteten Amtsarzt im Gedächtnis eingemeißelt sein sollten, so bemerken wir im Kurvental jedesmal einen geringgradigen Anstieg, wenn Impfkampagnen durchgeführt werden. Das bedeutet, daß die Erreichung der Talkurve, des Nullpunktes einer Epidemie, über viele Jahre verzögert wird. Die Erkrankungsfälle setzen sich aus Geimpften und aus Nichtgeimpften zusammen, wobei die Erkrankungshäufigkeit der Geimpften überwiegt. Wieso?

1. Durch Impfungen wird das Immunsystem geschwächt. Das heißt, es wird eine *künstliche Krankheit* provoziert, auf die das Immunsystem nicht vorbereitet ist. Da nun das Immunsystem als Teil für die Ganzheit des Menschen reagiert, schützt sich das Teil und das Ganze gegen weitere rohe Angriffe durch Impfungen. Ähnlich wie bei wiederholten Antibiotika-Therapien wird dadurch der Wirkstoff wirkungslos. Die gewünschte Immunität findet nicht statt. Deswegen erkranken Geimpfte sogar wiederholt an Infektionen. Das wissen Mütter bereits, ohne die Zusammenhänge begriffen zu haben.

2. Jede Infektion braucht eine bestimmte Zeit (1 bis 3 Wochen) von der Ansteckung bis zu ihrem sichtbaren Ausbruch, die Inkubationszeit. So ist ein mit *Lebendserum* Geimpfter für seine Umgebung *ansteckend*. Das ist der Grund dafür, weshalb während Impfkampagnen die Anzahl der erkrankten Nichtgeimpften ansteigt. Diese Tatsache wird durch Angstmache wiederum geschickt zur Impfpropaganda benutzt. Erst kürzlich wurde ein Berliner Arzt vom Bundesgerichtshof wegen *unterlassener Aufklärungspflicht* zu hoher Geldstrafe verurteilt, nachdem der Angehörige eines Geimpften sich infizierte und einen Dauerschaden davontrug. Die Beweisführung oblag allerdings, wie schon erwähnt, der Familie.

3. Der Impfstoff besteht aus *körperfremden Eiweißen*. Die Wirkung dieser Fremdeiweiße im menschlichen Organismus ist nur unzureichend bekannt. Wir vermuten jedoch, daß sie sich an die körpereigenen Eiweiße binden und sie in ihrer Struktur verändern. Homöopathen sind der menschlichen Erfahrung immer näher gewesen.

Wie sonst erklären wir uns die enorme Zunahme der schwerwiegenden Erkältungsinfekte und Kruppanfälle nach der 2. DTP-Impfung im 6. bis 8. Lebensmonat. Oder die weitverbreiteten Allergien, besonders der Heuschnupfen. Erinnern Sie sich an meine Fragestellung in der *"Heuschnupfenfibel"*: "Was muß geschehen sein, daß wir nicht mehr eine blühende Wiese durchschreiten können, ohne krank zu werden". Die Blütenpollen sind sicherlich nicht daran schuld! Und wie machen wir uns die Tatsache begreiflich, daß jedes 3. Kind an Neurodermitis leidet? Oder daß die Menschen mit chronischen Krankheiten immer jünger werden? Oder wieso immer mehr Kinder an Hirnleistungsschwäche leiden? Warum sich die Schar der depressiv-apathischen und gewalttätig verhaltensgestörten Kinder stetig mehrt? Wie muß das Immunsystem als *Teil*, welches das *Ganze* in sich trägt, bei unseren Kindern heute wohl aussehen? Nur Homöopathen können aus einer reichhaltigen Erfahrung berichten, denn sie sucht man letztlich auf, weil das konservative Medizinsystem für ihre selbst heraufbeschworenen Schäden keine Lösungen mehr findet.

Auf den Philippinen, wo sich das Gesundheitssystem Impfungen einfach nicht leisten kann, dürfen Kinder noch unmanipuliert aufwachsen. Es ist ein Genuß, sie um sich zu haben, selbst zwanzig auf einen Haufen. Keine Verhaltensauffälligkeiten, keine Infektionen, keine Allergien und Ekzeme. Und bei den Erwachsenen keine chronischen Erkrankungen, wie wir sie im Westen kennen. Nur unter den wenigen Reichen fordern unsere westlichen Therapien ähnliche Opfer heraus.

Denken wir nur zurück an die schwerwiegenden Folgen wie Anfallsleiden und Todesfälle durch die Keuchhusten-Massenimpfungen in den 70er Jahren. Mehr als 10 Jahre wurde geimpft, bis auch die Gesundheitsämter merkten, daß irgend etwas schiefgelaufen war und man den Impfstoff verbannte. Der Mensch vergißt so rasch das Elend! Nun tut man so, als sei nichts gewesen und propagiert einen neuen "ungefährlichen" Impfstoff, für dessen orale Pro-Mache sich der Erlanger Kinderprofessor *Stehr* für die Firma *Lederle* einen wohldotierten Namen macht. Zumindest legt er sich ins Zeug, ohne die notwendigen 20 Jahre wissenschaftlicher Überprüfung abzuwarten. So ist das!

Warum werden nun so viele chronische Krankheiten, die ja nie mit Impfungen in Zusammenhang gebracht werden, hervorgerufen? Und darunter besonders die Autoimmunerkrankungen? Wir wissen bereits, daß ein Mensch, der seinen Schöpfungsplan manipulieren läßt, sich selbst vernichtet. Daher der Name *Autoaggression.* Wir alle werden mit einer

Vererbung geboren, die Anlagen zu bestimmten Erkrankungen in sich trägt. Wir nennen dieses Gesetz *Diathese.* Mit diesen Anlagen können wir ganz gut leben, solange nicht widrige Lebensumstände wie langanhaltender Kummer oder dauerhafte Erschöpfung durch Streß, Selbstüberforderung und Selbstüberschätzung unsere Lebensenergie, die Widerstandskraft, vermindert. Dadurch werden die Anlagen offen darlegt und machen uns krank. Es ist uns Homöopathen zweifelsfrei bewußt, daß durch die Impfung eine bestimmte Diathese frühzeitig, also unzeitgemäß, *aktiviert* wird und ihre Krankheitsprozesse in Gang setzt. So wird der chronisch Kranke immer jünger, das Elend immer älter!

Durch eine "zeitgerechte" Infektion aber wird diese *Diathese überwunden.* Das wissen wir vor allem von Müttern, die behaupten, ihr Kind habe sich nach einem Fieberschub, nach einem fieberhaften Infekt, nach einer durchgestandenen Kinderkrankheit auf angenehme Weise verändert. Oder es habe einen Wachstumsschub durchgemacht. Das Immunsystem wird gereinigt, gestärkt und damit der ganze Mensch. Die Diathese ist besänftigt, ihre krankmachende Kraft vernichtet, der Mensch darf leben. Diese Gesetzmäßigkeit vermissen wir bei den heute üblichen Krankheiten unserer Kinder.

Wann endlich werden wir uns entscheiden, wieder Mut zum Leben zu haben, uns unseres Verstandes ohne Fremdeinfluß zu bedienen, damit wir das Leben, zu dem wir uns entscheiden, in der Geborgenheit der Schöpfung voll auskosten dürfen! Wann?

NOTIZEN:

Wann beginnt ein Impfschaden?

In den verschiedenen Lebensgeschichten erkrankter Kinder, die wir in diesem Buch finden, wird uns bereits aufgezeigt, welche auffälligen Erscheinungen einen Impfschaden einleiten. Mütter berichten, daß Störungen noch in der folgenden Nacht, am folgenden Tag, spätestens innerhalb einer Woche auftreten. Das betrifft aber nur solche Reaktionen, die offenbar zutage treten. Die versteckten, schleichenden Reaktionen stellen sich erst nach Monaten ein. Meist gehen ihnen jedoch akute Störungen voraus. Obwohl eigentlich kein Schema für Impfreaktionen aufzustellen ist, weil jedes Kind entsprechend seiner Gesamtverfassung anders reagiert, sei versucht, ein Einblick zu gewinnen.

Die *leichten Störungen* sind uns einigermaßen vertraut, da wir sie noch selbst durchleiden mußten:

1. örtliche Entzündung an der Impfstelle,

2. allgemeine Beeinträchtigung des Befindens durch Fieber, zunehmende Schwäche, Nabelkrämpfe, Appetitverlust, Durchfall, Erbrechen, ungewöhnliche Veränderungen der Gemütslage, usw.

Diese Reaktionen können je nach Widerstandskraft unseres Kindes vorübergehenden Charakter annehmen, obwohl ein Zweifel offen bleibt.

Die *mittelschweren Störungen* stellen meist schon den Beginn der schweren Störungen dar, denen sich die Spätfolgen anschließen:

1. Schlafstörungen, ständiges unleidliches Erwachen oder Schlafsucht,

2. schrilles, gellendes oder ungewohntes zorniges Schreien tags und/oder nachts,

3. Krämpfe oder Krampfanfälle, die zunächst wie Fieberkrämpfe verlaufen und sich erst später zu epileptiformen Anfallsleiden verändern; Auftreten von sogenannten Absencen, das sind kurzzeitige Abwesenheiten, in denen unser Kind starr blickt oder unverständliches Zeug stammelt,

4. Verlust an üblichen Interessen, Verlangsamung im Denken und Sprechen, was schon zu schwereren Schäden überleitet.

Die *schweren Störungen* setzen sich alle im Gehirn fest, müssen also Nervenzellen in unterschiedlichster Weise verändern. Zunächst kann sich eine fieberhafte Hirnhautentzündung entwickeln mit dem bekannten Opisthotonus, der Genickstarre mit dem zurückgezogenen Kopf. Mit oder ohne diese initiale Entzündung begegnen wir in der Praxis folgenden Spätschäden:

1. verschiedenartige Tics, Zuckungen, Muskelkrämpfe, Chorea, kleine und große Anfälle,

2. Legasthenie, Konzentrations-, Denk- und Sprachstörungen, Sondereinschulung,

3. Schwachsinnigkeit, Verblödung, Heimeinweisung,

4. Wesensveränderungen mit Kontrollverlust von leichter Reizbarkeit und Erregung bis zu schwerer Gewalttätigkeit, Psychosen,

5. chronische Krankheiten des Immunsystems wie schwere Erkältungsinfekte, Allergien, Neurodermitis, meist im Verbund mit Verhaltensstörungen, Autoimmunerkrankungen und schwere neurologische Erkrankungen wie MS, Parkinson, Syringomyelie, usw.

Über die Sterbefälle hören wir nur oder ersehen sie aus Statistiken. Wobei es zu bedenken gilt, daß Statistiken nicht immer die Wirklichkeit widerspiegeln, sondern ja nur die Folgen staatlich anerkannter Impfschäden aufführen. Die nicht anerkannte Dunkelziffer bleibt uns verborgen.

NOTIZEN:

Vorbeugung

Der vorbeugende Schutz gegen Kinderkrankheiten, Infektionen und Impfschäden zielt auf die Mobilisierung der in jedem Menschen ruhenden *Selbstheilungskräfte* ab. Die homöopathischen Möglichkeiten, auf diese Kräfte einzuwirken, finden Sie im einzelnen im Repertorium. Zur Anwendung der dort angegebenen *Nosoden* sollten jedoch bestimmte *Bedingungen* strikt beachtet werden:

1. Der Betreffende muß sich in guter Gesundheit befinden. Das ist ja auch die Voraussetzung für eine aktive Impfung. Oder eher, sie sollte es sein.

2. Er darf sich nicht bei Geschwistern oder Spielkameraden angesteckt haben. Beachten Sie hier die *Inkubationszeit*, die Zeit zwischen Ansteckung und Ausbruch der Erkrankung. Das heißt, wenn er im engen Lebenskreis mit Infizierten in Berührung kommt, sollte keine Nosode, sondern die der Infektion entsprechende homöopathische Arznei verabreicht werden.

3. Es sollte keine allgemeine *Epidemie* herrschen. Die Voraussetzung ist eigentlich selbstverständlich, da während Epidemiezeiten auch von offizieller Seite nicht geimpft werden darf. Das hoffen wir wenigstens.

Bei laufender homöopathischer Behandlung lehne ich persönlich die von vielen Homöopathen angewandte, sogenannte *homöopathische Impfung* mit den zugehörigen Nosoden ab. Denn es gibt keine bessere Vorbeugung als die *Konstitutionstherapie,* die personenbezogene Behandlung des Menschen. Sie versetzt den Organismus in die Lage, sich selbst zu schützen, da seine Widerstandskraft hierzu meist ausreicht.

Nach einer gewissen Zeit homöopathischer Behandlung erkranken die Betreffenden weitaus weniger an akuten, geschweige denn an chronischen Erkrankungen. Sollte jedoch die Widerstandskraft durch äußere oder innere Lebensgegebenheiten geschwächt sein, so kann dies zum Ausbruch einer akuten Erkrankung führen. Jedoch wird eine solche nur kurze Zeit andauern und in ihren Erscheinungen relativ heftig ablaufen. Daß uns äußere unangenehme Umstände immer wieder einholen und schwächen, wissen wir. Genauso wissen wir um die Arznei dafür!

Tuberkulose - BCG

Die Tuberkulose forderte als Volkskrankheit in früheren Jahrhunderten viele Todesfälle, immer da, wo Not und Hunger am größten waren, zuletzt während der großen Weltkriege. Die statistischen Aufzeichnungen der Todesfälle reichen über 2 1/2 Jahrhunderte weg und zeigen am deutlichsten den Rückgang der Seuche auch ohne unser aktives Zutun durch Impfungen. Außerdem ist die Tuberkulose sowohl homöopathisch als auch heute schulmedizinisch durchaus heilbar.

Trotzdem wurden bis vor wenigen Jahren Säuglinge schon am 3. Lebenstag mit dem Tuberkuloseserum BCG (Bacille Calmette-Guérin) geimpft. Meist ohne das elterliche Einvernehmen einzuholen, obwohl in Deutschland kein staatlicher Impfzwang besteht. Rechtlich gesehen fällt solch verantwortungsloses Handeln ohne Aufklärung der Verantwortlichen unter "fahrlässige Körperverletzung". Aber wer hat sich schon dagegen gewehrt. "Wenn der Doktor das tut, hat das schon seine Ordnung!"

Das Übel ist jedoch, daß durch die routinemäßige Massenimpfung zwischen 1970 bis 1980 die Folgen bis heute ebenso massenhaft spürbar sind. In der Hauptsache wurde die *tuberkulinische Diathese aktiviert* mit ihrer großen geistigen und körperlichen Schwäche, mit den andauernden Erkältungen, den Allergien und Ekzemen. Und nicht zu vergessen sind die allergisch-entzündlich bedingten, rasenden Kopfschmerzen mit dem *schrillen Geschrei*, das den Müttern Schlaf und Nerven raubt. Wie bei allen Allergien ist auch hier ein Versuch mit

Apis D12

2 x 1 Gabe täglich über lange Zeit, auch nach vielen Jahren der Impfung noch lohnenswert. Die gefürchtetste Komplikation bei der BCG-Impfung ist die *tuberkulöse Hirnhautentzündung*. Da diese für die meisten Eltern infolge mangelnder Ausdrucksmöglichkeiten des Säuglings unbemerkt abläuft, vermute ich, daß unsere *hirngeschädigten, spastisch gelähmten* Kinder die Folgeschäden der Impfung sichtbar in sich tragen. Wir erkennen sie nicht an der Lähmung, sondern an der Art und Weise sich stän-

dig mit der *Hand gegen den Kopf* zu *hauen* oder zumindest die Hand am Kopf zu halten und natürlich an der *Dauererkältlichkeit.* Gleichgültig, in welchem Alter die erste homöopathische Begegnung stattfindet, sollten wir der Impfung gedenken und unserem Kind mit

Tuberculinum GT D200

1 Gabe 2 x jährlich, ursächliche Besänftigung verschaffen. Ich selbst wiederhole die Nosode als Zwischengabe zu einer personenbezogenen Arznei solange, bis der vermutete Kopfschmerz ausgemerzt ist und zusätzlich ein ungewöhnlicher Entwicklungsschub eintritt. Bei jenen Kindern allerdings, die eher dem personenbezogenen Bild der tuberkulinischen Diathese ähneln, ziehe ich

Tuberculinum bovinum D200

1 Gabe monatlich, als Einzeltherapie vor. Eher als die vorgenannte GT ist sie imstande, die Gesamtperson zu stärken, indem sie die Diathese überwinden wird. Welch langer Weg zur Beruhigung von Schäden, die durch Unwissenheit zur kurzweiligen Gewissensberuhigung von Arzt und Eltern beigetragen haben. Nur der Hirnschaden verbleibt ein Leben lang. "Wir wollten doch alle nur das Beste für unser Kind!" Da klingt es doch im Impfkalender des Bundesgesundheitsamtes wie eine Blasphemie, wenn wir vertrauensvoll lesen: "Auch für behinderte und chronisch kranke Kinder kann Impfschutz ganz wichtig sein. Der Arzt wird sinnvolle Impfungen gut abwägen und Eltern individuell beraten."

Wie erwähnt, wird sich nach der Impfung mit Sicherheit zunächst eine allgemein empfundene *Schwäche* einstellen. Sie kann vorübergehen oder zunehmen. Das hängt eben von den Abwehrbedingungen des Organismus ab, die ja als Teil immer das Ganze beeinflussen. Verbleibt nun die Schwäche über Jahre nicht nur im Körperlichen, sondern vor allem als Kontrabaß seiner *mühsam* aufgebrachten Empfindungen, Gedanken und Handlungen, dann wird unserem künstlich geschädigten Kind

Silicea D12

2 x 1 Gabe täglich über lange Zeit, Halt, Kraft und Klarheit zurückgeben. Wer kennt nicht diese *bronchienschwachen, dürren* Kinder mit ihrer ausgesprochenen *Kälteempfindlichkeit*, mit ihrem Gedächtnismangel, ihrem Schulversagen, mit ihrer *eingemauerten* Zurückgezogenheit und ihrer apathischen Lebensabwendung. Zäh, aber haltlos, zerbrechlich wie ein Kristall wurde ihnen durch die Impfung das Licht ausgepustet, das sie ohne Eingriff in tausend Regenbogenfarben nach außen strahlen. Das ist das eigentliche Leben unseres Kindes, zu dem es bestimmt war und das es nicht leben durfte. Wer hat es nun um dieses Licht betrogen?
Ist da einer, der sich schuldig fühlt?

Wenn unser Kind geimpft wurde, trägt es die Stigmata der Tuberkulose in sich. Es ist demnach ein Unfug, diesem Kind beim Antrag auf einen Kindergartenplatz den *Tine-Test* zuzumuten, ohne den ansonsten zwangsweiser Platzverweis erfolgt. Dieser Hauttest mit geringster Dosis von Tuberkuloseserum zum Nachweis von Tuberkuloseträgern wird *immer positiv* ausfallen! Aber wer will das schon verstehen? Also "tined" man oder läßt "tinen" um des ersehnten Kindergartenplatzes willen. Welch ein Handel, wenn wir bedenken, daß die ohnehin schon abwehrschwach Geimpften durch eine Zugabe ihre Schwächen verstärken, ihre Laune verderben oder einen akuten, hochfieberhaften Infekt erleiden, der letztlich in einer Hirnhautentzündung münden kann. Hier schließt sich der Kreis unendlichen Elendes, aus dem einfach keiner klüger werden will. Wieso nur? Ist es Dummheit, Geschäft oder gar beides?

NOTIZEN:

Diphtherie-Tetanus-Pertussis (DTP)

Diphtherie

Diese eitrig-geschwürige Erkrankung der Rachenschleimhaut hat seit den Notzeiten des 2. Weltkrieges praktisch ihren Nullpunkt erreicht. Wie folgenschwer sich Impfkampagnen auf den natürlichen Rückgang von Seuchen auswirken können, zeigt uns die Diphtherie-Erkrankungs-Kurve des Statistischen Bundesamtes Wiesbaden. Die Seuche war bereits rückläufig, als 1925 die Monoimpfung eingeführt wurde. Danach folgte ein massiver 5-facher Anstieg von Erkrankungen bis Ende 1945. Wieder absteigend, erfolgte ein erneuter Anstieg in den impfwütigen 70er Jahren (allein fast 11 Millionen Kinder von Gesundheitsämtern massengeimpft), der danach 20 Jahre brauchte, um seine Talsohle zu erreichen.

Wer von den Verantwortlichen liest solche Statistiken, wer wertet sie aus, wer schüttet die Ergebnisse unters betroffene Volk? Ist Ihr Kinderarzt darüber informiert? Trotz offenbarer Gesetzmäßigkeit wird gewissenlos weitergeimpft. Und die Natur sucht sich andere Wege des Ausdrucks. So stiegen nach Kriegsende die *eitrigen Mandelentzündungen* mit diphtherieähnlichen Belägen ins Unermeßliche, was den Operationskatalog der HNO-Ärzte mit Freuden belegte. Wer hat schon noch seine Mandeln? Und die *Stimmbandschwäche* von Rednern, Sängern und schreienden Kindern? Könnte nicht auch sie der Impfung folgen? Jedenfalls ist es schwer, heute genaue Aussagen zu erhalten. Die Mischimpfungen und die rasche Abfolge der Auffrischungen verwischen, vermengen und erhöhen die Folgestörungen bis zur Unüberschaubarkeit.

Tetanus

Über die Bedingungen, unter denen ein Tetanuserreger krankmachend wirkt, scheint auch in impfverpflichteten Fachkreisen wenig bekannt zu sein. Auch haben Jungärzte nicht die leichteste Ahnung davon. Er ist ein *Anaerobier,* das heißt, er kann nur unter Luftabschluß seine krankheitserregenden Gifte bilden. Sauerstoff vernichtet den Erreger. Die Wunde muß entsprechend tief sein, damit er seine Wirkung entfalten kann. Außerdem liebt er von Garten- und landwirtschaftlichen Geräten verrostete und pferdemistdurchmischte Erde. Wo findet man sowas schon in städtischen Gefilden. Es ist also gegen alle Regel, um nicht zu sagen unsinnig und irrsinnig, bei einer simplen Schürfwunde oder einer gut blutenden Wunde, selbst ländlicher Art, eine Impfung anzusetzen oder bei Widerspruch auf ihrer Notwendigkeit zu beharren.

Denn die Folgen sind nicht unerheblich. Vor allem, wenn wir bedenken, daß sie in Deutschland die am meisten angesetzte Impfung ist. Der Erreger produziert nervenschädigende Gifte, die zu Krämpfen (Wundstarrkrampf) und Lähmungen bis zur Atemlähmung bei vollem Bewußtsein führen. Gleiches Leid kann eine Impfung auslösen, vor allem die sogenannte "aktive" mit Lebendvakzinen nach einer aktuellen Verletzung. Unter den wenigen staatlich anerkannten Impfschäden befinden sich vor allem Todesfälle, die kurz nach dem "Piekser", wie die Impfung niedlicherweise von Propagandisten genannt wird, auftraten.

Die Homöopathie dagegen bietet unseren Verletzten einen durchgreifenden Schutz, wenn wir die Arzneien für Verletzungen zu unterscheiden lernen, sie beherrschen und anwenden. So pflegen wir Verletzungen jeder Art, seien es Schnitte, Stiche, Risse oder Bisse, usw., zunächst mit

Arnica D30

1 Gabe einmalig, zu versorgen. Erst danach unterscheiden wir die Verletzungsart, wobei bei tetanusverdächtigen Wunden *Ledum D30*, als Folge von *Stichwunde* verstanden, und *Hypericum D30*, als Folge von Nervenverletzung in den nervenreichen Gebieten der Hände und Füße, verabreicht werden. Damit ist die Tetanus-Vorbeugung rundum geleistet, so daß wir eine Impfung ruhigen Gewissens ablehnen können.

Pertussis -Keuchhusten

Keuchhusten ist eine äußerst ansteckende Erkrankung, da sie durch Tröpfchen in der Luft übertragen wird. Gefährdet sind vor allem Säuglinge. Je jünger, desto höher ist das Risiko einer Hirnbeteiligung mit lebenslangen Schäden oder einer Lungenentzündung mit folglichem Tod. Da der Impfstoff ebenso gefährlich ist, wird er in kleinen Dosen 3mal innerhalb von 3 Monaten eingespritzt, beginnend im 3. Lebensmonat. Der Wirkschutz soll aber erst danach eintreten, was ja auch nicht bei allen Kindern gleich der Fall ist.

Also sind Säuglinge trotz Immunisierung nicht voll geschützt. Wozu also die frühe Impfung? Seit ihrer Einführung Ende der 40er Jahre hat man sowohl in Europa als auch gleichzeitig in Amerika seine Wirksamkeit bestritten, da zu viele Kinder trotzdem an Keuchhusten erkrankten oder erhebliche Dauerschäden davontrugen oder nach der Impfung verstarben. Nicht ohne Grund wird von gewissenhaften Kritikern *(Coulter, Mendelsohn)* der "Plötzliche Kindstod" den Folgen der Impfung zugeschrieben. Obwohl die Sterblichkeitsrate der Infektion schon zurückging, bevor der Impfstoff zur Verfügung stand, wurde im Westen massivst geimpft, so daß hier wie auch bei den anderen Seuchen die Rückläufigkeit um Jahrzehnte verzögert wurde. Daß eine Seuche ausgerottet zu sein scheint, ist nicht Verdienst der Impfwütigkeit, sondern natürliches Gesetz des Epidemieverlaufes. Seuchen wird es immer geben, vor allem in Zeiten der Not und an Orten des Hungers. Im nicht notleidenden, nicht hungernden Westen wird sich die Natur eine andere Ausdrucksform der Seuche suchen oder hat sie in der Immunseuche AIDS oder in der Psychoseuche GEWALT bereits gefunden.

Auch in Deutschland bemerkte die Impffachwelt zunehmende Komplikationen durch ihren so geliebten Impfstoff in Form von vermehrter Krampfneigung. Deshalb wurde ihre offizielle Empfehlung zurückgenommen, Kinderärzte zitterten vor Regreßansprüchen nach amerikanischem Muster (dort wurden einem dauergeschädigten Kind 5,5 Millionen Dollar zugesprochen) und setzten die Spritze ab. Im Impfkalender der STIKO (Ständige Impfkommission des Bundesgesundheitsamts), Stand Juli 1991, ist sie allerdings (wieder) zur Empfehlung aufgeführt. Darin heißt es: "Neuere und sorgfältige Studien mit Millionen von geimpften Kindern belegen, daß ernsthafte Nebenwirkungen, z.B. durch die Keuchhusten-Impfung, viel seltener sind als früher angenommen. Kinder mit Erkrankungen, die Krampfanfälle hervorrufen und das zentrale Nervensystem betreffen, sollten allerdings nicht geimpft werden." Für wie dumm halten Ministerien das Volk, das sie verwalten und dem sie im wahrhaftigen Sinn des Wortes dienen sollen. In einem "offenen Wort über Impfreaktionen" lesen wir weiter: "Viele Eltern ängstigt die Sorge um Nebenwirkungen, die oft auf veralteten Informationen und Übertreibungen beruht. Ernstere Folgen einer Impfung sind äußerst selten." Wieso führen dann die Impf-Beipackzettel solche "veralteten Informationen" auf, wo es doch "keine ernsteren Folgen" gibt? Leichtere Folgen werden schon eher zugestanden: "Ganz natürlich (!) sind manchmal örtliche

Reaktionen wie Hautrötungen und Schwellungen, die in einigen Fällen schmerzhaft sind. Auch Fieber und Unruhe können auftreten. Diese Nebenwirkungen sind jedoch Zeichen dafür, daß der Körper Abwehrkräfte mobilisiert und kein Grund zur Beunruhigung." Das ist der Gipfel der Volksverdummung und eigentlich in ihrer Aussage gemeingefährlich. In welchen Höhen muß das Bundesgesundheitsministerium Geld an Werbepsychologen verschwenden, um die Wahrheit zu verdrehen, um ihre Informationen dem guten Bürger einfach, klar und transparent schmackhaft zu machen? Und doch in verstecktem Maße die Vorsicht nicht außer acht zu lassen, die, wenn es einem schmeckt, sowieso außer acht gelassen wird. *Bei jeder Impfung werden die Abwehrkräfte geschwächt!* Nicht "mobilisiert"! Und in unserem Verständnis wird die *tuberkulinische Diathese aktiviert* mit all ihren Schwächen auf allen Daseinsebenen.

Es besteht also weiterhin Impfempfehlung, obwohl, wie bereits im Kapitel *Pro und Contra* erwähnt, die Pharmaindustrie an einem neuen "ungefährlichen" Pertussis-Impfstoff herumlaboriert, der ja dann, wie immer, die "Impflücken" schließen soll. Oder eventuell die Honorarlükken impfender Kinderärzte?

DTP-Impfung

Dieser Mischimpfstoff wird in Deutschland dem 3monatigen Säugling 3mal in monatlichem Abstand einverleibt, zusammen mit *Hib* und *Polio* bei der ersten und der dritten DTP-Impfung. Welch ein Angriff auf ein noch nicht ausgeprägtes Immunsystem. Gewiß, die STIKO bekennt ihre *häufigsten* Nebenwirkungen mit "es kann zu örtlichen Rötungen und Schwellungen kommen, manchmal auch zu Unruhe und leichtem Fieber innerhalb von 24 Stunden nach der Spritze. Selten sind Fieberkrämpfe (bei 5 von 10 000 Impfungen). Zur Vorbeugung empfehlen viele Ärzte Fieberzäpfchen." Grandios! Dazu brauchen wir keinen Arzt! Wo bleibt aber die Erwägung über die *häufigen* Nebenwirkungen wie Schreikrämpfe, Fieberkrämpfe und schockartige Zustände mit Schlafsucht? Oder über die *selteneren* Nebenwirkungen wie Hirnkrämpfe und bleibende Hirnschäden mit geistiger Verkümmerung? Allein bei Studien über Impffolgen in Amerika fand man heraus, daß 3 tatsächlich Erkrankten mit Dauerschäden 11 666 durch Impfung langzeitgeschädigte Kinder gegenüberstehen. Hier wie dort trägt man Augenbinden und Ohrstöpsel! Was, frage ich mich, treibt die hierfür Verantwortlichen dazu, unbeirrt ihr Gewissen zu betrügen und mit ihrem Selbstbetrug unsere Kinder zu verstümmeln? Verfolgen wir das Leid solcher Kinder aus meiner eigenen Erfahrung.

Vier Jahre war *Nicolas* alt, als ich ihn wegen "Verhaltensstörungen" und "Bettnässen" zum ersten Mal sah. Schwangerschaft und Geburt seien komplikationslos verlaufen. Er sei ein lebendiger, aber sonst unauffälliger, lieb lächelnder Säugling gewesen - bis nach der 2. DTP-Impfung. Neben vielen Erkältungen habe seine *Schlafstörung* begonnen. Zwischen *1 und 4 Uhr* sei er, laut *schreiend*, erwacht und nicht mehr zu beruhigen gewesen. Bis heute sei diese Nachtzeit voller Störungen. Er habe *Angst* vor der Nacht, vor dem Dunkeln und wenn er allein sein müsse. Er nässe immer noch ein, *knirsche* mit den Zähnen, ein *Aufschrei* durchdringe den Schlaf der Eltern, er säße aufrecht im Bett, sei aber *nicht bei Sinnen*. Bei *Vollmond* sei alles viel schlimmer. Tagsüber packe ihn plötzlich die Wut wegen irgendwelcher Nichtigkeiten, er schmeiße sich auf den Boden und strample. Manchmal täte es ihm leid, manchmal nicht. Sonst sei er lieb, albere viel herum und beherrsche seine kleine Schwester. Teilweise beantwortete *Nicolas* meine Fragen mit hastiger, deutlicher Aussprache. Einige Male *stolperte* er jedoch über die erste Silbe eines Wortes. Ich bemerkte, daß beim unmittelbaren Blickkontakt sein rechtes *Auge nach innen* wegrollte. Auch das sei nach der Impfung aufgetreten, behauptete seine Mutter. Beim Spiel mit anderen sei er wenig konzentriert, im Kindergarten *kaspere* er viel herum, am liebsten *spiele* er *allein* oder rase mit seinem Fahrrad *wild* durch die Gegend. Während des ganzen Gespräches saß *Nicolas* relativ ruhig auf seinem Stuhl. Nur seine *Beine wippten* kontinuierlich, und seine *Hände* waren ständig in Bewegung. Mal popelte er an den Nägeln oder sie wanderten, dies oder jenes anfassend, über meinen Schreibtisch. Eine besondere Unruhe, die ich mit

Kalium bromatum D12

2 x 1 Gabe täglich, zu dämpfen versuchte, obwohl ich das Gefühl hatte, daß seine Gesamtstörungen nicht sehr ausgeprägt waren, um mich für diese Arznei zu entscheiden. Wir hatten Glück, was uns ja manchmal einholt, wenn wir im Zweifel über die Arzneiwahl sind.

Nach 6 Wochen berichtete die Mutter begeistert über *Nicolas´* Fortschritte. Ich empfahl eine Gabe *D200* und wünschte, ihn gelegentlich persönlich zu sehen. Das geschah 6 Monate später. Ich war überrascht, erkannte ihn nicht wieder, so sehr hatte er sich äußerlich verändert. Er war erstaunlich offen, redete klar und flüssig, lächelte höflich. Seine nächtlichen Alpträume seien endgültig passé. Seiner Mutter händigte ich eine Gabe *M* für den Fall aus, daß sich die Unruhe wieder breitmache oder falls es mit Schulbeginn dort Leistungsschwierigkeiten gäbe. Seitdem habe ich *Nicolas* nicht wieder gesehen, höre aber gelegentlich von Nachbarn, wie toll er sich entwickle. Das Bild der Arznei wohl kennend, wissen wir genau, was ihm an Schicksalshaftigkeit erspart blieb.

Noch dramatischer verlief das Schicksal von *Maurice,* 4 Jahre alt. Er war das gewalttätigste Kind, das mir je in der Praxis begegnete. Seine Mutter ist eine der wenigen Frauen, die durch den Leidensweg ihres Kindes ihr Bewußtsein verändert haben, schon bevor sie sich der Homöopathie hingab. Hören wir ihren Vorbericht, den sie mir zusandte, weil sie nicht zu viel Negatives über ihn sagen wolle, wenn er dabei sei.

"*Maurice* ist ein Wunschkind. Die Schwangerschaft verlief ohne Komplikationen, kein Rauchen, kein Alkohol, keine Medikamente. Neben den normalen Ultraschalluntersuchungen unterzog ich mich noch zwei weiteren Beschallungen bei einem befreundeten Arzt, die je 1/2 Stunde dauerten. *Maurice* hat sich drinnen sehr gewehrt. Nach der raschen Geburt hatte er ein blaues Gesicht, bekam die üblichen Erstbehandlungen, dann nur noch Muttermilch. Er war ein sehr ruhiges, liebes Baby bis zum 10. Monat. Nach der 2. DTP-Impfung wurde er *plötzlich wild.* Er erfaßte blitzschnell seine Möglichkeiten bei Streichen, traute sich alles zu, probierte alles aus, spielte nur mit gefährlichen Dingen, äußerte keine Angst. Schon mit eineinhalb Jahren wie ein Berserker, wenn es etwas zu entdecken galt. Alles Verbotene ausgetestet, alles darangesetzt. Es war und ist ein reiner Kampf. Ich merke dann, wie ich meine Autorität verliere und falsch reagiere. Er anerkennt keine gesteckten Grenzen, übertritt auch die der anderen, merkt nicht, wann es nicht mehr weitergehen soll. Soweit wolle er nicht gehen, nur ein bißchen ärgern, ist seine übliche Antwort. Schlägt kleinere Kinder, aber auch Erwachsene, sagt freche Dinge, sehr peinlich, zur Zeit ´Du Saukuh!´, findet einfach nicht den richtigen Weg. Als Kleinkind lag er mehrere Stunden nachts wach, unterhielt sich lebhaft mit eingebildeten Leuten, zeitweise schrie er panisch. Sagt oft: ´Jetzt geh´ ich in den Wald und laß mich sterben´ oder

´ich ax´ mich nochmal tot. Das haste jetzt davon, daß Du mich lieb hast.´ Konflikte mit Geschwistern und Vater wegen seiner lärmenden Art. Näßt noch ein, tags und nachts, trägt Windeln. Massive Lernstörungen: Farben, Zahlen, Namen, völlig ungeeignet für die Schule, so die Erzieherin. Meine innere Beteiligung drückt sich so aus, daß sich mein Herz zusammenzieht. Da im Laufe der Zeit so viele soziale Konflikte aufgetreten sind, ist er überall als der Böse verschrien. Er kommt aus diesem Schema kaum mehr raus, hat schon viele Ungerechtigkeiten von den Nachbarn abbekommen. Ich selbst kann ihn nicht mehr in Frieden in Lebenssituationen entlassen wie Spielen auf der Straße, überall hin nimmt er meine Angstschwingungen mit. Zeitweilig war ich am Ende meiner Kräfte, aber mittlerweile fühle ich mich wieder stärker. So, als hätte ich durch das ewige Kämpfen meine geistige Würde erlangt. Frau Dr. XY hat ihm *Stramonium* gegeben, sehr bemüht, aber erfolglos. Sie kann ihm nicht begegnen, alles was er tut und sagt, nervt sie. Das kann nicht der richtige Weg zum Heilwerden sein. Ich bin gespannt auf Ihre Entscheidung."

Dann kam *Maurice,* mißachtete meine Gegenwart, wälzte sich auf dem Boden, antwortete abwesend und danebenredend auf meine Fragen. Bald *beschimpfte* er mich mit seinem derzeitigen Kraftausdruck. "Du Saukuh!" Zwischendurch *wand* er *schraubenförmig* seine rechte Schulter, *verdrehte entrüstet die Augen* nach oben und zupfte besorgniserregend an seinem Pimmel. Immer lauter und wilder werdend, grabschte er plötzlich meine Schreibtischpapiere, zerknüllte sie, warf sie auf den Boden und trampelte darauf herum. Seiner Mutter schossen die Tränen in die Augen. Innerlich auf eine differenzierende Reaktion gefaßt, erhob ich mich und knallte ihm eine. Zum ersten Mal in meinem ärztlichen Dasein! Und, oh Wunder, er war plötzlich zart wie ein Lamm. Keine Träne, kein Schimpfen, kein Treten! Er war *Mittelpunkt.* Dieses Gefühl war stärker als die körperliche Zurechtweisung. Er begann langsam, sich *rhythmisch* zur Hintergrund-Barockmusik *zu bewegen,* während ich seiner Mutter

Tarantula hispanica D12

2 x 1 Gabe täglich, zuflüsterte. Auf dem Nachhauseweg soll er gefragt haben, wann sie den Doktor wieder aufsuchen. Erstaunlich! Da er im Laufe der nächsten vier Wochen ruhiger wurde, erhöhte ich die Potenz auf *D200* und später auf *M.*

Seine Mutter sandte nach 7 Monaten einen Nachfolgebericht: "Nach einer Gabe ist *Maurice* jedesmal wie umgedreht, ein zahmes Wesen. Ich wartete mit der Gabe immer, bis er wieder ziemlich unmöglich wurde, damit man danach auch eine Veränderung spüren kann. Er fühlt sich jetzt wohl in seinen Grenzen und akzeptiert sie. Hatte ich ihn früher in sein Zimmer verwiesen, dann flogen Stühle gegen die Tür. Jetzt liebt er "Strafen" als Zuwendung. Als kürzlich sein Freund klingelte, rief er: ´Ich kann jetzt nicht, ich habe ´ne Strafe gekriegt und muß erst den Tisch abräumen!´ Es fällt mir so viel leichter, in seiner Erziehung konsequent zu sein. Im Kindergarten geht er mehr aus sich heraus, kooperiert und weint jetzt, wenn er gemaßregelt wird. Vorher prallte alles an ihm ab. Und für mich war es schwer zu unterscheiden, wo die freie Entfaltung des Kindes anfängt und wo die konsequente Erziehung nichts anderes als Erpressung war. Seine Aussprache hat sich verbessert. Er lernt jetzt, Buchstaben zu schreiben, bekommt Interesse am Zählen. Die nächtliche Angst und die *Beinunruhe* beim Einschlafen sind weg. Morgens ist er gut gelaunt, still, anschmiegsam, nicht mehr motzig! Er sagt auch oft ´Entschuldigung, das wollte ich nicht´ und betont ´danke´ und ´bitte´. Die Erzieherin vom Kindergarten: ´Man kann es nicht glauben, daß es noch das gleiche Kind ist wie letztes Jahr.´ Ja, er hat enorme Fortschritte gemacht, findet kreative Lösungen. Nach einem Tage dauernden, hohen Fieber war er lieb, verständnisvoll und ist richtig gewachsen. Ab und zu stellt er noch was an. Wenn ich dann sauer bin, flötet er: ´Liebe Mami, ich will wirklich versuchen, das nächste Mal dran zu denken, ich versprech´s Dir´. Oder ´Du bist ja die beste Frau der Welt´. Er lenkt also gleich ein und versucht tatsächlich, es besser zu machen."

Seither ist wieder ein Jahr vergangen. Erst kürzlich habe ich *Maurice* gesehen. Strahlend, offen, gegenwärtig. Sein Zornestoben, sein Bettnässen, seine Tics, seine blutrünstigen Alpträume gehören der Vergangenheit an. Welche Arznei folgen wird, weiß ich noch nicht. Warten wir erst einmal die Einschulung ab. Inzwischen teilen wir uns die Freude an seinem Gedeihen.

Auch der 9jährige *Tim* reiht sich heute in die Gruppe jener ein, deren Lebensenergie wieder frei fließen darf. Vor 2 Jahren noch war er eine Gefahr für sich und seine Umwelt. In seinen lauten, schrillen, heftigen Zornausbrüchen *verletzte* er *sich* öfter mutwillig mit einem Küchenmesser, *kratzte sich* mit seinen Fingernägeln die Unterarme *blutig*, haute sich den *Kopf gegen die Wand,* schmiß Gegenstände durch den Raum, trat oder *drohte* den Umstehenden kommendes *Unheil* an. Welch beängstigend psychotische, *tollwütige Selbstzerstörung*, der vor allem *Tims* Mutter mit nervenzermürbenden Selbstvorwürfen so fassungslos wie hilflos gegenüberstand. Auslöser seiner Gewaltakte quollen aus dem Mißlingen seiner Vorhaben, wenn etwas nicht klappte, wie er sich das vorgestellt hatte. Ich erlebte ihn, wie er vor mir im Sessel runterrutschte, seine Mißbilligung der Situation mit einer melancholischen Flappe und beharrlichem Schweigen ausdrückend. Dafür zuckten *Grimassen* über sein Gesicht. Seine Hände und Beine fummelten *wippend* auf oder unter meinem Schreibtisch, während er immerfort seinen *Pimmel bearbeitete.* Auch über seine Vorlieben und Abneigungen war kein Zugang zu ihm zu finden.

Seine überaktive Unruhe habe auffallend nach der 2. DTP-Impfung begonnen und sich allmählich in die jetzigen Verhaltensstörungen hineingesteigert. Ähnlich verhielte er sich auch in der Schule, wo er aber vorwiegend den *Klassenkasper* spiele. Freunde habe er keine, spiele stundenlang allein zu Hause. Er sei zwar von Geburt an ein lebendiges Kind gewesen, aber von eher angenehmem Charakter, erzählt *Tims* erklärungssuchende Mutter. Obwohl, in der Schwangerschaft habe sie wegen Eheschwierigkeiten unter apathischen Depressionen und Weinkrämpfen gelitten, weil sie das Alleinsein, das Durchhalten-Müssen in der ehelichen Verlassenheit nicht ertrug. Viele Untraschall-Untersuchungen seien angesetzt worden, ohne ihr mitzuteilen weshalb, sie habe aber auch nicht danach gefragt. Dann das Übliche: Frühzeitige Wehen, schwere Geburt, Lachgas. Trotzdem sei *Tim* "ok" gewesen.

Ich hatte den Eindruck, wir waren beide nun leicht verwirrt über den Mischmasch von Verlauf, Auffälligkeiten und Manifestation der Störungen, so daß ich *Tim* für seine Gewaltausbrüche zunächst eine Gabe *Tarantula M* darbot. Schon Tage danach rief seine Mutter an, er sei "wie verwandelt, höchst friedlich, hat am Sonntag unaufgefordert den Frühstückstisch für uns gedeckt". Wir wiederholten die Gabe später, jedoch beeinflußte weder sie noch eine höhere Potenzgabe die andeutungsweise Rückkehr der Symptome. Nach reichlicher Überarbeitung seiner Lebensgeschichte, entschied ich mich für *Kalium bromatum*. Total erfolglos! Erst die Unterscheidung der *Selbstzerstümmelung* führte mich zu

Lyssinum D200

1 Gabe einmalig, jeden 2. oder 3. Monat zugestanden. Das war des Rätsels Lösung: Der *zwanghafte Trieb, sich selbst zu verletzen*! 7 Monate nach der ersten Gabe schickte mir seine Mutter folgenden Bericht: "Kurz nach der Einschulung ins neue Schuljahr konnte ich ganz gegen meine Erwartungen feststellen, daß ihm die höheren Anforderungen sehr viel Ansporn und Erfolgserlebnisse brachten. *Tim* brachte prompt nur Einser nach Hause. Deswegen glich es einer mittleren Katastrophe, als er an einem Vormittag ´nur´ mit einer 2 für eine Turnübung und noch schlimmer mit einer 3 für seine Schrift bedacht wurde. Auch war er sehr neidisch auf andere, wenn diese leistungsmäßig über ihm lagen. Sein sonstiges Verhalten in der Schule scheint zwar weiterhin mehr als lebendig zu sein, aber ich höre keine Klagen mehr seitens der Klassenlehrerin. *Tim* kann mittlerweile auch mit einem Lob zufrieden sein und Kritik akzeptieren. Zwischenzeitlich flippt er mal aus, aber das sind für mich Zeichen, daß die gelegentlichen Spannungen in unserer Ehe ihm nicht verborgen bleiben. Bisher haben wir beide das immer wieder rasch in den Griff bekommen. Außerdem ist er lange nicht mehr so nachtragend wie früher. Ach", so leitet sie das Ende ihres Berichtes ein, "die wichtigste Veränderung hätte ich fast vergessen! *Tim* nutzt jetzt jede Gelegenheit zum Schmusen. Das aber nur mit mir und fallweise mit seiner kleineren Schwester. Er geht auch morgens nicht mehr außer Haus, bevor wir nicht alle - besonders der Papa - sein Küßchen bekommen haben. Selbst meine Schwiegermutter ist kürzlich mit einer Umarmung von ihm begrüßt worden!" Endlich durfte er wieder Kind sein, seine Zuneigung kundtun und sie großzügig verstreuen. Seine Kindesliebe hält bis heute an. Für uns Behandler gilt es, die tiefe Kraft dieser selten angewandten Arznei neu zu entdecken.

Die tragischste Geschichte nach der 1. DTP-Impfung erzählt uns der Anblick des 5 Jahre alten *Timo*. Geistig zurückgeblieben, motorisch unsicher, *schwankend* und verlangsamt, hängende, müde Augenlider, offener, *sabbernder* Mund, *verwaschene*, frühkindliche Sprache. So lernte ich ihn vor 2 Jahren in Begleitung seiner verständnisvollen Mutter kennen. Eine Woche nach der Impfung habe er auf dem Wickeltisch seinen ersten großen *epileptischen Anfall* erlitten. Das *EEG* (Elektroenzephalogramm) sei immer *unauffällig* gewesen. Trotz Medikation habe er weiterhin alle 2 bis 6 Wochen einen generalisierten Anfall und zwischendurch auch kurzdauernde *Synkopen* (Abwesenheit) mit starrem Blick. Während der plötzlichen, vorzeichenfreien Anfälle strecke er seinen Körper *stocksteif* geradeaus, balle Hände zu Fäusten, den Daumen nach innen geschlagen, *verdrehe* die *Augen* nach oben, werde blaß im Gesicht mit *hochroten* Ohren. Danach *schliefe* er *fest* und entwickle hohes, *septisches Fieber*. Überraschende *Geräusche* oder seelische *Erregung*, angenehmer und unangenehmer Art, könnten einen Anfall auslösen.

Bei seiner Vorstellung hat er gerade leichtes Erkältungsfieber, er pienst viel, faßt alles an, stellt es zurück, überlegt lange, bevor er spricht. Er verhält sich "brav", wird aber *gereizt*, wenn wir ihn *nicht verstehen*. Zuhause sei er etwas munterer, das Fieber beeinträchtige ihn jetzt. Ich sehe, wie ihm die Brühe aus den Haaren läuft. Aber auch ohne Fieber *schwitze* er viel und besonders nachts. Er erwache öfter, krieche zu ihr ins Bett und sei klatschnaß. Außerdem stünde ihr sein *Pimmel steif* entgegen, und seine *Hände* seien häufig in seiner *Genitalgegend* zu finden. Dieser Mutterbericht spricht so klassisch für die Wahl von

Bufo D12

2 x 1 Gabe täglich, daß ich die beiden zufrieden entlasse. Zuvor gebe ich der Mutter für die Fieberanfälle noch *Pyrogenium D30* bedarfsweise mit, denn diese Arznei scheint eine spezifische Wirkung auf Fieber nach DTP-Impfung zu haben.

In den 2 Jahren der Behandlung hat sich *Timo* vergleichsweise gut verändert. Nach anfänglicher Zunahme der großen Anfälle sind sie jetzt praktisch auf Null gesetzt. Er schläft gut, ist geistig und motorisch agiler. Wir rechnen mit weiteren Fortschritten, besonders nachdem wir in der Potenzsteigerung inzwischen bei *XM* angelangt sind. Im kommenden Schuljahr soll er die Sonderschule besuchen. Ich persönlich hoffe, daß wir ihr entgehen, wenn wir noch ein Jahr zuwarten, wobei meine Hoffnung nicht nur auf der arzneilichen Behandlung gründet, sondern vielmehr auf der unkomplizierten Zuneigung seiner Mutter. Beides sind Geschenke der Schöpfung, aber letztere ist das schönste von allen.

So reiht sich Geschichte an Geschichte. Es drängt mich, sie mit Ihnen zu teilen, weil sie lebendiger sind als alle akademischen Denkergebnisse und sie zu eigenen Überlegungen, zum Überdenken Ihrer bisherigen Entscheidungen beitragen mögen.

Wenn also die Impflobby behauptet, die Seuchen seien dank der nebenwirkungsfreien Massenimpfungen ausgerottet, so widerspricht das dem statistiklesenden Auge und den Beobachtungen der Mütter. Beiden gegenüber wird jedoch nur mit *ärztlichem Widerwillen* ein Blick verschwendet, ein Ohr geschenkt, wenn überhaupt. Obendrein beinhaltet der Tatbestand der Massenimpfungen in Kindergärten und Schulen das stillschweigende ärztliche Eingeständnis, daß *Eltern* eben *nicht aufgeklärt* werden. Und den Kindern stellt man sowieso keine Fragen, wenn sie in Reih und Glied einer nach dem anderen ihre "Piekser" verabreicht bekommen. Solche Impforgien stehen in absolut krassem Gegensatz zur Einmaligkeit, zur Besonderheit, zur Individualität des menschlichen Wesens. Und unsere Kinder sind genauso unwiederbringlich einmalig wie das Leben, das ihnen durch manipulierte Naturgesetze, durch Besserwisserei und ärztliche Gefallsucht geraubt wird.

NOTIZEN:

Polio - Kinderlähmung

Zum besseren Verständnis möglicher Impfreaktionen vergegenwärtigen wir uns noch einmal, daß die Erkrankung, gegen die geimpft wird, durch eine Impfung *künstlich* ausgelöst werden kann - mit allen Komplikationen der natürlichen Infektion. Wenn wir nun das Bild der Erkrankung studieren, müßte uns eigentlich übel werden bei dem Gedanken, welchem Risiko wir unsere Kinder durch eine Impfung aussetzen. Die STIKO (Ständige Impfkommission des Bundesgesundheitsamtes) in ihrem Impfkalender meint jedoch, daß Impfungen "eine natürliche Infektion auf schonende Weise nachahmen und so die Bildung der Abwehrkräfte anregen. Gewisse Impfreaktionen sind deshalb natürlich und fast immer unproblematisch". Das ist rundweg eine Lüge! Unter den "möglichen Nebenwirkungen der Impfstoffe" ist für die Polio-Impfung überhaupt keine aufgeführt. So einfach darf man eine ernste Angelegenheit nur einem dummen, obrigkeitshörigen Volk verkaufen, das einer eigenen aktiven Meinungsbildung völlig entbehrt.

Kinderlähmung beginnt wie eine *Sommergrippe*: Müdigkeit, Mattheit, Frieren, Frost und lahme Glieder. Sie entspricht dem Bild von

Gelsemium D6

1 Gabe stündlich zu Beginn, aufs Genaueste. Daraus wissen wir auch, daß "man" sich die Polio nicht im Schwimmbad "holt", sondern daß sie beim *Einbruch schwülen Wetters nach kühleren Tagen* auftritt. Denn an solch schwülen Tagen verkriecht man sich gewöhnlicherweise ins öffentliche Schwimmbad. Wenn wir nun die Erscheinungen einer *Gelsemium*-Grippe beherrschen und die Arznei an uns und unsere Kinder weiterreichen, kann uns nichts passieren. Wir sind auf natürliche Weise geschützt. Obendrein sollten wir beruhigenderweise bedenken, daß sich hinter einer durchgemachten Sommergrippe die Kinderlähmung versteckte und daß bei guter homöopathischer Begleitung und Ausheilung eine *lebenslange Immunität* gewährleistet ist. In diesem Sinne ist diese Arznei auch der beste *vorbeugende Schutz* bei eventueller Epidemie, die ja seit 1961 zum letzten Mal aufflammte. Die vereinzelt berichteten

Polio-Erkrankungen sind immer Folgen von großangelegten Impfkampagnen. Jedenfalls ist aus Statistiken eindeutig ersichtlich, daß mehr Lähmungen durch Impfungen auftraten als durch natürliche Infektionen. Seltener erleben wir Polio mit einer plötzlichen Lähmung aller Extremitäten. Aber auch dafür steht uns noch *Lathyrus* rettend zur Verfügung (siehe *Repertorium*).

Die Schluckimpfung (Lebendvirus nach *Sabin)* wird 3mal verabreicht. 2mal mit der 1. und 3. DTP-Impfung, das 3. Mal im 2. Lebensjahr, wiederum mit DTP. Danach wird der Krankheitserreger 2 bis 3 Wochen lang aus dem Darm ausgeschieden. Das bedeutet, daß jegliche Kontaktperson, Familie, Spielkameraden, usw. sich während dieser Zeit anstecken und schwer erkranken können, falls die angesteckte Person noch keine Immunität gebildet hat. Wer weiß das schon? Wer wurde je von Ihnen darüber aufgeklärt? Und letztlich fragen wir, wer unter uns hat sich selbst kundig gemacht? In anderen Ländern wird der tote Virus nach *Salk* gespritzt, so daß zumindest dadurch eine Ansteckungsgefahr nicht besteht. Ob der Krankheitsschutz durch die eine oder andere Impfart besser ist, wissen wir nicht. Mit Sicherheit jedoch behaupten wir, der beste Schutz für unsere Kinder bleibt die Flucht vor jeder Spritze!

Inzwischen wissen wir, daß sogar andere Nebenwirkungen durch diese Impfung auftreten können wie *Neurodermitis, Epilepsie, Entwicklungsrückschritt* und Erkrankungen der *oberen Luftwege*, wie wir das durch die verwirrende Geschichte *Susannes* erleben werden.

Heute ist sie 13 Jahre alt, seit 8 Jahren betreue ich sie. Sie litt damals an schwerem *Asthma* und gleichzeitig an *Neurodermitis*. In unserer Zeit ist das nichts Ungewöhnliches. Das Gesicht unserer dürren *Susanne* aber erschien auch außerhalb ihrer Atemnotzustände *blaß-bläulich*, so daß wir uns ernstlich sorgten. Ihre Haut war bald geheilt und blieb auch fernerhin so zart wie die eines gesunden Kindes. Jedoch ihre Atemnot haftete ihr oft wochen- und monatelang an. Ich wußte, daß ihre Heilung umgekehrt verlaufen sollte, zuerst das Asthma, die Haut zuletzt. Deswegen freuten wir uns über die langen Zwischenzeiten absoluter Beschwerdefreiheit, in denen wir auf das Wiedererscheinen des Ekzems warteten. Vergeblich. Die Atemnot plagte wieder und verschwand oft über Nacht auf eine gut gewählte Arznei. Mein Dilemma in der Arzneiwahl blieb die Tatsache, daß sie fast *keine Modalitäten* aufzuweisen hatte, bzw. daß diese sich von Mal zu Mal widersprachen. Einmal war das Wetter feucht-heiß, mal trocken-eiskalt, mal im Herbst, dann im Frühjahr, keine Regelmäßigkeit, keine besonderen Verlangen und Abneigungen. Ihr Asthma besaß eine eigene, undurchdringliche Dynamik. Als ich dann vor wenigen Jahren begann, mich mit den Impffolgen intensiver zu beschäftigen, wurde mir klar, daß es sich bei ihr um einen *künstlichen Defekt* handeln mußte. Damit waren wir dem Geheimnis schon näher, aber noch nicht der Arznei. Deshalb rollte ich nochmals ihre ganze Lebensgeschichte auf.

In der "recht angenehmen" Schwangerschaft ging ihrer Mutter 2 bis 3 Wochen vor Geburtstermin Blut aus der Scheide ab. Auf eine Quellensuche hat man - "man" bitte hier als Symbol für Anonymität zu verstehen - in der Klinik verzichtet und sie wieder entlassen. Nach dem Blasensprung hat man *Susannes* Mutter, "ziemlich verlassen", zwei Stunden lang pressen lassen, bis man ihre Qual bemerkte und die Saugglocke ansetzte. *Susanne* kam *blau,* schlaff, dann *krampfend* zur Welt und war alsbald circa 30 Minuten *klinisch tot.* Großer Aufstand, 3 Wochen Wärmebett, keine Muttermilch.

Trotz dieser dramatischen Vorgeschichte, trotz der Hirnkrämpfe kurz nach der Geburt, wurde sie im 3. Lebensmonat mit DTP geimpft. Gegen alle ärztliche Kunst, gegen den Protest der Mutter. Die eingedeutschte persische Kinderärztin siegte. Gleich darauf entwickelte sie ein eitriges *Kopfekzem,* das sich langsam über ihren Körper schlich. Daraufhin ließ die Ärztin die weiteren Impfungen fallen, bestand aber auf Polio-Impfung. Diese wurde nach langem Zögern der Mutter im 11. Lebensmonat verabreicht. Noch in der gleichen Nacht rang sie *asthmatisch blau* nach Luft. Der offenbare Zusammenhang mit der Impfung veranlaßte die resolute Mutter, bei selbiger Ärztin einen Schadensantrag zu stellen. Sie wurde böse abgewiesen, die weitere Behandlung ab diesem Tag verweigert. Aber auch der neue Kinderarzt hatte kein Gehör! So gab sie auf und beide litten heroisch, verlassen von System und Menschlichkeit.

Nach meinen Überlegungen gab ich ihr zunächst eine Gabe *Poliomyelitis D200,* die ihr wieder über Nacht eine Atempause in ihrer diesmal lange anhaltenden asthmatischen Not verschaffte. Erst 5 Monate später kroch sich ein leichter Rückfall ein, der sich auf die gleiche Gabe hin auflöste. Wir glaubten, der Spuk sei endlich vorbei, als *Susanne* nach weiteren 2 Monaten Atemfreiheit diesmal einen schweren asthmatischen Rückfall erlitt. Da ich handeln mußte, fiel mir als einzige Lösung

Zincum metallicum D200

1 Gabe einmalig, ein, obwohl die Modalitäten und Eigenarten des Arzneibildes überhaupt nicht zu ihrer Person paßten. Ich benutzte die Arznei entsprechend meinem Überdenken als Reaktionsarznei, um endlich das Ekzem hervorzuholen. Es kam aber anders. Wie üblich brachte ihr diese Gabe umgehend absolute Wiedergutmachung. Nach 2-monatiger Pause handelte sie sich dann einen mittelschweren Infekt mit *heuschnupfenähnlichen* Erscheinungen ein, von dem wir sie mit

Mercurius solubilis D30

3 x 1 Gabe täglich, rasch befreiten. Seitdem, es sind über 6 Monate vergangen, genießt sie ein beschwerdefreies Dasein, hat vergleichsweise enorm an Gewicht gewonnen und die erste Periode nahm ihren schmerzfreien, freudig erwarteten Einzug. Ob ihr Leidensweg eine glücklichere, gegengewichtige Richtung einschlägt, wissen wir noch nicht vollends. Inzwischen liegen wir auf der Lauer und erfreuen uns an ihrer sprießenden Jungfräulichkeit.

Wir sehen, wie schwer es ist, welche Folgestörung welcher Impfung zuzuschreiben. In *Susannes* Vorgeschichte ist sie eindeutig, obwohl sich ihr Primärschicksal mit der Impffolge hätte überlagern können. Andererseits wird die Impfung nicht gespritzt, sondern geschluckt. Das vermeidet die Zuführung *körperfremden* und *artfremden Eiweißes*. Denn ich selbst bin überzeugt, daß dieses Eiweiß überhaupt den *ursächlichen Faktor* für die Entartung natürlicher Zellfunktionen, Regulationen und Informationen darstellt. Ist es nicht verwunderlich, daß bei so vielen Impfschäden noch kein Medizinwissenschaftler versucht hat, das herauszufinden?

NOTIZEN:

Hib

Die Haemophilus-influenzae-b-Infektionen gehören zu den häufigsten bakteriellen Erkrankungen unserer Kinder bis etwa zum 18. Lebensmonat. Die Übertragung der *Bakterienstäbchen* erfolgt unmittelbar von Mensch zu Mensch durch Tröpfchen in der Luft. Die häufigsten Erkrankungen sind zur Hälfte *Hirnhautentzündung* (Meningitis), zu 3% *Lungenentzündung* (Pneumonie), zu 8% *Gelenkentzündung* (Arthritis) und *Knochenmarksentzündung* (Osteomyelitis), zu 7% *Blutvergiftung* (Sepsis) und zu 1% *Nierenbeckenentzündung* (Pyelonephritis). Im 3. Lebensjahr können wir noch zu 29% die gefürchtete *Kehlkopfentzündung* (Epiglottitis) erleben. Bis zum 6. Lebensjahr verringert sich dann die Infektion signifikant.

Da es sich um *fieberhafte Infektionen* handelt, werden wir homöopathisch entsprechend den arzneilichen Empfehlungen bei Fieber und Entzündung behandeln. Denn das *Bakterium* ist ja nur *ein Zeichen* und *nicht der Auslöser* einer Krankheit! Somit ist die Impfung für uns völlig überflüssig, denn sie kann genauso schaden wie alle anderen Immunisierungen. Sie bestehen allesamt aus *artfremdem Eiweiß*! Wenn wir uns erinnern, daß durch eine Impfung genau diejenigen Krankheiten ausgelöst werden können, die sie vermeiden soll, dann verstehen wir das Risiko, dem wir unsere Kinder gegebenenfalls aussetzen wollen.

Die Hib-Impfung wurde erst 1990 eingeführt. Sie wird zusammen mit den DTP-Impfungen verabreicht, so daß durch die Mischerei keine eindeutige Schadensfolge ersichtlich wird, sondern nur das übliche Wirrwarr. Natürlich behauptet die Lobby, daß die Erkrankungsfälle seit Einführung der Impfung erheblich rückläufig seien. Über die Nebenwirkungen lesen wir in STIKOs Impfkalender, daß die Impfung "sehr gut verträglich" sei. "Nur selten tritt Unwohlsein oder leichtes Fieber auf." Nach welchen Kriterien beurteilt jene Grüne-Tisch-Kommission diese "harmlosen Folgen", wo doch jeder gleichzeitig einverleibte Impfstoff dieselben Reaktionen hervorrufen kann? Es wird langsam müßig, über die eindeutige industrielle Pro-Logik der Kommission nachzudenken!

Nur eine Mutter habe ich erlebt, die ihre Tochter *Lena* im 7. Lebensmonat gegen Hib gesondert impfen ließ. Trotz propagierter Harmlosigkeit erkrankte *Lena* umgehend an einer Bronchitis, die sich nach zwei Tagen zu *Erstickungsanfällen* (Kehlkopf!) steigerte. Die Bronchitis heilte unter Antibiotika einigermaßen aus, jedoch blieben bis zu meiner Begegnung mit *Lena* zu ihrem ersten Geburtstag unmotivierte *Würgeanfälle* mit dunkelblauem Blutstau im Gesicht zurück. Kurze Zeit nach der Impfung blühte im Gesicht eine *Neurodermitis* auf, wie ich sie sonst nur bei *Sulfur*-bedürftigen Kindern sehe. Teils trocken-schuppig, teils eitrig-nässend, aufgekratzt bis zur blutigen Unterhaut. Ihre Kopfhaut krönte ein dicker, gelb-krustiger *Milchschorf*. Den restlichen Körper, einschließlich der Arme und Beine, bedeckten girlandenförmige, weiß schuppende Ekzemplacken. Bei Wärme, beim Ausziehen und nachts jucke es am meisten. Nachts schwitze sie ihr Kopfkissen durch. Ihre sämtlichen Ausdünstungen rochen abscheulich, "echt übel stinkend".

Auf dem Schoß ihrer Mutter sitzend, *wiegte* sie *rhythmisch* ihren Kopf und *Oberkörper*. Ihr Mund stand offen und *sabberte*, dahinter erblickte ich eine *blaß-blaue* Zunge. Immer wieder schüttelte sie *anfallsartig* ihren Kopf oder klopfte *vulkanartig* mit Händen und Füßen gegen meinen Schreibtisch. Es fiel mir auf, daß sie bei jeder *Einatmung stockte*, als müsse sie ein Hindernis überwinden. Waren das ebenfalls Überreste der Kehlkopfentzündung? Bei der körperlichen Untersuchung wehrte sie jede Berührung ab, so daß sie unter reichlichen Tränen verlief. *Lena* war in ihrer *Entwicklung* eindeutig weit *zurück*. Sie konnte noch nicht frei sitzen, robbte rückwärts über den Boden. Die Kraft ihrer rechten Körperhälfte schien diskret verringert. Ich hatte bereits *Cicuta* vorgemerkt, als ich immer wieder von ihrer Zunge abgelenkt wurde. Noch nie hatte ich eine derart *löffelförmig* nach unten gewölbte *Zunge* gesehen, die obendrein minutenlang zu einem Drittel über den Lippen *herausragte*. Mein dorthin starrender, faszinierter Blick fiel sogar dem Vater auf, der als Kriminalbeamter ähnliche Blicke verteilt, so meinte er. In meinem Kopf rotierten Suchaktionen nach dem Versteck dieses eigenartigen Zungenphänomens, das mir dann endlich im Bild von

Bufo D12

2 x 1 Gabe täglich, wieder gewahr wurde. 6 Monate später durfte ich *Lena* wiedersehen. Es war wie eine neue Begegnung, denn ich erkannte sie kaum mehr. Groß, schlank, lächelnd und erste Sätze plappernd. Die

beeindruckende Überaktivität war verbannt, die Entwicklungsrückstände aufgeholt. Ihr Ekzem war bis zur Unkenntlichkeit abgeblaßt und nur noch an wenigen Stellen sichtbar.

Da wir alle zufrieden strahlten, erhöhte ich die Potenzen auf D200, später auf M und XM. Wieder ist ein halbes Jahr seitdem vergangen. Noch einmal erlitt sie eine schwere *spastische Bronchitis*, die sich mit nur einer Gabe der gleichen Hochpotenz zurückbildete. Ihr letzter Besuch bei mir verlief durchweg erfreulich, ihre Entwicklung zu lebendigem Kindsein ist endlich gewährleistet.

Trotz aller ehrlichen Freude bleibt mir bei solchen Lebenserfahrungen stets ein bitterer Nachgeschmack im Sonnengeflecht haften. In alle Welt hinaus möchte ich das Unglück posaunen, das wir als unbedachte Unwissende und als angeblich Wissende unseren Kindern zufügen. Vielleicht ist dieses Buch dazu geeignet. Jedenfalls motiviert mich dieser Posaunenschrei zum Aufzeichnen von Kinderelend, von Erwachsenendummheit und von arzneilicher Hoffnung auf Wiedergutmachung des Unglücks.

NOTIZEN:

Masern-Mumps-Röteln (MMR)

Masern

Meine "homöopathischen" Mütter beobachten, daß die gewöhnlichen Kinderkrankheiten, zu denen diese Dreiergruppe gehört, nicht mehr so elegant mit den dafür bekannten Arzneien zu behandeln sind wie früher. Oft sind wir gezwungen, auf andere, seltenere Arzneien aus der destruktiven Anlage wie *Mercurius, Phytolacca, Acidum nitricum,* usw. zurückzugreifen. Wieso? Außerdem kehren dieselben Kinderkrankheiten öfter wieder bei ein und demselben Kind. Es muß doch folglich eine sich über Jahre *hinschleichende* Veränderung der inneren Reaktionsweise stattgefunden haben! Diese ganz allgemein veränderte Widerstandslage unserer Generation betrachte ich persönlich als *allgemeine Folge* der Massenimpfungen in den letzten Jahrzehnten. Und solche allgemeine Folgen werden uns in Zukunft noch vermehrt heimsuchen, ähnlich dem Krebsgeschwulst einer jetzt seit 30 Jahren massiv verstrahlten Röntgengeneration.

Haben wir uns nicht schon genug bestraft mit Allgemeinfolgen wie *Allergien, Neurodermitis* und *schweren Erkältungskrankheiten*, die ja in sich Ausdruck *neuer Seuchen* sind! Jedes 2. bis 3. Kind ist durchweg schwer krank. Sollte das noch nicht genug sein? Müssen wir unsere Leben erst bis zur letzten lebendigen Faser *zerstören*, bevor uns die Folgen manipulierter Naturgesetze bewußt werden? Ob ich dann noch Arzt sein möchte, weiß ich nicht. Denn eigentlich bin ich hier, um Menschen ganz allgemein *heiler* zu machen, sie wie ein *Priester* durch die Vorhöfe des Tempels bis vor das *Allerheiligste* zu geleiten, wonach jeder für sich selbst entscheiden muß, was er nun eigentlich will. In den Vorhöfen verbleiben, rückschreiten oder vorwärtsgehen, das ist die Frage. Die Zukunft aber liegt im Heil, nicht in der *Selbstzerstörung* der Menschheit! An letzterer teilzunehmen, liegt nicht in meiner Absicht.

Was also wissen wir schon von den Gefahren, denen wir durch die "Ausrottung der Masern" (Slogan der Weltgesundheitsorganisation WHO) mittels lückenloser Durchimpfung der Menschheit künftig ausgesetzt sein werden? Bedenken Sie, daß eine geimpfte Mutter den natürlichen Infektionsschutz in der Schwangerschaft nicht mehr auf ihr Ungeborenes übertragen kann, wie das bisher üblich war. Daß wir als Geimpfte uns nicht mehr *unbemerkte Immunität* durch Kontakt mit Erkrankten verschaffen können, wie das bei allen Infektionen zuvor der Fall war. Müssen dann auch Erwachsene massenhaft nachgeimpft werden? Welche angstbeladenen Massenhysterien werden von offizieller Seite eines Tages über uns ausgeschüttet werden, um die Einsicht in ihre kapitalen Fehler zu vertuschen?! Und im übrigen ist der Schlachtruf der WHO angesichts der sozial unterschiedlichen Weltlage nichts anderes als eine selbsttäuschende Utopie!

Also: Unsere Kinder werden an Masern nicht mehr erkranken. Das sollen wir glauben, obwohl statistisch feststeht, daß Geimpfte 15mal häufiger erkranken als Nichtgeimpfte. Wann erkranken? Erhebt sich doch die simple Frage, ob sich die im Kindesalter recht unproblematische Infektion auf Neugeborene und ältere Erwachsene verlagern wird, auf Altersgruppen, in denen ihre Komplikationen erst wirklich ernsthaft gefährlich sein können? Oh ja, das was wir säen, bekommen wir doppelt zurück. Sei unsere Saat nun gut oder böse!

Betrachten wir das Beispiel *Gambia* in Westafrika. In diesem Land konnte die WHO ihr unrealistisches Ausrottungsvorhaben verwirklichen. 96% der Bevölkerung wurde 1967 durchgeimpft. Danach kein einziger Masernfall! Das Ergebnis blieb jedoch der übliche Traum von Schreibtischbürokraten. Denn 5 Jahre später tauchten die Masern mit steigender Anzahl wieder auf, diesmal aber mit vermehrten Komplikationen und erhöhter Sterblichkeit. Bestätigt das nicht meine Behauptung, daß sich die Natur andere Wege des Ausdrucks sucht, wenn Menschen sich anmaßen, sie zu manipulieren ?

Bedenken wir andererseits, daß es sich bei dieser Impfung, die ja inzwischen nur in Kombination verabreicht wird, um einen *Lebendimpfstoff* handelt, der wie alle Lebendvakzine neben rasch wirkenden Viren auch *langsam agierende Viren* enthält. Diese setzen sich irgendwo im Gewebe fest, mit Vorliebe im Gehirn. Dort können sie nach mehr oder weniger Jahren, auch nach Jahrzehnten, *allergisch-entzündliche* Erkrankungen von destruktivem Charakter hervorrufen. Einige Krankheitsbilder darunter sind jedem geläufig: *Multiple Sklerose* (MS), *Parkinson, Alzheimer* und andere Formen der *Hirn-* oder *Rückenmarkslähmung* und des *Hirnschwundes*. Ziehen wir neben diesen wirklichkeitsnahen Befürchtungen unsere Überlegungen über das *artfremde Eiweiß* mit ein, das ja für die erschreckende Zunahme von *Allergien* und *Hautausschlägen* mitverantwortlich ist, dann würde ich noch nicht mal eine Ratte versuchsweise impfen lassen. Warum also unsere Kinder?

Die Angst, diese ungeimpft zu belassen, wird uns mit monströsem Gehabe von Kinderärzten wegen der gefürchteten *Masernhirnentzündung* (Enzephalitis) eingeimpft. Sie tritt ja nur in einem von hunderttausend Fällen auf und dann nur bei jenen, die nicht homöopathisch begleitet werden. Welch eine Angstmache für eine derart wirklichkeitsfremde Relation eingedenk obiger Tatsachen bei kurz- und langzeitigen Impfschäden! Welcher Motor treibt solche Ärzte? Ist es wirklich nur die gut dotierte soziale Impfziffer auf dem Krankenschein? Vielleicht auch das Bedürfnis nach Herrschsucht, die bekannterweise jeglicher Selbstbeherrschung entbehrt? Betrachten wir die teils erschreckenden Methoden, mit denen impffleißige Ärzte junge Mütter bedrohen, falls ihre Kinder ungeimpft von dannen ziehen, läge es nahe, die letztere Vermutung als Impfmotivationsfaktor in unser Verständnis einzubeziehen.

Homöopathisch betrachtet wird mit der Impfung zu Unzeiten die *lithämische Diathese* mit ihren chronischen Gelenk- und Tumorleiden *aktiviert,* während die zur rechten Zeit durchgemachte Erkrankung dieselbe *überwindet.* Das ist ja auch das therapeutische Ziel unserer homöopathischen Begleitung einer Kinderkrankheit: Die Überwindung ererbter Neigung zu bestimmten Krankheiten, nicht die Aktivierung vorgegebener Leidensschwächen!

Mumps

Vom Ziegenpeter behaupten selbst die Impfstrategen im STIKO-Kalender, daß sie "im allgemeinen harmlos" verliefe. Und weiter: "Bei etwa 10% der Erkrankten folgt eine Hirnhautentzündung (Meningitis), die meist gutartig verläuft. Selten entwickelt sich daraus eine Hirnentzündung (Enzephalitis), die oft zu Hörstörungen führt. Bei älteren Jungen können Hodenentzündungen auftreten. Auch ungeschützte Erwachsene erkranken zunehmend an Mumps." Hier wird verdreht oder geschickt verschwiegen, daß diese Art von Hirnentzündung so selten wie nie auftritt, daß deren häufige Komplikation sich nur an einem Ohr festsetzt, daß nur 20% der erkrankten Jungen eine Hodenentzündung durchmachen, daß bei Mädchen entsprechend die Eierstöcke befallen werden, daß diese Komplikation nur einseitig ist und daß sie in den wenigsten Fällen zur Sterilität führt. Aber all diese Komplikationen können sich als Impfschaden äußern. Neben der Veränderung der Immunabwehr, der Zellfunktionen und der körpereigenen Eiweiße, versteht sich. Außerdem soll die Impfung *jugendlichen Diabetes* provozieren, was die STIKO-Verniedlichungsbroschüre herabwürdigt mit: "Die frühere Vermutung, Mumps-Impfungen würden Diabetes mellitus (Zuckerkrankheit) vom jugendlichen Typ fördern, ist nach neuesten Erkenntnissen widerlegt." Das ist ja höchst erfreulich. Da klatschen wir doch ungeprüft Beifall!

Wieso also mutet man unseren Kindern diese Risiken zu, wenn doch die Krankheit so harmlos verläuft? Ach so, man möchte mit der Impfung "die spätere Sterilität" eines im Erwachsenenalter Erkrankten vermeiden! Warum läßt man dann nicht die Kinder die harmlose Krankheit durchleiden? Oder impft vernünftigerweise jene nicht in ihrer Kindheit erkrankten Jugendlichen erst kurz vor der Pubertät? Und wer berichtet uns, daß Krebsforscher weniger Eierstockskrebs bei solchen Frauen finden, die Mumps in ihrer Kindheit erlitten und daß Geimpfte trotzdem an Mumps erkranken?

Da habe ich doch stets meine Schwierigkeiten mit der Relation Schaden durch Krankheit und Schaden durch Impfung! Wer spricht eigentlich je vom tieferen Sinn der Kinderkrankheiten in der Entwicklung natürlicher Krankheitsabwehr betroffener *und* nicht betroffener Kontaktpersonen? Denn auch letztere *frischen* durch einen allerdings *stillschweigenden Krankheitsverlauf* ihre *natürliche Immunität auf.* Wer also außer der Minorität kritischer Impfgegner weist uns auf ihre unverzichtbare Bedeutung hin im Reifeprozeß des Menschen?

Mit welch seelischer Unreife kämpferische Propagandisten ihren natürlich existierenden Antagonisten entgegentreten, konnte man von Impfprofessoren während der "Münchener Impftagung" 1991 öffentlich hören. "Nicht auf solche Diskussionen einlassen, die unfruchtbar sind, sondern Impfkampagnen organisieren! Lassen wir doch die Hunde bellen!" Bei so reichlicher, 150 Jahre alter, internationaler Impfkontroverse können die Argumente der Gegner doch nicht alle nur Humbug sein! Wie sagte doch *Konfuzius:* "Tadel ohne Lob ... Vorsicht! Lob ohne Tadel ... Vorsicht!"

Röteln

Ähnlich harmlos wie Mumps verlaufen die Röteln. Allerdings nur in der westlichen Hemisphäre. Im Kapitel *Pro und Contra* erwähnte ich bereits den dramatischen Verlauf der Erkrankung im Orient, der ohne Zweifel den dort von uns aufgeschwätzten Massenimpfungen zuzuschreiben ist. Würde diese Tatsache nicht meiner eigenen ärztlichen Erfahrung entspringen, hörte man wahrscheinlich kaum darüber.

Diese Impfung wird propagiert, damit Mädchen bei einer späteren Schwangerschaft vor einer Infektion geschützt seien. Die Erkrankung wird nämlich auf das Ungeborene übertragen, was zu erheblichen Schädigungen führen kann, einschließlich einer Totgeburt. Diese unumstößliche Eventualität nährt den ärztlichen Aufruf zur Impfattacke im 2. Lebensjahr. Da erheben sich doch die gleichen Fragen wie bei der Mumps-Impfung, die ich aus emotionalem Eigenschutz nicht nochmal durchleben möchte. Bitte lesen Sie dort nach!

Zusätzlich gilt es wahrzunehmen und zu überdenken, daß Frauen im gebärfähigen Alter zu über 95% einen natürlichen Schutz erworben haben. Sei es durch einen kaum bemerkten Krankheitsverlauf, sei es durch Kontakt mit Erkrankten, was einen *stillen Auffrischungsschub der Immunität* gewährleistet. Wenn es nun künftig in der Kindheit keine Röteln mehr geben soll, vergrößert sich doch logischerweise die Gefahr, davon im gebärfähigen Alter erwischt zu werden. Beziehen wir ein, daß bei natürlicher Erkrankung die Möglichkeit einer zweiten Infektion bei höchstens 5% liegt, bei Geimpften allerdings über 50% (!) und daß 4 bis 5 Jahre nach der Impfung nachweislich keine Immunität mehr besteht, dann sind staatlich geregelte Zwangsauffrisch-Impfungen vorauszusehen, zusammen mit gleichzeitiger hormoneller Schwangerschaftsverhütung über mindestens 3 Monate. Wir züchten uns einen gesundheitspolitischen Wasserkopf, der irgendwann unbezahlbar sein wird, weil wir die innere Gesetzmäßigkeit der Infektionen mißachten. Was wird sich unser lebensfeindliches Gesundheitssystem noch alles einfallen lassen, um sich zu amüsieren und uns zu traktieren. Ein Schwanz ohne Ende!

Wie üblich hören wir, daß Impfnebenwirkungen selten seien. Aber das tröstet uns nicht über die bekannte Tatsache von *Gelenkentzündungen* (Arthritis) und *Polyneuritis* (Entzündung der peripheren Nerven) hinweg, die der Impfung sofort oder auch erst später folgen können. Und ich wiederhole, ohne die allgemeinen Schäden, den Angriff auf Immunsystem, Zellsystem und Gehirn zu berücksichtigen. Da Röteln-Serum heute fast ausschließlich zusammen mit Masern und Mumps verabreicht wird, sind uns differenzierte persönliche Erfahrungen nur selten zugänglich. So war es mir nur einmal vergönnt, einen direkten Folgeschaden zu erleben.

Dieser kam in Form einer *generalisierten Neurodermitis* bei meiner liebenswürdigen *Sabine*, die ich seit 10 Jahren betreue. Heute schon über 30 Jahre alt, suchte sie mich damals wegen derselben Erkrankung auf, an der sie seit ihrer frühen Kindheit litt. Später gesellte sich *Heuschnupfen* dazu, dessen Intensität das Ekzem zurückdrängte. Ein Wechselspiel also. Nach wenigen Jahren betrachteten wir beide sie als vollständig geheilt. Sie wollte dann heiraten. Ein allzu natürlicher Wunsch, nachdem sie die meisten Jahre ihres Lebens als "Aussätzige" eher wenig Kontakt mit ihrer Umwelt pflegte. Also begab sie sich vor 4 Jahren zu einer Routineuntersuchung bei einer Gynäkologin. Nicht zuletzt drängelte auch ihr Kinderwunsch dazu. Körperlich in Ordnung, riet dieselbe mit Nachdruck zur Röteln-Impfung. Ohne Rucksprache mit mir und trotz Hinweis auf ihre einstige Neurodermitis willigte *Sabine* nach langem Zögern ein, "weil die Ärztin eigentlich so nett und besorgt um mich war." Das ist zwar lobenswert, kompensiert jedoch nicht deren sachunkundigen Kunstfehler. Denn wir können erraten, was passierte.

Schon am Tag danach glühte ihre Haut und entwickelte sich in einen Zustand, wie ich ihn vorher nie an ihr gesehen hatte. Erst 3 Monate nach dem Geschehen "wagte" sie, mich aufzusuchen, denn sie wußte selbst bereits, was sie "angestellt" hatte. Ich hatte meine rechte Mühe, nicht mit ihrer Person, sondern mit der Arzneifindung. Da sie zuvor mit *Arsenicum album* ihre Gesundheit wiederfand, wiederholte ich ihre Arznei. Ohne Effekt! Auch meine weiteren Versuche, den Kunstschaden arzneilich zu eliminieren, schlugen fehl. Erst 2 Jahre danach kam mir die Idee,

Rubeolinum D200

1 Gabe einmalig, einzusetzen, was endlich den Bann löste. Hierauf erst wirkte wieder ihre personenbezogene Arznei. 2 Jahre lang mußte *Sabine* geduldig leiden, um die Folgen einer so bedenklichen, ärztlichen Entscheidung zu überwinden. Trotz meines Drängens suchen Geschädigte den ursprünglich verantwortlichen Arzt leider nicht auf. Das muß ja nicht mit einer Schrotflinte oder mit der Axt in der Hand geschehen. Es geht mir lediglich darum, daß Ärzte über die Nachwirkungen ihres Handelns informiert werden und dadurch eventuell etwas vorsichtiger mit ihren Möglichkeiten umgehen, einen Menschen zu heilen oder ihm zu schaden.

MMR

Fassen wir zusammen: Drei völlig verschiedene medizinische Anliegen von drei völlig verschiedenen Krankheiten will man mit drei völlig verschiedenen Impfstoffen bei untereinander völlig verschiedenen Menschen pauschal und pseudozwangsweise durch Massenimpfungen durchsetzen! Ohne zu berücksichtigen, ob ein Kind eine der drei Krankheiten durchgemacht oder eine der Impfungen bereits erhalten hat. Und das ohne erkennbare gesundheitspolitische *Notsituation*, die solche staatlich dirigierten Zwangsmaßnahmen gegebenenfalls rechtfertigte. Das ist in sich ein solcher Widerspruch, daß er zum Mißlingen verdammt sein muß!

Hat man bedacht, daß kein medizinisch begründbares Argument die Impfung der Mädchen gegen Mumps und die der Jungen gegen Röteln rechtfertigt? Daß die *natürliche Ansteckung* und damit die natürliche Immunität unserer Kinder vernichtet wird? Daß sich damit die Ausbreitung der Erkrankung auf Säuglinge und Erwachsene, auf alle aus ethischen oder medizinischen Gründen *Nichtgeimpfte* und auf sogenannte *Impfversager* (5 bis 15%) stürzt?

Denn die Voraussetzungen zu einer derartigen Virusvernichtungsaktion sind, daß *alle Kinder konsequent* durchgeimpft werden, daß die *Immunität* der Gesamtbevölkerung regelmäßig laborchemisch überprüft, daß *Endemien* (Krankheitsausbrüche in kleinerem Ausmaß) und *Epidemien* in der ganzen Welt sorgfältig überwacht werden müssen und daß bei deren nationalem Ausbruch, wie das endemisch in Amerika bereits der Fall ist, *Abschirmungen* und *Nachimpfungen* notwendig werden. Na, dann sehen wir uns ja spätestens im staatsgesundheitlichen Quarantänelager wieder. Allen geistig Unbeteiligten wünsche ich inzwischen aussichtsreiche KZ-Illusionen!

Denn es ist unzweifelhaft, daß wir durch die Mißachtung der natürlichen Gesetzmäßigkeiten von Epidemien das *ökologische Gleichgewicht* zwischen *Viren und Mensch* vernichten. In gleichem Maße, wie uns das beim natürlichen Gleichgewicht zwischen *Bakterien und Mensch* mittels Antibiotika und fiebersenkenden Chemikalien oder beim Gleichgewicht von *Pilzen und Mensch* oder von *Natur und Mensch* bereits gelungen ist. Das *Lebensmilieu* ist angegriffen, Bakterien und Pilze wuchern trotz Vernichtungstendenz, Naturkatastrophen mehren sich.

Der französische Medizinhistoriker *Grmek* folgert, daß die medizinische Technik durch Unterdrückung von Krankheiten wesentliche Vorbedingungen für das Auftreten u.a. von AIDS geschaffen habe. "Die aktuelle Seuche ist die Kehrseite der Medaille, der zwangsläufige Preis, den wir dafür bezahlen müssen, daß wir die jahrtausendealten ökologischen Gleichgewichte derart radikal gestört haben." In Kurz: Wir haben die Schöpfung manipuliert! Kein wesentlich neuer Aspekt, aber er beweist, daß auch andere denkende Menschen in dieser Welt zu gleichen Schlußfolgerungen kommen. Noch plagt uns AIDS, bald werden wir Massenseuchen noch gefährlicheren Ausmaßes ausgesetzt sein. Die Erkältungs-, Allergie-, Ekzem- und Krebsseuchen und die Verseuchung unserer geistig-seelischen Potenz sind nur ein milder Ausdruck, eine Endemie künftigen Massenelends!

Da kommt uns doch das berüchtigte STIKO-Elterninformationblatt wie ein frommes Sonntagsblättchen zur Auffrischung aller reinen Herzen vor, wenn wir unter Impfnebenwirkungen bei MMR-Spritzung belehrt werden: "Nebenwirkungen sind selten (schon wieder mal!). Bei rund 10% der Kinder tritt nach 5 bis 12 Tagen leichtes Fieber auf, bei 5% auch ein vorübergehender Hautausschlag, der nicht ansteckend ist (hört, hört! Ein Ekzem war noch nie ansteckend!). Die Beschwerden gehen nach 2 bis 3 Tagen zurück. Manchmal kommt es zu einer schwachen Erscheinung von Mumps, einer Schwellung im Kiefer-/Ohrbereich. Sehr selten sind Reaktionen wie Krämpfe, starkes Fieber oder Hirnhautreizungen." Und wenn sie auftreten sollten, hängen sie sicher nicht mit der Impfung zusammen. Zumindest wird Ihr Impfarzt das behaupten und sich somit aus der Verantwortung schleichen. Ende der Verniedlichung einer absehbaren Menschheitskatastrophe, deren Zukunft bereits begonnen hat!

Buchwald, dessen Buch *"Impfen - das Geschäft mit der Angst"* ich jedem dringend empfehle, stellt folgende Überlegung an, der ich aus eigener Denkerfahrung voll zustimme. "Je komplizierter und höher entwickelt ein Mechanismus oder ein Apparat ist, desto empfindlicher und desto störanfälliger ist er auch. Von einer Impfschädigung werden daher vermutlich besonders *hoch differenzierte Gehirne* betroffen, und wahrscheinlich *vernichten* wir über die Impfschäden die *Spitzenintelligenz* unseres Volkes. Einst waren wir ein Volk von Dichtern und Denkern, heute sind wir ... im teuersten Gesundheitswesen der Welt ein Volk von Schwerbeschädigten und Frührentnern." - Das entspricht meiner Erfahrung, daß unsere *durch Impfungen geistig und seelisch verhaltensgestörten Kinder* einen hohen Intelligenzquotienten aufweisen. Nicht alle, aber die meisten. Außerdem wissen wir aus homöopathischem

Blickwinkel, daß die Massenseuche *Legasthenie* sich nur unter überintelligenten Kindern ausbreitet.

Es war immer ein Privileg der homöopathischen Ärzte, Impfungen als *Unterdrückungsphänomen* natürlicher, gesetzmäßiger Geschehen in der Person des Menschen anzusehen, lange bevor die Schulmedizin ihre eigenen Impfgegner gebar. Aber auch unter Homöopathen gibt es genügend Feiglinge, so daß die Impfung entweder rigoros verneint oder halbherzig weiter durchgeführt wird. Schulmediziner sind dabei konsequenter. Menschen wie der Internist *Buchwald* oder die 1987 gegründete, aus 180 Ärzten bestehende *Schweizer Arbeitsgruppe für differenzierte MMR-Impfungen* oder *Mendelsohn* in Amerika sind zu solitären Marksteinen geworden auf dem 150 Jahre alten Kampfespfad gegen undifferenziertes Impfen. Die Schweizer sind nicht gegen Impfungen an sich. "Wir befürworten aber eine zurückhaltende, individuell abgestimmte Impfpraxis, welche der unterschiedlichen Problematik der drei Kinderkrankheiten einzeln Rechnung trägt, die Epidemiologie der drei Krankheiten nicht grundlegend verändert und die Entscheidungsfreiheit der Eltern respektiert." Das ist ein sehr beachtenswerter, diplomatischer Ansatz zu weiterem Überdenken der Notwendigkeit anderer Impfungen.

Auch die anthroposophischen Ärzte führen wohl argumentierte Warnungen auf. Unter anderen schließt *Goebel* vom Krankenhaus Herdecke seine Ausführungen mit: "Die Entscheidung (zur Impfung) soll sich an den individuellen Gegebenheiten des Kindes und seiner Umwelt orientieren, keinesfalls soll sie aus pauschalem Für und Wider und aus einer Gleichschaltung aller erfolgen, sondern in dem Bewußtsein, daß das Leben eines Kindes ein Entwicklungsweg ist, der uns die Achtung seiner Menschenwürde und seiner Individualität abverlangt."

Zum überzeugten Impfgegner werden wir erst, wenn sich die eigene Erfahrung an den Forschungsergebnissen der Impfwissenschaft mißt, indem wir diese kritisch überprüfen, abwägen und unterscheiden. Erst dann dürfen wir uns entscheiden, für eine gerechte Sache ins Feld zu ziehen. Das gilt für jedes Anliegen!

Begeben wir uns inzwischen zu den Opfern, die auf dem Schlachtfeld der Impfpropagandisten, bisher unbeachtet, liegengeblieben sind. Eines darunter ist die 5jährige *Jasmin*, die mir vor einem Jahr von ihren Eltern wegen einer leichten Form von *Mucoviszidose* vorgestellt wurde. Wegen häufiger Erkältungen war sie nicht geimpft worden, bis die Kinderärztin "ausnahmsweise" auf einer MMR-Impfung bestand, die etwa ein Jahr vor unserer Begegnung ausgeführt wurde. Danach haben sich die Erscheinungen der *Erkältungen verschlimmert.* Eine Bronchitis tauschte die andere ein, von nun an mit einem *maschinengewehrartigen Würgehusten,* mit vielen *Blähungen* und *Fettstühlen.* Klinischer Aufenthalt mit dem Ergebnis obiger Diagnose und einer Litanei an täglicher Medikation zum Schlucken, zum Inhalieren. Darunter eine Dauertherapie mit dem Antibiotikum *Gentamycin* (!). Anweisung zu vierteljährlichen Kontrollen in der Klinik, deren Notwendigkeit ich nicht nachvollziehen konnte.

Jasmin litt vor allem *abends* und morgens, bei körperlicher Anstrengung und *draußen,* obwohl sie nach frischer Luft verlangte. Ein Schluck *kalten Wassers* linderte ihre Hustenanfälle. Trotz aller heftigen Erkrankungen *erholte* sie sich *rasch* wieder. Sie schien auch sonst wenig nachtragend, äußerst *heiter,* und hüpfte am liebsten *tanzend* durchs Leben. Und das schon beim morgendlichen Erwachen. Ansonsten *durchtrödelte* sie den Alltag, meist bastelnd, malend oder singend. Zu der Schwere ihrer Erkrankung hatte sie auffallend wenig Bezug. *Jasmin* genoß vielmehr die schönen Seiten des Lebens, die ich mit

Phosphor D12

2 x 1 Gabe täglich, förderte. Ich rechnete nicht damit, die Erkrankung als solche zu heilen, da sie ja *genetisch* angelegt ist. Nur Linderung zu verschaffen war mein Ziel, das auch teilweise verwirklicht wurde. Mit viel Überzeugungskraft der höchst verunsicherten Mutter gegenüber setzten wir die Dauertherapien ab, förderten dagegen die atemtechnischen Übungen. Und schafften es! Der Husten verringerte sich, das vormals grüne Sputum wurde weißlich, die Blähungen und Fettstühle blieben aus. Insgesamt war sie körperlich leistungsfähiger. Aber die arme, unbedarfte Mutter ließ nicht locker, telefonisch ihre Ungewißheiten "ob das wohl auch gut geht ... und wenn nicht, was dann ..." über mich zu ergießen, anstatt sich an der Entwicklung ihres Kindes zu erfreuen. Nach einem halben Jahr fortschreitender Behandlung begab sie sich mit *Jasmin* in klinische Behandlung zurück. Dort konnte sie ihr Kind ruhigen Gewissens abgeben und ihren Alltag wieder mit Therapie-Aktivitäten ausfüllen, um damit ihre steten Ängste zu zerstreuen. So etwa teilte sie mir fairerweise ihren Entschluß mit. - Wir lernen daraus zwei wichtige Dinge: Ein-

mal, daß Eltern ihre *Angst vor ungewisser Verantwortlichkeit* auf ihre Kinder übertragen und diese darunter leiden müssen. Sie *verweigern* die *Wahrnehmung der Wahrheit*, ziehen es aus purem Egotrip vor, ihre Kinder ins Elend zu schicken. So begegnet mir das Gros der Eltern, wovon allerdings eine Großzahl bereit ist, bewußter zu werden.

Zweitens habe ich in meinen Ausführungen behauptet, durch die Impfung würden *schlummernde Krankheitsanlagen aktiviert* werden. Nun, ich denke, daß *Jasmins* Schicksal dafür einen schlagenden Beweis liefert, was allein schon Grund genug ist, ihre Geschichte aufzuzeichnen. Inzwischen hoffen wir, daß *Jasmin* nicht zu Tode therapiert wird!

Max hingegen darf weiterleben, wenn der Weg dahin auch sehr verwirrend war. Er begegnete mir mit fast 5 Jahren. Obwohl Schwangerschaft und Geburt störungsfrei verlaufen seien, habe er seinen Tagesverlauf diskret überaktiv gestaltet und wenig geschlafen, nachts dagegen desto mehr und desto tiefer. Später hätte sich das gewandelt. Er habe bei nächtlichen Schreianfällen gebrüllt und getobt und die Eltern nicht erkannt. Er habe die üblichen Impfungen ohne akute Nebenwirkungen erduldet. Oder doch in Form der Schlafveränderung? In seinem 3. Lebensjahr habe der Kinderarzt mittels gewohnter Angstmache wegen Sterilität und Hirnentzündung auf einer MMR-Impfung bestanden. *Max´* Mutter meint, seine jetzige *Neurodermitis*, seine *Wut-* und *Schreianfälle* stünden in unmittelbarer Verbindung zu jener Impfung. Sie seien rasch danach und zu überraschend aufgetreten. Erwartungsgemäß lehnte der Kinderarzt diese mütterliche Schlußfolgerung ab. Seither entwickelten sich bei *Max* Verhaltensphänomene, die alle uns dafür bekannten Arzneibilder durchquerten, ohne irgendwo Halt schreien zu wollen. Sollten die vorherigen, still verlaufenen Impfungen durch die letzte eine Art Auffrischung erlebt haben wie der letzte Tropfen, der das Faß zum Überlaufen zwingt? Verfolgen wir doch gemeinsam den Vorbericht der Mutter und einen nachgesandten Bericht des Vaters. Der einzige übrigens, den ich je von einem männlichen Elternteil erhielt! Es ist leider meine Erfahrung, daß Väter an abweichenden Schicksalen ihrer Kinder wenig oder gar nicht teilnehmen.

Hören wir zunächst der Mutter zu: "Ich liebe ihn über alles, aber manchmal entstehen Haßgefühle in mir, die mich sehr deprimieren. Ich bin hilflos und traurig. Von Beruf Erzieherin, scheine ich bei meinem Sohn zu versagen. Seine Ausdrucksweise ist *schweinisch-genital*. Doch nur in seiner Wut oder wenn man nicht *sofort* das macht, was er will, denn er kann *keine Sekunde warten.* Wenn von ihm etwas verlangt wird, dann hören wir: Keine Zeit, keine Lust, mir ist zu warm, mir ist zu kalt.

Sein Verhalten wird äußerst aggressiv, wenn *etwas nicht* auf Anhieb *klappt.* Dann rennt er mit den Füßen gegen alles und gegen jeden, würde am liebsten alles zerstören, schreit: ´Ich bring´ Dich um, ich tu´ Dir weh, ich will Dich nicht mehr´. Er brüllt, *spreizt die Finger*, trampelt auf der Stelle, tritt mit Füßen, knallt die Türen und verschwindet.

Seine Konzentration ist mangelhaft. Alle Beschäftigungen sind nur Strohfeuer, das Interesse ist bald verloren, er gibt auf, wenn etwas nicht klappt. Nur vor dem Fernseher könnte er stundenlang ausharren, jedoch nur, wenn ´böse´ Filme kommen: Polizei, Soldaten, *Krieg,* Schießereien, Prügeleien. Er baut sich aus allem *Pistolen* und Gewehre, selbst Kekse werden zur Pistolenform geknabbert. Alle Leute werden dann *bedroht* und *erschossen*!

Seine großen *Ängste* sind: Nicht im *Mittelpunkt* zu stehen, *ausgelacht* zu werden, kann nicht *allein* sein, weder sich beschäftigen noch spielen. Allein im Bett liegen ist eine Qual für ihn. Jede Nacht kommt er zu uns, meist zwischen 23 und 1 Uhr, will eigentlich überhaupt nicht schlafen, obwohl er müde ist. Angst vor allem *Neuen* und Unbekannten, vor *fremden* Kindern, und falls er überhaupt auf sie zugeht, dann nur mit *Drohungen* im Beisein einer ihm bekannten Person. Andererseits *beschützt* er *Schwächere* oder Kleinere, wenn sie von anderen angegriffen werden. Angst, er könne was *verpassen*, weshalb er das Essen in riesengroßen Brocken in sich hineinschlingt, um schnell weg zu sein. Auch hat er Angst, man könne ihm was wegessen, besonders bei *Eis*, das er *pfundweise* verdrücken könnte. Möchte mit keinem teilen, z.B. könnte seine Schwester ja etwas Interessantes damit bauen oder spielen. Er ist *enttäuscht* und traurig *über sich selbst*, wenn er etwas noch nicht kann, was andere können oder wenn er selbst nicht auf die Idee kam, etwas Bestimmtes zu machen.

In allem ist er sehr *pingelig*, trinkt nie zweimal aus einem Glas, will nach jedem dritten Bissen einen neuen Teller, Speisen dürfen nicht miteinander vermischt werden. Er ißt nur vom Feinsten ... Rumpsteak, Filet! Er *wäscht sich* auch *ständig* die Hände. Nur bei seinen Spielsachen ist das anders: Da wird alles durch die Gegend geworfen, er *zerstümmelt* mit Vorliebe seine Plüschtiere, und er kann tagelang dieses

Chaos ertragen. Wenn ein anderer für ihn aufräumt, findet er die Ordnung himmlisch und fühlt sich pudelwohl.

Und hier noch einige seiner Marotten, seine Kleidung betreffend: Seine Unterhose wird *stramm* nach oben *gezogen*, am liebsten bis unter die Arme, sie könnte ja runterrutschen. Kurze Hosen sind ihm ein Greuel. Deshalb meidet er auch Schwimmbäder, keiner soll ihn *nackt* oder halbnackt sehen. Auch muß die Toilette abgeschlossen sein, bis er ruft, damit ich ihm den Po abwische. Er ekelt sich davor. Jeder Gürtel, jede Hose muß *supereng* sitzen, der Gürtel wird so *straffgezogen*, daß es ihm fast die Luft abschnürt. Er würde nicht ein einziges Mal ein T-Shirt über der Hose tragen, will es auch bei anderen nicht sehen. Geschlossene Schuhe sind sehr wichtig. Er schnürt sie bis zum Extrem fest ein. Dabei ist ihm völlig egal, daß er immer kalt-feuchte, stinkende Füße hat. Er will nicht gehen, sondern nur laufen oder springen, fällt aber dauernd hin oder stößt sich irgendwo an.

Manche Dinge will er gar nicht, sie sind einfach *zwanghaft* da. Dann sagt er: *"Ich will das gar nicht, es kommt irgendwo her!* Warum nimmt der liebe Gott mir das nicht weg, es tut mir leid!"

Ein grandioser Beobachtungsbericht, den Mütter eigentlich erst zustande bringen, wenn sie sich lange genug mit der Homöopathie beschäftigten. *Max´* Mutter kam damals als absoluter Neuling, von einer Bekannten geradezu gedrängelt, sich der Homöopathie anzuvertrauen. Ihr Bericht klingt wie eine Zusammenfassung vieler Berichte von vielen Müttern, womit ich die Ausführlichkeit meiner Aufzeichnung begründen möchte. Also sozusagen als Trost zu wissen, daß Sie nicht die einzig mitleidende Mutter sind!

Lassen wir nun den Vater ergänzen, was wir noch nicht wissen: "*Max* geht nie freiwillig in den Kindergarten: ´Scheiß Kindergarten, wenn ich groß bin, werfe ich eine Bombe hinein´. Ist er dort angekommen, ist alles gut. Anweisungen des Personals kann er allerdings nicht einhalten oder vergißt sie gleich wieder. Andererseits hat er kürzlich vergessen, Backpulver in den Kindergarten mitzunehmen und erbrach sich aus *Angst vor Tadel*. Er reagiert auch panisch, wenn der ganze Kindergarten etwas unternimmt.

Er will nichts mit Mädchen zu tun haben, spielt auch nicht mit ihnen. Er spielt nur mit Legos, zeigt sonst keine Eigeninitiative, will rundum beschäftigt werden. Wohl fühlt er sich nur in seiner eigenen Gruppe.

Dort ist er *Chef:* ´Was soll das hier! Das bringt doch nichts!´ Ist die Bande nicht da, ist er zuvorkommend, lieb und nett. Er unterhält sich dann viel, interessiert sich für alles, macht auch mal andere Sachen als sonst. Sein Wortschatz und sprachlicher Ausdruck sind sehr entwickelt. Gegenüber Unbekannten und Unbekanntem verhält er sich jedoch ängstlich, ablehnend und *versteckt sich* hinter seiner Mutter: ´Was sagen die anderen dazu, die *reden über mich´.*

Dann schreit er seine Mutter an: ´Ich werf´ Dich zum Fenster hinaus, blöde Mama, ich hab´ Dich gar nicht mehr lieb, ich will Dich nicht mehr sehen´. Oder: ´Ich schlag´ die Tür ein, ich laufe weg, ich laß´ mich überfahren. Warum wolltest Du überhaupt Kinder, wenn Du so viel mit mir schimpfst, ich wäre besser gar nicht geboren worden´.

Als Ordnungsfanatiker legt er die Fußmatten vor fremden Häusern korrekt hin. Bettdecke oder Deckchen dürfen nicht schief liegen.

Bei Erkältungen, Fieber, Schmerzen allerdings will er nur kuscheln. Auch nachts, wenn er zu uns ins Bett kommt, schmiegt er sich wonnevoll an unsere Körper. Er ist dann lieb und verständnisvoll. Er tröstet auch selbst gerne, wenn jemand krank ist. Lieb ist er auch zu seinem Stoffhasen Mümmel. Er ist sein ständiger Begleiter und dient ihm zu Rollenspielen. Aus *Angst vor Verlust* nimmt er ihn aber nirgendwohin mit."

Mit einer persönlichen Reflektion endet er seinen Bericht: "Diese Zeilen habe ich unter dem Eindruck persönlichen Versagens im erzieherischen Bereich niedergeschrieben. Als Pädagoge hege ich einen tiefen Groll gegen mich, daß es mir nicht gelungen ist, den Jungen in ein ruhigeres Fahrwasser zu geleiten. Als psychologischer Laie wage ich zu behaupten, daß *Max* unbewußt unter den latenten Spannungen leidet, die unsere Ehe eigentlich seit Beginn begleiten." Ein ehrliches Zugeständnis, aber sicher nicht alleiniger Auslöser für *Max´* totale Zerrissenheit.

Im persönlichen Gespräch mit *Max* erlebte ich kein von diesen Berichten abweichendes Verhalten, aber auch keine weiteren Symptome, die mir mehr Klarheit verschafft hätten. Er erinnerte mich sowohl im Aussehen als auch in seinem Benehmen an *Maurice*, dem es seit *Tarantula* so gut geht. Natürlich lag ich mit dieser Arznei bei *Max* daneben. Auch mit den Gaben *Veratrum album* und *Mercurius solubilis* war ich mit dem Behandlungsergebnis nach fast zwei Jahren nicht zufrieden, obwohl sie jedesmal eine positive Veränderung brachten. Das empfanden auch die Eltern, die mir damals im Telegrammstil ihren Gesamteindruck mitteilten: "Seine Wutanfälle sind kürzer, er entschuldigt sich öfter, er lacht wieder öfter, er schmust und kuschelt. Er kann sich oft über etwas freuen und ist dann auch sehr lieb, wenn wir etwas Besonderes mit ihm unternehmen. Wenn wir ihm etwas lange erklären, akzeptiert er auch öfter Sachen, die ihn nicht so begeistern. Er freut sich auch, wenn wir Gäste haben und etwas gefeiert wird. Beim Einkaufen ist er brav und bescheiden. Er hat jetzt mehrere Bezugspersonen, denen er sich anvertrauen kann und will, vor allem seinen Onkel Peter. Wenn er seine kleine Schwester um sich hat, ist er jetzt so gut wie ohne Angst in fast jeder Beziehung."

Bei seiner letzten Vorstellung vor einem halben Jahr erfüllte er zwar den Raum mit freundlicher Gegenwart, aber sein Ekzem war wieder leicht ausgebrochen und seine Mandeln blickten mich wie zwei Riesenpflaumen an. Völlig neu war mir, daß er jetzt im Gespräch *zitterte*, gelegentlich *stotterte* und mir mit *weit geöffneten, glänzenden Pupillen* in die Augen schaute, was mich anwies, ihm

Stramonium D30

3 x 1 Gabe wöchentlich, in steigender Potenz zuzugestehen. Endlich kam ein Durchbruch des Gesamtgeschehens. Selbst die Mandeln schwollen ab. Die durchgreifende Wirkung der Arznei erklärt uns von selbst, daß *Max* nach der Impfung eine fast unbemerkte Masern-Hirnentzündung durchmachte, die dann ihre Spuren hinterließ, wie wir sie eben gemeinsam verfolgten. Noch gibt es keinen Grund zum Feiern. Trotzdem denke ich, *Max* könnte schon mal die Einladungen verschicken.

NOTIZEN:

Pocken

Die Pockenschutzimpfung ist heute keine Pflicht mehr, auch nicht mehr auf Fernreisen. Man hat von staatlicher Seite eingesehen, daß die letzte Epidemie doch ziemlich lange vorbei ist. Es ist erschütternd, mit welcher Beharrlichkeit sich die Ärzteschaft an die Pockenimpfung klammerte, obwohl in aller Welt seit 4 Jahrzehnten kein einziger Pockenfall die Menschheit bedrohte. Das heißt, daß 40 Jahre lang Kinder an den Impffolgen sterben mußten oder heute als behinderte Erwachsene unsere Heime bevölkern, nur um der ärztlichen Eitelkeit und dem Starrsinn ihres Standes genüge zu tun! Glücklicherweise ist diese Ära künstlicher Bedrohung durch beamtete Ärzte vorbei. Aber nur diese! Denn der Impfhochmut ist noch lange nicht gebrochen.

Welche Trümmer die Impfung hinterlassen kann, ist uns schon im Kapitel *Geschichte* geschildert worden. Heute suchen mich keine Kinder, sondern junge Erwachsene auf, denen das Stigma der Impfung eingeprägt ist. Darunter ist die *Neurodermitis* vergleichsweise die leichteste Heimsuchung. Aber nur vergleichsweise!

Begleiten wir die Lebensgeschichte von *Angelika*, die schon 32 Jahre alt war, als sie mich erstmalig aufsuchte. Sie soll uns lehren, daß viele Jahre nach den Impfungen schwere *chronische Krankheiten* in Gang gesetzt werden können. Schon Monate lang war sie "auf Wirbelsäule, Ileosakralgelenke und Ischias" erfolglos behandelt worden. Ein tiefer, wunder, brennender, stechender Schmerz sitze in den Beckenknochen, zöge *krampfend* in den Kopf und über die Pobacke in die rechte Wade. Dort brenne es "wie tausend kleine Nadelstiche". Ihre Füße fühle sie, als ob sie am Boden klebten und sie auf den Knochen laufe. Die Haut in den betroffenen Teilen sei höchst *überempfindlich*. Bewegung, die *kleinste Erschütterung*, langes Sitzen, extreme Hitze und Kälte, *Geschlechtsverkehr* und Schlafentzug verschlimmerten die Schmerzen. Milde Wärme bessere, und *nachts* habe sie *Ruhe*.

Trotz ihrer erheblichen Störung, hinter der ich eine *Multiple Sklerose* vermutete, schien sie nicht verzweifelt. Nur manchmal sei sie depressiv, "wenn sich etwas einfährt. Dann geht mir *alles zu langsam*, wie in Zeitlupe." Sie weinte. "Ich brauche *Veränderung, Gesellschaft,* sonst werde ich verrückt." Kaum zu glauben, daß dieses zart gebaute Wesen in einer Band *trommelte* und Blasinstrumente spielte. Sie liebe *Musik* über alles, vor allem *rhythmische.* Rockmusik gehe ihr auf die Nerven. "Das ist Lärm, und laute Geräusche nerven mich."

Ihre Mutter behaupte, sie habe sich nach der Pockenimpfung, unter der sie als Kind lange an septischem Fieber leiden mußte, völlig verändert. Sie sei danach ruhelos, nervig und kurzatmig gewesen. "Eine echte *Nervensäge*", habe ihre Mutter immer zu Bekannten gesagt. Damals sei sie bei Wetterwechsel von kalt zu warm von extremer Übelkeit, häufigem Erbrechen und entsetzlichen Alpträumen geplagt worden. Heute träume sie, daß sie entweder einschlafe oder *in Ohnmacht falle.* Zusammen mit der körperlichen Untersuchung, bei der ich nur neurologische Phänomene mit einer *schroffen, in sich abgehackten Gehweise* fand, wurde

Tarantula hispanica D12

2 x 1 Gabe täglich, die Arznei, die ihren Heilprozeß überzeugend einleitete. Ein Jahr ist seit Therapiebeginn vergangen. Sie ist schmerzfrei, und ihre Gelenke sind viel beweglicher. Zwischendurch erlebte sie allerlei Nervensensationen wie eingeschnürte Knöchel beim Gehen, Kribbeln der Nasenspitze, der Lippen und der Zunge und gelegentlich kurzdauernde Schmerzrückfälle. Gewiß, die Behandlung ist noch nicht zu Ende gedacht, aber denkbar ist, daß sie mit Gewißheit dem Rollstuhl und damit klinischer und menschlicher Abhängigkeit entgeht.

Anke dagegen, vor zwei Jahren gerade 30 Jahre alt, ist bereits ein menschliches Wrack. Sie lebt im Heim, wird am Wochenende nach Hause geholt. Sie ist die einzige Tochter ihrer Mutter, die sich seit einigen Jahren in meiner Betreuung befindet. Es ist nur natürlich, daß sie mich nach einiger Zeit um Mitbetreuung ihrer Tochter bat, denn schließlich ist sie ihr steter Kummer. Sie trägt Selbstvorwürfe mit sich herum über die im 4. Lebensmonat (!) an *Anke* vorgenommene Pockenimpfung. Der Arzt habe es so dringlich gemacht, und auch im Schulkollegium, sie ist Lehrerin, habe man über die Impfung diskutiert und das frühe Impfalter der Kinder als richtig befunden. So gab sie letztlich ihre mütterliche Zustimmung. Die Impfstelle habe mit großen, *eitrig geschwürigen Pusteln* reagiert, dazu kam bald die gefürchtete *Hirnentzündung.* Vom Klinikaufenthalt zurück, verblieb ein Wiegen des Oberkörpers, eine hochgradige Geräuschempfindlichkeit und lange Zeit lautes Weinen. Mit der Zeit sei sie immer lauter geworden, unruhiger, *ablehnender* und *aggressiver.* Die geistige Entwicklung blieb zurück. Sie trage heute noch Windeln für Urin und Stuhlgang. Körperlich hätten sich viele *Warzen* und *Umläufe* um Finger- und Zehennägel gebildet, sonst nichts Besonderes. In der Pubertät habe sie sich ganz *zurückgezogen*, habe im Rückzug *exzessiv onaniert.* "Das ist auch heute noch der Fall", fuhr ihre gelegentlich seufzende Mutter fort, während sie die ganze Zeit der persönlichen Vorstellung über *Ankes* Hand hielt. "Dazu brechen *allmählich* sich steigernde, unmotivierte *Wutausbrüche* aus ihr heraus, während derer sie alles rigoros vom Tisch schmeißt, manchmal auch das eingedeckte Sonntagsgeschirr. Oder sie beißt sich in die eigene Hand. Die Heimleitung beklagt sich viel über ihr Verhalten, denn Tranquilizer haben ihre Aggressionen nicht verbessert." *Anke* brachte nur Laute hervor, von denen ihre Mutter meint, sie verstehe fast immer, was sie wolle. Ansonsten saß sie, rückgratgebeugt wie ein Greis, albern lächelnd oder sich vor- und rückwiegend mit einem derart *schwachsinnigen* Gesichtsausdruck mir auf dem Sofa gegenüber, was mich in ihrer Gesamterscheinung an

Bufo D12

2 x 1 Gabe, erinnerte. Ein Jahr später sah ich sie wieder. Es wäre illusorisch gewesen, tiefgreifende, äußerliche Veränderungen zu erwarten. Was mir jedoch gleich auffiel, war ihr freundliches Lächeln, das die Albernheit verbannt hatte. Doch innerlich hatte sich mehr getan. Sie sei umgänglicher im Heim und zu Hause, beiße weniger, onaniere kaum mehr, und die Wutanfälle seien auf ein erträgliches Maß reduziert. Alle waren wir zufrieden. Heute, nach 1 1/2 Jahren, bekommt sie gelegentlich eine Gabe *XM*, wenn ihr aggressives Verhalten sich steigert.

Ist Ihnen auch aufgefallen, daß *Bufo* als Heilarznei bei fast allen Impfschäden angezeigt ist? Das stellt uns doch vor die Frage, ob nicht alle Geschädigten einem *schleichenden Hirnentzündungsprozeß* ausgeliefert sind, der, wie so oft unbemerkt, "mit einer unbedenklichen Fieberreaktion" abläuft, was uns als "normale Impfreaktion" verkauft wird? Und die obendrein noch mit chemischen Zäpfchen *unterdrückt* wird! Die vielseitige Anwendung der Arznei bei voneinander völlig verschiedenen Impfstoffen beweist letztlich unsere Behauptung, daß nicht der spezifische Impfstoff, sondern andere zerstörerische Kriterien wie das schon erwähnte *artfremde Eiweiß* für die Fehlregulationen des Geimpften verantwortlich zeichnen. Das gilt es zu überdenken!

Es stellt sich weiterhin die Frage, ob die *Kröte* eventuell in ihrer Tiefe dem Zeitgeist unserer lieblosen, von geheimnisvollem Fluch bedrohten Epoche weitgehend entspricht. Führt uns die Abscheu vor der *Kröte*, welche die Abscheu vor uns selbst symbolisiert, letztlich zur erlösenden, universellen Liebe? Ist nicht auch der Froschkönig zuerst verflucht und dann durch Liebe erlöst worden?

Sicherlich, wir müssen tief leiden, bevor die Freude am Dasein lebendig werden darf. Jedoch, machen wir uns klar, daß das hier skizzierte Leid von Menschen erfunden wurde, die vom Ungeist der Schöpfung, von der Kehrseite der göttlichen Sehnsucht nach menschlicher Vervollkommnung erfüllt sind. Und es ist erschütternd, welche Macht wir ihnen ohne Rückfragen, ohne Zweifel zugestehen. Das sind die Ekel dieser Gesellschaft, denen wir durch unsere Gleichgültigkeit Lebensraum verschaffen. Zumindest solange, bis wir, selbst verunstaltet, uns nicht mehr anschauen können, ohne daß uns zum Kotzen zumute ist.

NOTIZEN:

Hepatitis

Es gibt einen neuen Boom: Die *Reiseimpfung*! Obwohl eine Impfpflicht gegen bestimmte Infektionen nur bei Einreise in infizierte Länder nach den dortigen Bedingungen besteht, teilen sich die Reiseveranstalter einen Großteil der Propaganda-Einnahmen und empfehlen eine ganze Palette von Impfungen mit dringlichem Notwendigkeitscharakter. Außer den üblichen Auffrischungen für Erwachsene "verlangen" sie die Vorbeugung gegen *Hepatitis A* für alle tropischen Länder, *Hepatitis B* und *Japanische Enzephalitis B* für Südostasien, *Gelbfieber* und *Epidemische Meningitis Neisseria* für Arabien, Afrika und Südamerika. Mit der *Malaria* hausieren zu gehen, ist ja inzwischen schwierig geworden, denn die Erreger entwickeln gegen die Chloroquine, bei uns als *Resochin* erhältlich, eine zunehmende Resistenz. Das heißt, trotz tüchtiger Tablettenschluckerei werden vermehrt Krankheitsfälle gemeldet.

Die Vermarktung der Impfseren auf privatem Sektor stellt natürlich eine lukrative Zusatzeinnahme der Serumindustrie dar. Denn Krankenversicherungen zahlen nicht für Privatvergnügen, zu denen derartige Reisevorbereitungen zählen. Trotzdem tragen auch sie ihr Scherflein zur Propaganda bei. Man teilt sich eben das Reklamebudget der Pharmaindustrie, die natürlich längst über die Tatsache informiert ist, daß immer mehr Mütter Impfungen für ihre Kinder zugunsten einer natürlichen Infektion ablehnen. Deswegen der ganze Propaganda-Aufstand für die ganz Dummen, denn die weniger Dummen werden doch nicht in einem als infiziert geltenden Land ihre Ferien verbringen. Es sei denn, ein Geschäft lockt. Geschäfte aber werden in hygienebewußten internationalen Hotels abgewickelt, während eine Infektionsgefahr nur unter schlechten hygienischen Bedingungen erfolgt. Und dazu gehören Treckingreisen von Abenteurern oder Alternativurlaub von Esoterikern in den Slums, den Armutszentren südamerikanischer und südostasiatischer Großstädte. Na denn, viel Spaß!

Diese Sonderimpfungen können andererseits auch hierzulande zur Pflicht werden. Dann nämlich, wenn Sie aus einem offiziell als infiziert geltenden Land in Deutschland wieder einreisen. Dann geht es ab in die Quarantäne! Das ist eine Abriegelungseinrichtung für Heimkehrer, die an fernen Stränden die lokale Seuchennachricht verpaßt haben.

Hepatitis A

Sie ist weltweit verbreitet, in warmen Ländern deutlich häufiger als in gemäßigten Zonen. Endemisch, d.h. in kleineren Epidemien, findet sich der Erreger in Afrika, im Vorderen Orient, in Indien, in den östlichen GUS-Staaten, in Teilen Chinas und in Südamerika. Für Reisende in diese Länder wird die Impfung empfohlen, aber auch für Personen, "die durch ihre berufliche oder persönliche Situation einem erhöhten Impfrisiko ausgesetzt sind". Eine dreimalige Impfung "mit dem gut verträglichen Totimpfstoff bietet Schutz für 5 Jahre. Kurzfristig können Gammaglobuline für ca. 6 Monate schützen". Soweit die offizielle Verlautbarung.

Hepatitis B

Sie wird durch Blutkontakt und Geschlechtsverkehr übertragen. Demnach stellt sie hierzulande nicht nur für medizinisches Laborpersonal ein häufig angeführtes Risiko dar, sondern auch für solche fernöstlich reisenden, männlichen und indes auch weiblichen Kegelklubmitglieder, welche die Mystik des Orients in Hotelbetten genießen möchten. Denn besonders die Länder des südostasiatischen Raumes sind von dieser Infektion stark betroffen. Letztlich ist auch der hiesige Patient durch die Risikogruppe Laboranten gefährdet. Denn ohne selbst krank zu sein, können sie doch Virusträger sein. Für Kinder wird die Impfung empfohlen, wenn die Mutter gegen Ende der Schwangerschaft an dieser Form von Hepatitis erkrankte, denn die Ansteckung erfolgt erst nach der Geburt. Das sind dann meist Menschen, die den Virus ohne sichtbare Krankheitszeichen in sich tragen und eine potentielle Gefahr darstellen. Die Infektion einer Schwangeren ist jedoch so selten wie die gefürchtete Neugeborenen-Hepatitis.

"Schutz vor der Infektion bieten drei Impfungen innerhalb von 6 Monaten, bei kurzfristigen Fernreisen können Gammaglobuline schützen", so das offizielle Organ. Wobei ich doch gleich vorweg monieren möchte, daß die immer wieder, auch von Ärzten empfohlenen, sehr kostspieligen Gammaglobuline in keiner Weise Schutz vor der Krankheit bieten. Die Abwehrlage soll damit gestärkt werden, was nach unserem Verständnis der Gegebenheiten ebenso unglaubhaft erscheint. Ein schlecht brennendes Immunsystem läßt sich nicht mit Fremdeiweißzufuhr aufheizen.

Der Impfstoff ist relativ neu entwickelt. Es fehlen also genügend Erfahrungen durch Nachbeobachtung der Geimpften. Bisher seien offiziell noch keine Nebenwirkungen aufgetreten, behauptet die Impflobby. Was wir von solchen Behauptungen halten, entspricht im Grunde dem Wahrheitsgehalt ihrer sämtlichen, bisher getätigten Proklamationen. Es ist also zurückhaltende Vorsicht geboten.

Die allgemeinen Nebenwirkungen sind uns jetzt geläufig: Nicht nur die Krankheit an sich kann ausgelöst werden, sondern der ganze Rattenschwanz von akuten Störungen und - durch langsame Viren - von chronischen Krankheiten in späteren Jahren. Man munkelt, daß die Impfung bald in den offiziellen Empfehlungsplan der STIKO aufgenommen werden soll. Lassen wir uns nicht beirren, denn die Homöopathie hält auch hier Arzneien für diejenigen bereit, die den ärztlichen Drohungen nicht mehr anheimfallen.

NOTIZEN:

Zecken

Zecken übertragen zwei voneinander verschiedene Krankheiten. Zum einen die gefürchtete *Frühsommer-Meningo-Enzephalitis*, eine Hirnentzündung mit Hirnhautreizung. Das tatsächliche Auftreten der Erkrankung beobachten wir nur in gefährdeten Bevölkerungsgruppen wie beispielsweise bei Waldarbeitern oder bei von Waldessehnsucht sich verzehrenden Städtern, die dem Wandertrieb verfallen sind.

Aber selbst da, wo die Erkrankung endemisch, d.h. in zeitlich voneinander versetzten, kleinen Epidemien, auftritt, soll nur *eine von tausend Zecken* den Erreger beherbergen und 6% der Bevölkerung sind bereits immun, d.h. sie haben sich irgendwann mal angesteckt, ohne Krankheitszeichen zu entwickeln. Ohnedies erkranken nur ein Zehntel der Infizierten und nur ein Zehntel davon erkrankt an Hirnentzündung. Die Sterberate ist verschwindend klein. Es bedarf eines Mathematikers, um eine prozentuale Hochrechnung über die geringe Wahrscheinlichkeit einer Infektion aufzustellen. Daraus hat unser berüchtigtes Vorsorge-Gesundheitssystem eine Massenhysterie gestrickt. Kinder dürfen weder unter einem Baum sitzen, noch durch Wald und Wiesen schreiten. Es sei denn, man läßt sich impfen. So einfach wird gefolgert.

Zum anderen überträgt die Zecke die *Borreliose*. Sie ist an dem ringförmig wandernden, ekzematösen Ausschlag leicht zu erkennen, manchmal mit Fieber und Gelenkentzündungen, selten mit Nervenschmerzen und Hirnhautreizung einhergehend. Klinisch wird sie mit Antibiotika behandelt, homöopathisch begleiten wir den Erkrankten mit jenen Arzneien, die uns bei Fieber und Schmerzen zur Verfügung stehen. Eine vorbeugende Impfung schützt jedoch in keiner Weise vor der Erkrankung. Das sollten wir wissen, denn der empfehlende Doktor hat davon meist keine Kenntnis genommen!

Seit wenigen Jahren gibt es gegen die Enzephalitis ein vorbeugendes Serum mit Totvakzinen. Für einen vollen Schutz wären - ähnlich wie bei Tetanus-Prophylaxe - drei Impfungen erforderlich. Auch wird bis zu 48 Stunden nach dem Zeckenbiß eine sogenannte passive Immunisierung (wiederum wie bei Tetanus) empfohlen. Und, wie mir bekannt, auch durchgeführt, ohne einzubeziehen, daß nur bei 5 gleichzeitigen Zeckenbissen geimpft werden soll.

Die beste Vorbeugung ist immer noch die möglichst baldige Entfernung der Zecke. Hierzu gibt es verschiedene Methoden, wie ich sie in der *"Hausapotheke für den homöopathischen Patienten"* und in der *"Homöopathischen Reisefibel"*, die ja auch für Notfälle zu Hause gedacht ist, aufgeführt habe: Herausdrehen im Uhrzeigersinn. Apotheken bieten inzwischen auch eine "Zeckenzange" an. Dazu geben wir dem Gebissenen

Ledum D30

1 Gabe einmalig, was Ihn meist vor den Folgen schützt. Notfalls wiederholen wir die Gabe oder, bei beginnender lokaler Entzündung der Bißstelle, lassen wir *Lachesis D30*, einmal täglich, folgen. Das vermeidet alles Geschrei und Getobe unserer verunsicherten drei Generationen. Denn obwohl die Impfung "noch keine Nebenwirkungen" aufzeigen soll, gelten hier wie dort die gleichen Bedenken.

NOTIZEN:

Scharlach

Endlich erleben wir eine Kinderkrankheit, gegen die keine Massenimpfung veranstaltet wurde. Weil wir damit in der graphischen Darstellung der Statistik einen *durch Impfmaßnahmen unbeeinflußten Rückgang der Infektion* beobachten. Das beweist, daß alle Infektionen durch die verbesserten hygienischen Lebensbedingungen und durch die bessere Ernährung auch ohne Impfungen rückläufig gewesen wären. Hätte es je eine massive Beimpfung gegeben, schriebe die Ärzteschaft das Aussterben der Krankheit sicherlich ihrem Konto gut. Jedoch, die epidemiologische Geschichte lügt nicht, und auch sie läßt sich nicht zugunsten nichtssagenden Ansehens der Person manipulieren.

Scharlach, die Krankheit mit dem roten Ausschlag, wird durch ein Übermaß an *Streptokokken* hervorgerufen, genauso wie die gleichnamige *Halsentzündung*. Beide weisen keinen gefährlichen Verlauf auf. Selbst wenn wir nicht homöopathisch mit

Belladonna D30

1 Gabe täglich, vorbeugten und behandelten, verblaßte der Ausschlag nach einer Woche und die übrigen Krankheitszeichen verschwänden mit ihm. Aber heute zieht man ja als verunsicherte Eltern einen Arzt hinzu, der aufgrund seiner hohen Kunst *Antibiotika* und fiebersenkende Chemikalien verordnet, die den Krankheitsverlauf ohnehin nur zum Nachteil des Betroffenen unterdrücken. Doch ist es beruhigend, als Elternteil systemgetreu gehandelt zu haben, schließlich will man ja nicht die Eigenverantwortung für sein Kind tragen. Und ein volkstümliches medizinisches Hausbuch, worin man sich als Laie in Ermangelung einer greifbaren gesunden Großmutter näher informieren könnte, ist ja viel zu teuer.

Also, wie gesagt, die Krankheit ist einerseits nicht gefährlich, andererseits am Aussterben. Das ist aber eine Bedrohung für die Windhunde unter der Ärzteschaft, denn schließlich muß man Krankheiten erhalten. Die Empfänglichkeit ihrer leichtgläubigen Patienten für einsuggerierte Gefahren wohl kennend, erfanden sie in den vergangenen Jahren die sogenannte *Scharlach-Hysterie!* Das heißt, sie schwatzen jeder Mutter auf, ihr Kind habe diese Krankheit, wenn es mit einer Halsentzündung deren Praxis aufsucht. Zur Absicherung ihrer Rechthaberei wird noch ein Bakterienabstrich des Halses gemacht, der das ganze Theater selbstverständlich bestätigt. Seien Sie beruhigt, der nächste Doktor-Scharlach kommt mit Sicherheit wieder. Und nicht nur einmal!

Der größte Gag wäre ja, wenn die Serumindustrie hinter dieser Angstmache stünde, um endlich das so teuer entwickelte Serum unters Volk zu bringen! Vielleicht liegt diese Vermutung gar nicht so ferne.

NOTIZEN:

Windpocken

Noch hat man gegen die Windpocken keine Impfung erfunden. Aber man munkelt, daß demnächst ein Serum auf den Markt kommen soll. Wie Röteln und Mumps ist sie eine harmlose Erkrankung. Warum also sollten wir unsere Kinder einer Nebenwirkungsgefahr aussetzen, wenn die Krankheit selbst keine Nebenwirkungen hinterläßt? Oh ja, ich vergaß, daß man als moderne Eltern seinem Kind gar keine Krankheiten zumuten will. Das ist der große Irrtum unserer Volksgesundheit!

Sicherlich, Windpocken sind ansteckend und, einmal ausgebrochen, wüten sie in Kindergärten und Schulen. Und Mütter haben bemerkt, daß der Bläschenausschlag längst nicht mehr so milde verläuft wie früher. Das ist gewiß mithin eine Wirkung der allgemein geschwächten Veränderung der Immunlage durch Massenimpfungen. Der heftig juckende Ausschlag befällt auch Mund, Scheide und Vorhaut, und das brennt entsetzlich. Doch trösten unsere homöopathischen Mütter ihre juckenden Kinder mit "Bläschen-Arzneien", wie im *Repertorium* aufgeführt. Nach der Erkrankung merken sie, daß ihr Kind wieder einen erfreulichen Entwicklungsschub durchmacht. Denn wieder mal hat es einen Großteil seiner *lithämischen Diathese* überwunden.

Wenn wir unsere Kinder wirklich vor akuten und chronischen Gefahren schützen wollen, dann schleppen wir sie nicht zum impftollen Kinderarzt, sondern wir gehen mit ihnen jene besuchen, bei denen gerade frisch eine Kinderkrankheit ausgebrochen ist. In der Hoffnung, daß auch die unseren dem natürlichen Geschehen und dem tieferen Sinn dieser Art von Leid ausgesetzt werden. Nur so werden sie gesünder und bleiben gesund.

NOTIZEN:

Beim Niederschreiben dieser letzten Zeilen, die gleichzeitig die letzten Zeilen dieses Buches sind, erfahre ich, daß in meinem kleinen philippinischen Dorf die Windpocken ausgebrochen sind. Für morgen haben wir ein Kinderfest geplant!

Zweiter Teil

DIE ARZNEI

Entgegen meiner sonstigen Gepflogenheit möchte ich Ihnen hierunter nur solche Arzneien ans Herz legen, die zur Verhaltensstörung des Kindes einen unmittelbaren Bezug haben. Über die darüber hinaus im *Ersten Teil* erwähnten Arzneien finden Sie ausreichende Beschreibungen in der *"Hausapotheke"*, im *"Hausschatz"* und im *"Homöopathischen Kind"*. Das erlaubt mir, mich auf das Wesentliche zu konzentrieren, und bereitet Ihnen das Vergnügen, sich mit den aufgeführten Büchern vertraut zu machen.

Aconitum

Den *Sturmhut* kennen wir als griffbereite Arznei für den plötzlichen Beginn einer akuten Störung. Wenn aber ein plötzliches Schreckerlebnis, das von Angst erfüllt ist, seine tiefen seelischen Risse hinterläßt, dann wird die Zerrissenheit zur chronischen Störung dieser Person. Eine derartige Angst wird von den Erlebnissen der Mutter während der Empfängnis oder Schwangerschaft auf ihr Kind übertragen und als "Verstimmung" seiner Lebenskraft in dessen Seele eingepflanzt. Oder der Schreck des Neugeborenen ist infolge der äußeren Kälte - was ja zweideutig verstanden werden kann - bei seiner Geburt so heftig, daß sich auch dadurch eine verminderte Lebensqualität einkrustet. Jedenfalls haftet unserem Wesen eine Schreckhaftigkeit mit großer körperlicher und seelischer Rastlosigkeit an wie ein klebriges Stigma im täglichen Allerlei. Nachts, meist um Mitternacht herum, schreckt unser Kind entsetzt aus dem Schlaf hoch, glaubt zu ersticken, rast aus dem Bett - falls es das schon kann -, hält sich an den Herbeigeeilten fest, wird mit panischer Angst von ungeheuerlichen Visionen berichten und irgendwie ausdrücken, daß es bald sterben wird. Oder, wenn noch kleiner, wird es sich beim Erwachen mit sich wehrenden Gebärden im Bett hin und her werfen oder seinen Kopf im Kissen schaukeln. Auch das Gefühl verzweifelter Verlassenheit der Mutter wird sich als Angst vor dem Alleinsein in ihrem Kind ausbreiten. Voller Bedenken, voller Sorge, voll der Verzweiflung wird es die Mutter nicht weggehen lassen und sei es nur nach nebenan. Die Angst, im Alleingelassensein zu sterben, wird immer höchstwertig unser Kind beherrschen. Wobei die Angst ein seelisches Phänomen bedeutet, während die Hellsichtigkeit, die Vorausahnung des Sterbens aus dem Geistigen entspringt.

Agaricus

Eine Vergiftung mit dem *Fliegenpilz* produziert seine Zeichen immer allmählich. Deshalb ist die Unmittelbarkeit zur auslösenden Ursache schwer nachvollziehbar. Trotzdem erfahren wir von einem Geburtstrauma mit schleichender Sepsis (Hirnentzündung, Hirnhautentzündung), von einem festgestellten Hirnschaden, von einer zu frühen Impfung. Jedenfalls fällt uns die Überaktivität unseres kräftigen, aber frostigen Kindes schon in der Praxisbegegnung auf. Ähnlich einem Alkoholrausch, schießen seine Bewegungen und Handlungen über das gewählte Ziel hinaus. Ständig in Bewegung, torkelt es ungeschickt durch den Raum, stolpert über Spielzeug, vereinzelt unterbrochen von ruckartig ausfahrenden oder krampfartig sich windenden Muskelbewegungen (Chorea minor - kleiner Veitstanz). Ebenso schwer fällt es ihm geistig, zwei Begriffe oder Worte miteinander in Verbindung zu setzen, was sich in seiner noch unbeseelten Sprache mit stoßhaft und stotternd hervorgebrachten, aber redseligen Worten ausdrückt. Seine Konzentration ist dabei gleich null, besser gesagt, es hört gar nicht zu, noch beantwortet es irgendeine Frage, sondern es schwätzt seinen eigenen Kram weiter. Währenddessen wird sein Gesicht von recht heftigen, ticartigen Muskelverkrampfungen durchzuckt. Besonders die Lider blinkern fortwährend, oder sein Ausdruck verformt sich zu einem läppischen Grinsen. Seine Mutter klagt über das Schulverhalten; es sei als alberner Hampelmann verschrieen, störe den Unterricht mit lautem Gähnen, Singen, Lachen und gelegentlichem Tanzen, das es auch zu Hause reichlich und wie berauscht auslebe.

Obwohl allgemein heiter, ausgelassen und geschwätzig, dreht sich das Blatt bei Ärger und Aufregungen, bei Tadel und Schreck geschwind auf die Gegenseite. Es wütet, tobt, rast wie im Delirium, erkennt niemanden mehr, wirft Gegenstände und haßerfüllte, verächtliche Worte mit einem zwar abwesenden, aber brutalen Blick nach seiner Umgebung. Meist schlägt es sich selbst gegen den Kopf oder Körper, zerreißt seine Kleider oder zerstört sein Spielzeug, als wolle es sich selbst bestrafen für das undurchschaubare Geschehen an seiner kleinen Person. Danach weint es erbärmlich, scheut erschöpft vor seiner Umwelt zurück und murmelt unverständliches Zeug vor sich hin.

Bei diesen eher verwirrenden Ereignissen führt uns der Schlaf unseres Kindes und einige leibliche Störungen zur Arzneiwahl. Wie bei *Tarantula* unterbricht die Nacht sämtliche Zuckungen und Verkrampfungen, wobei es zu Beginn des Schlafes noch einmal heftig auffahren und erschrecken kann. Im Leiblichen fallen uns die hochroten Ohren, Handinnenflächen und Fußsohlen auf, die oft sehr quälend jucken, brennen und stechen, als liefen Insekten drüber oder als pieksten tausend eiskalte Nadeln. Desweiteren plagt nicht selten ein krampfartiger Husten aus heiterem Himmel, der jeweils von krampfartigen Niesanfällen gefolgt wird. Mit diesen Besonderheiten dürfte es uns nicht mehr schwerfallen, die Arznei zum Wohle unseres Kindes zu erkennen und sie ihm zuzuführen.

Anacardium

Ein Kind, das der *Tintennuß* bedarf, hat die seelische und körperliche Grausamkeit regelrecht von seinen Eltern ererbt. Zunächst war es unerwünscht, es paßte weder in die elterlichen Karrierepläne noch in deren Finanzplanung. Also wurde versucht abzutreiben, was bei vergeblichem Versuch blieb. Allein diese Vorgeschichte des Ungeborenen reicht aus, um ein gewalttätiges Kind in die Welt zu setzen. Ist es dann endlich da, wird seine Existenz weitgehend ignoriert, oder man versucht ihm bei jeder passenden oder unpassenden Gelegenheit zu verdeutlichen, wie ungewollt, hinderlich und nutzlos es ist. Zu diesem Zweck gibt es intrigante Erwachsenenmethoden. Unser Kind glaubt letztlich, daß es zu diesem Leben unfähig sei, wird einsam und verzweifelt an seiner Orientierungslosigkeit. Aber, ausgerüstet mit einem starken Willen, entscheidet es sich, sein Können zu beweisen und den hohen Anforderungen von außen nachzugeben, um endlich die ersehnte Anerkennung zu empfangen. Es kämpft sozusagen irrsinnigerweise für das Recht seiner Existenz, das ihm bis hierher abgesprochen wurde. Seiner existentiellen Mangelhaftigkeit bewußt, verfällt es einem Beweiszwang, der zu allen Opfern bereit ist, um sein Ziel zu verwirklichen.

Vergebens, seine Anstrengungen bleiben erfolglos, denn die elterliche Ego-Subjektivität verbietet Anerkenntnis einer Leistung, wenn sie nicht von ihr selbst stammt. Und Ansprache, Zuspruch und Lob sind ihr fremd. So wird unser Kind verdammt, ob es nun was tut oder dasselbe nicht tut. Das Ergebnis bleibt das gleiche: Tadel, Schreierei, Prügel, Beschimpfung, Herabsetzung, Demütigung vor anderen. Oder einfache Nichtbeachtung, wodurch man vermittelt, wie sehr es in diesem Leben stört. Andererseits benutzt man es als Schutthalde, Sündenbock und Kurier für Feindseligkeiten innerhalb einer zerstrittenen Erwachsenenwelt. All das zu ertragen gehört zur Opferwilligkeit unseres Kindes. Aber die äußeren Geschehnisse und die Unterdrückung seiner kindlichen Bedürfnisse verwirren seine Seele und sein Denken, so daß es zu ungewissen Zeiten völlig ausrastet. Es heult, schreit und flucht über seine eigenen Fehler oder es "bestraft" andere mit gefährlichen, tätlichen Wutausbrüchen, um seine aufgestauten Haßgefühle und Rachegelüste zu entladen. Das verschafft ihm ein angenehmes Gefühl von erfolgreicher Situationsbeherrschung. Die mangelnde Existenzberechtigung und dieses Lustempfinden bei Gewaltanwendung erschrecken es grundlegend, so daß es das Gefühl, etwas Böses in sich zu tragen, nicht mehr los wird. Dem gegenüber fühlt es einen starken, positiven Willen zu leben, der sich wünscht, das zu erstreben, was Freude bereitet, nicht wissend eigentlich, was das wohl sein könnte. Dieser innere Kampf führt zur Entschlußlosigkeit. Es weiß nicht mehr, wofür es sich entscheiden soll. So kommt es zu dem uns bekannten Phänomen der Zweispaltung in einen guten und einen bösen Willen, von denen ihm jeder seine Ansicht aufzwingen will, so daß diese in ständigem Streit miteinander liegen. Es ist total verwirrend, weil unser Kind manchmal sogar ihre Stimmen hört, obwohl es weiß, daß das nicht wirklich so ist.

Sein Selbstwertgefühl ist inzwischen um keinen Deut gewachsen, sondern hat sich eher in Selbstzweifel verwandelt. Zweifel daran, selbständig zu denken, zu fühlen, zu atmen. Zweifel darüber, irgend etwas im Leben noch zustande zu bringen. Zweifel, sich für dies oder jenes mit Bestimmtheit enscheiden zu können. Aber auch die Entscheidung bewußt zu vereiteln, um ja keine Fehler zu machen. Versteht sich von selbst, daß seine Schulleistungen nicht die besten sind. Allein Buchstaben voneinander zu unterscheiden fällt ihm schwer, so daß es im Lesen hintendran bleibt und alsbald das legasthenische Monster auch von ihm Besitz ergreift. Dabei sind alle überrascht, daß sein Intelligenztest über dem Durchschnitt liegt! Und der Seelentest? Ach so, den gibt es ja gar nicht!

Zwischen Gut und Böse gejagt, wird es sich auch in der Schule den Anforderungen entziehen, indem es sich durch Gewalttaten dem angenehm lustvollen Gefühl von Beherrschung über Mitschüler und Lehrer hingibt. Es wird zum Anführer aller Schwachen, aller Selbstzweifler, aller ähnlich Leidenden. Solange, bis seine seelischen Energien aufgebraucht sind und seine Denkprozesse seine Existenz völlig verwirren. Ziel unserer Therapie muß deshalb sein, Fehler zulassen zu können. Denn nur mit vielen Irrtümern ist der Weg zur Weisheit gepflastert.

Anhalonium

Das *Meskalin* ist eine faszinierende Arznei. Leider ist sie von meinen Berufsgenossen etwas vernachlässigt. Vielleicht ist es die Angst vor der unheimlichen Rauschkraft dieser Droge, die als berauschendes Getränk (Maguey) bis heute bei kultischen Handlungen mexikanischer Indios ihre Anwendung findet. Vielleicht wird sie auch nur übersehen, weil die visionären und akustischen Halluzinationen und die erweiterten Bewußtseins- und Gefühlsempfindungen in den Arzneilehren zu sehr in den Vordergrund geschoben werden. Ähnlich ergeht es *Cannabis*.

Mir selbst begegnete die Arznei als Labsal bei Folgen von Schreck oder Schock erstmals, als eine ansonsten vernünftige Dame nach einem lapidaren Unfall völlig aufgebracht und zitternd wie Espenlaub um Hilfe rief. Oder als eines Nachts eine gleichfalls vernünftige Dame erregt, zerzaust und mit zitterndem Kleinlaut ängstlich ins Telefon weinte. Es erstaunt mich dabei, wie rasch die Arznei ihre Wirkung entfaltet. Das hat mich - wie so oft - neugierig gemacht, und ich verfolgte penibel alle aufgezeichneten Symptome.

Die Perseveration, das heißt, die in stereotypem Rhythmus sich wiederholenden Forderungen unserer Kinder, die für westliche Ohren so ähnlich klingen wie das Geleiere einer tibetanischen Gebetstrommel, führte mich letztlich auf die Spur, daß die Arznei auch Kindern gut täte. Allerdings müssen die Voraussetzungen, die Auslösung durch Schreck oder Schock, stimmen. Es sind unvernünftige Forderungen, da sie zur falschen Zeit und am falschen Ort, also außerhalb einer Raum-Zeit-Empfindung, hervorgebracht werden. Der Verlust von Raum und Zeit bringt uns der *Meskalin*-Halluzination recht nahe. Bedenken Sie letztlich, daß auch wir Erwachsene, wenn wir erschreckt oder geschockt sind, "unvernünftig", ausgeflippt, für unsere Umwelt nervig und unverständlich reagieren können. Das völlig angepaßte Wesen Mensch gibt es nicht, und sollte ich mich täuschen, dann ist dieses Wesen sicherlich sehr krank!

Entscheidend nun, um diese hier von anderen Schreck- und Schockarzneien zu unterscheiden, ist unsere Reaktion, mit der wir das Ereignis beantworten. Wobei wir immer im Hinterkopf bedenken sollten, daß das Ereignis als äußere Auslösung nichts anderes bewirkt als eine innere, womöglich noch ruhende Vorgegebenheit zu mobilisieren. Das heißt, die Auslösung, die mich krank macht, setzt ein in mir bereits vorhandenes Muster, in das sie sich einklinkt wie eine Lokomotive in den Waggon, einen Krankheitsprozeß, einen Schicksalsprozeß, einen Zug in Bewegung.

Für mich ist die Perseveration, das "hysterische Gejammere", wie Mütter es gern bezeichnen, neben der Auslösung das höchstwertige Phänomen. Im Verbund mit den Halluzinationen, den "grausigen Ungeheuern", den "abscheulichen Geräuschen", von denen manche der wortkargen, schwer zu verstehenden Kinder berichten, wird die Arznei schon plastischer. Das Kind hingegen wird vorsichtiger, weil "keiner es versteht", wird mißtrauischer, "weil meine Freundin über mich lacht", wird argwöhnisch, erscheint uns "mürrisch und motzig". Denn wir vernünftigen Erwachsenen beurteilen und handeln aus dem Verstand heraus, nicht aus dem Verständnis um die kranke Seele. Das macht die Welten zwischen Groß und Klein oder vielmehr Noch-Klein-Sein-Müssen so verschieden. "Wer versteht schon von Euch Erwachsenen, daß ich kleines Etwas so schwache, müde Beine habe, daß ich kaum gehen kann? Wo ich doch so jung und munter sein soll in Euren Augen. Wer versteht, daß mein Kopf so müde wird, wenn ich mich auch nur kurz mit etwas beschäftige?" Das sind Fragen, die uns ein Kind nur mit Blicken und Gesten stellen kann. Ja, ja, wir sind ja so klug! Und in der Trübnis intellektueller Inhalte schrumpft der klare Menschenverstand!

Apis

Auch das *Gift* der *Biene* ist uns - wie *Aconit* - als hochlöbliche Arznei bei akuten Plagen wie Nesselsucht, Entzündungen, Fieber bekannt geworden. Was auch immer die Beschwerde, eine wäßrige Schwellung (Ödem) begleitet die sichtbaren Phänomene, wie wir sie beim Bienenstich schmerzlich erleben müssen. Aber eine Arznei hat viele Aspekte, so viele wie eben der Mensch selbst, der ihrer bedarf. Eine Schwellung kann selbstverständlich auch chronisch werden. Das kennen wir bei unseren alten Herrschaften, wenn deren Beine auf Dauer glänzend angeschwollen sind. Wir haben aber auch schon von der Anschwellung des Gehirns gehört, besonders nach übermäßiger Sonnenbestrahlung, die in einem Sonnenstich ihr jähes Ende finden kann. Desgleichen kann nach einer Impfung geschehen. Das Kind ist nach derselben total erschöpft, schlummert gleichgültig vor sich hin, was gelegentlich von einem schrillen Aufschrei (cri encéphalique) unterbrochen werden kann. Schlimmer wird es dann, wenn sich sichtbare Zeichen hinzugesellen. Nämlich wenn die Beine allmählich steif, lähmig und schlaff werden. Das rührt vom ständigen Hirndruck her, solange das Hirn geschwollen ist. Und das kann lange dauern. Wenn Ihr Kind schon reden kann, wird es seine Beine wie steif und "wie angeschwollen" empfinden. Und vergessen Sie bei aller Dramatik nicht, daß eine große Durstlosigkeit sämtliche sichtbaren und unsichtbaren Erscheinungen begleitet.

Arnica

Im *Bergwohlverleih* begegnet uns - ähnlich wie bei *Hyoscyamus* - das Vergehende, das Verfallende, das Verwesende. Dort in den Bergen, wo die Vegetationsschicht ihr Ende findet, gedeiht unsere Pflanze auf Morast. Doch das ausgleichende Gesetz der Natur hat ihr eine sonnengleiche, orangefarbene Blütenkrone geschenkt, deren Anblick unser Herz erwärmt. Das täuscht uns hinweg über Insekten und Pilze, die bei genauerer Betrachtung sowohl die Blüte als auch die Wurzel befallen, die auf ihr, in ihr und von ihr ihre Lebenskraft speisen. Aufgezehrt von oben und von unten, wundert es uns nicht, daß ihre Blütenblätter einen unregelmäßig auseinandergerissen Eindruck hinterlassen. Dagegen verwundert es uns, daß sie trotz der belastenden Schmarotzer, trotz des kargen Umfeldes ihre Lebenssubstanz zu nähren imstande ist.

Wenn wir Aussehen, Standort, Milieu der Pflanze symbolisch als Ähnlichkeiten in das Verstehen des ihr bedürftigen Menschen einbeziehen, wird uns der Zugang erleichtert. Denn der Zugang zu diesem Menschen ist genau so schwer wie das Auffinden der Pflanze. Wir verstehen, daß dieser Mensch seinen Lebensweg als verletztes Kind, außen und innen, begonnen haben muß. Schreck, Schock, Erschütterungen seiner Mutter während der Schwangerschaft, Gewebszerreißungen während einer schweren Geburt, feine Blutungen, außen und innen, haben seine Ganzheit zerrissen. Der Riß der Verletzung haftet sein ganzes Leben an ihm, blutsickernd, verkrustend, vernarbend. Er saugt wie die Schmarotzer der Pflanze an seiner Kraft.

So erblickt unser Kind schrill schreiend und blau marmoriert seine überraschte Umgebung. Oder - ähnlich wie bei *Opium*, aber ohne dessen Unempfindlichkeit - wird es schlapp, schlaff und schläfrig sich von all der zugemuteten Überanstrengung erholen. Falls man es in Ruhe läßt, was kaum zu erwarten ist. Denn die Kraftlosigkeit zieht eine Saug- und Schluckschwäche nach sich, die zu weiteren invasiven Eingriffen veranlassen. Leise wimmernd oder lautstark zitternd, schreit es sich in das

Drama seines Lebenslaufes hinein. Darum baut es sich einen Schutzwall, in den es sich vor Berührung, Erschütterungen und eventuellen Verletzungen verängstigt zurückzieht.

Verstehen wir, daß jede menschliche Annäherung für unser Kind einen bedrohlichen Beigeschmack von Gewalt beinhaltet, da es in eine Welt voller Unvorausschaubarkeiten, voller Ungewißheiten, voller Tätlichkeiten hineingeboren wurde. Sein natürlicher Anspruch auf Ruhe, Wärme und fürsorgliche Geborgenheit hat darin keinen Platz. Gerade deswegen wird die Suche nach einem geruhsamen Platz zu seiner Sehnsucht. Sei es im Sessel, worin es sich ungemütlich umsetzt, sei es im Bett, worin es sich vor dem Einschlafen herumwälzt, sei es nach einem Unfall, wenn es Ruhe bräuchte, sich aber trotzdem bewegen und fortbewegen möchte. Alles ist ihm zu hart, der Sessel, das Bett, die Unachtsamkeit der Menschen, seine eigene rastlose Lebenslage.

Trotzdem verwundert es uns, daß sich unser Kind in ein kräftiges, rotes Wesen verwandelt und die Leichtathletik zu seinem Hobby macht. Menschen suchend und Menschen meidend. Entsprechend sitzt es in der Sprechstunde vor uns mit zorniger, abgewandter Schweigsamkeit, aber mit hochrotem Kopf, der uns die verhaltene Heftigkeit seiner möglichen Reaktionen preisgibt. Seine Ängste, seine Schreckhaftigkeit, aber auch seine Gleichgültigkeit gegenüber dem Familiengeschehen, der zu häufige Rückzug in sein Zimmer oder der faulige Geruch seiner Verdauungsbeschwerden, seine wiederkehrenden Abszesse werden zum Gesprächsthema.

Verstehen wir, daß die tiefsitzende Verletzlichkeit, die Angst vor Schreck, die Angst vor Gewaltanwendung im Umgang mit anderen Menschen sich in Vorsicht, Mißtrauen und Argwohn verwandelten. Nichts entgeht seiner Kontrolle, was sich auch nur annähernd auf ihn zubewegen wird, seien es Gegenstände, Situationen oder Menschen. Nichts entgeht seiner perfektionistischen Gegenplanung, um solche "Bedrohungen" abzuwenden. Und sei es, daß der Schwenkarm des Kranes einer gegenüberliegenden Baustelle nach vollendeter Tagesarbeit über seinem Dach ruht und für alle Eventualitäten wohldurchdachte Vorsichtsmaßregeln erfordert.

Stets beherrscht, stets höflich protestierend über das Unverständnis dieser Welt, die ihn von Anbeginn seines Lebens zur Seite gestellt, ihn ungeachtet, ungeehrt vergessen hat. Allein der stark gerötete Kopf verrät uns die tief zerrissene, geballte Wut über sein Schicksal, die sich, wenn das Maß erträglicher Bedrohung überläuft, in Abscheu, Verachtung, in gewalttätigem Gegenschlag entladen kann. Das Blut in seinem Kopf verrät uns aber gleichermaßen, daß es sich um einen warmen, warmherzigen, gemütlichen, genießerischen Menschen handelt. Das sind seine wohltuenden, versteckten und verdrängten Gnaden, für die es sich lohnt, uns mit unserer Arznei ihm zuzuwenden.

Belladonna

Nicht nur die bläuliche, livide Verfärbung der Blätter und Früchte der *Tollkirsche*, sondern auch ihr Volksname weisen auf starke Vergiftungserscheinungen hin, sollten wir sie am Wegesrand pflücken und kauen wollen. Die Zeichen der Vergiftung wie auch die Zeichen am Erkrankten sind plötzlich und heftig. Alle Teile des Gehirns sind betroffen, strotzen von Blutandrang, was äußerlich durch heftige Erregung bei hitzig gerötetem, brennendem Gesicht und pulsierenden Adern sichtbar wird. Das sind gleichermaßen die Zeichen einer akuten Entzündung, sei sie im Hirn oder anderswo, die eine gewaltige Hirnreizung oder lokal im Gewebe einen gewaltigen Schmerz auslösen. Plötzlich und heftig. Als *Nachtschattengewächs* werden uns die Nacht und der Schlaf die eindrucksvollsten Hinweise ihres Bedarfs vermitteln.

Obwohl unsere Säuglinge und Kleinkinder zwischendurch "ganz lieb und brav" sind, fallen sie durch ihr unzeitliches Geschrei auf, das auf Zureden oder Gegenschrei sich eher verstärkt. *Belladonna* ist eine mittelalterliche Rauschdroge, die alle Wahrnehmungen der Sinne verschärft bis zur Unerträglichkeit. Daraus verstehen wir die ungeheure Empfindlichkeit dieser Kinder bei Geräuschen, lauten Stimmen, bei Fluglärm oder Sirenen. Die kleineren zittern erschreckt, weinen schon bei schroffem Anreden, die älteren halten sich die Ohren zu, stöhnen weinend, manchen wird übel, und sie erbrechen. Auch grelles Licht, Annäherung, Berührung und Erschütterung lösen die gleichen Schreckreaktionen aus. Sie sind sogar empfindlich gegen die Berührung durch den geringsten kühlen Windhauch, worauf sie leicht mit hohen Fieberphantasien oder mit zittrig zuckenden Fieberkrämpfen antworten.

Es sind durchweg motorisch überaktive Kinder, geistig lebhaft, aufgeweckt, an allem interessiert, gekrönt mit einem runden, roten, hitzigen Haupt, schwitzigem Haarschopf, mit strahlend glänzenden Augen und großen, dunklen Pupillen, was ihnen ein täuschend gesundes, blühendes

Aussehen verleiht. Nun hängt die Intensität ihrer Reaktionen auf äußere Reize davon ab, inwieweit sie "vergiftet", krank und der Arznei bedürftig sind. Hierbei zeigt sich neben dem Fieberverlauf und dem Fieberbedürfnis der Schlaf als hilfreich für unserer Entscheidung.

Aus seiner Sinnesempfindlichkeit heraus verstehen wir, daß unser Kind am besten im Dunkeln aufgehoben ist, ohne Flurlicht oder Schlummerleuchte. Dort schläft es mit nach hinten gezogenem Kopf ruhelos ein oder rollt seinen Kopf beruhigend hin und her oder durchbohrt die Stille mit einem jämmerlichen Stöhnen. Gelegentlich hören wir einen herzzerreißenden Aufschrei, der uns zu aufgescheuchtem Hineilen treibt. Da sitzt unser Kind aufrecht in seinem Alkoven mit wild glänzenden, weit geöffneten, starren Augen, ohne wirklich wach zu sein. Schreckliche Alpträume müssen ihn geplagt haben, um so entsetzt dreinzuschauen! Ältere Kinder berichten von ungeheuren Geistern, angstversprühenden Monstern und verzerrten Fratzen. Warten Sie, bis es erwacht, denn jegliche Annäherung, Berührung oder Betterschütterung wird seine Einbildungen verschlimmern, was Sie dadurch gewahr werden, daß Ihr Kind Sie mit unbändiger Gewalt haut, tritt und beißt. Warten Sie geduldig, die Krise legt sich, und es wird friedlich und durstig erwachen.

Bufo

Wenn wir an die *Kröte* denken, überkommt uns ein Schaudern. In der Tat, sie ist häßlich anzusehen mit ihrer gefleckten, warzigen, schleimigen und drüsenreichen Haut. Der Schleim wird aus den vielen Hautdrüsen ausgeschieden, was ihr erlaubt, unerwünschten Zugriffen zu entgleiten. Er ist wenig giftig. Sehr giftig dagegen hat sich das milchige Sekret aus den sogenannten "körnigen Drüsen" erwiesen, die sich hinter den Ohren hervorwölben und zur Abscheu ihres Anblicks beitragen. Die Inhaltsstoffe dieses Schleims verbergen ein höchst wirksames Halluzinogen, das uns die heftigen, krampfartigen Vergiftungserscheinungen und die Abgewandtheit des ihr bedürftigen Individuums von der ihn umgebenden Welt erahnen läßt.

Wo viel Abscheu ist, da bleibt die Faszination nicht fern. So bewahrt die *Kröte* im Volksglauben den Sitz wohlwollender Geister, die uns in unseren Märchen begegnen. Als Hausgeist soll sie Krankheiten an sich ziehen und so Hausschatz, Brunnen, Stall und Schlafgemach behüten. Andererseits mischten die drei Hexen von Macbeth das Krötengift unter ihren höllischen Absud. Widersprüchlichkeiten, die im Grunde keine solchen sind, begleiten jede Legende.

Ohne Zweifel aber ist die *Kröte* Symbol für etwas Archaisches, etwas Uraltes. Somit muß ihr Gift in den Teilen des Gehirns angreifen, die in ihrer anfänglichen Entwicklung zuerst ausgebildet wurden. Und das sind die Basalganglien, die für unsere körperliche und seelische Motorik, für die Kontrolle unserer Bewegungen, für das Gleichgewicht zwischen Hemmung und Erregung verantwortlich sind. Denn Bewegung auf jeder Ebene der Person ist Inbegriff des Lebendigen. Das heißt, daß der Angriff der Arznei in ihrer Heilwirkung ebenso auf diesen zentralen Hirnstamm, auf die vitale Beweglichkeit einwirken muß, hemmend oder erregend, so wie es gerade nötig sein wird.

Machen wir uns zunächst ein Bild von der äußeren Erscheinung des *Bufo*-bedürftigen Menschen. Sein Gesicht ist eher blaß, ausdruckslos, ohne Furchen, die das Leben gewöhnlich hineinpflügt. Desto mehr fallen die wulstigen roten Lippen, die tiefroten Ohren und der vorstehende Unterkiefer aus dem Rahmen des Üblichen. Die Gesichtshaut ist ölig, glänzend, mit eventuellen deftigen Pickeln hie und da, die einen bläulichen Schimmer ausstrahlen. Ebenso fettig stehen die Haare zu Tal und zu Berge, als seien sie aufwendig mit Gel getrimmt. Die kurzen, weichen Wurstfinger, breit an der Basis und schmal an der Spitze, erwidern kraftlos unseren Händedruck. Bald wird ihm zu warm im Raum, wobei der Schweiß, ähnlich wie im Schlaf, flußartig sein Gesicht bedeckt. Hände und Füße bleiben dabei eiskalt, so daß er am liebsten die Füße in heißes Wasser und den Kopf in der frischen Luft hielte.

Das Kind ist in seiner Entwicklung meist beeinträchtigt, was ihm ein eher "geistig behindertes" Aussehen aufstempelt. Aber lassen wir uns nicht täuschen. Die Palette der Intelligenz ist so breit, daß uns tatsächlich eine Verblödung wie auch ein verblüffender Verstand begegnen können. Aber das Verhalten ist selbst bei hoch Intellektuellen immer irgendwie unterentwickelt. Das drückt sich sowohl in undifferenziertem, einfachem Benehmen als auch in seiner Sprache aus, die aus simpler Wortwahl besteht und mit etlichen Wiederholungen bestückt ist. Seine Aussprache schwankt zwischen Undeutlichkeit und unverständlichem Genuschel, worüber unser Kind recht wütend wird, wenn wir öfter nachfragen, weil wir es nicht gleich verstehen. In dieser Undifferenziertheit verliert sich das Geheimnis des Menschen.

Das wird uns dadurch eindeutiger, weil unser Kind ohnedies kaum spricht, sondern, scheinbar gelangweilt, irgendwo rumsitzt und Löcher in die Luft guckt. Allerdings nicht nur gedankenabwesend und trotzdem alles Gesprochene aufnehmend, wie wir es von anderen Kindern gewohnt sind, sondern uninteressiert an allem, was in diesem oder jenem Augenblick um es herum geschieht. Verstrickt oder gar gefangen in der ureigenen Anschau seiner Welt, kaut es entweder seine Nägel runter bis zum Falz oder grimassiert ohne Anlaß, indem es Mund und Augen weit aufsperrt und die Augen nach oben rollt.

Unstet in seinen Bewegungen, watschelnd wie die *Kröte* selbst, wird es zunehmend unruhiger, "will jetzt gehen", fummelt an diesen und jenen Gegenständen rum, treibt sich zwanghaft im Zimmer auf und ab, wird von seiner Mutter zurechtgewiesen. Daraufhin entlädt sich mit hochrotem Gesicht eine unbändige Energie, vor der weder Objekt noch Subjekt sicher sind, die Mutter eingeschlossen. Ein ganz allmählich sich steigernder, unkontrollierter Wutausbruch, bei dem, von Grunzlauten untermalt, alles Erreichbare vom Tisch, vom Stuhl, aus dem Regal fliegt. Und plötzlich schlägt sein Temperament in relative Liebenswürdigkeit um, wie Ruhe nach dem Sturm einkehrt.

Die Unruhe beim Säugling bemerken wir durch die vehementen groben Bewegungen der Arme, der Beine oder des ganzen Körpers. Obwohl die Mutter ihren Arm wie einen Sicherheitsgurt um den Körper des Babys geschnallt hat, hauen seine Fäuste auf den Tisch, treten seine Füße gegen den Tisch. Auf dem Bauch liegend, wackelt es anzüglich mit dem Po auf und ab, was wir eventuell einem archaischen Zeugungsritual zuordnen dürfen. Jedenfalls wissen wir aus Erfahrung, daß es sich beim Krötengift um eine wertvolle Arznei gegen jedwede unkontrollierte, sexuelle Überreizung handelt. Letztere beginnt ihr präorgastisches Ritual, indem unser Kind sich freiwillig zum "Schlafengehen" zurückzieht. Dort schaukelt es mit dem Kopf oder wiegt seinen ganzen Körper oder haut seinen Kopf mit nicht zu überhörender Kraft gegen Gitterstäbe oder Wände. Dabei rührt es lustvoll in seiner Scheide oder an seinem Pimmel rum bis aufkommendes Stöhnen, Hitze und Schweiß die postorgastische Erschöpfung, die Ruhe nach dem Sturm, anzeigen. Wie ein echter Erwachsenen-Porno!

Die Feinmotorik ist gestört wie ein Schiff ohne Steuer. Das heißt, wir vermissen die Differenziertheit von Wort und Tat, von Sprache und Schrift, von Denken und Erkenntnis, von Bewegung und Ruhe, von Menschlichem und Tierischem, von Göttlichem und Satanischem. Malen wird zum Gekritzel, Schreiben zum Gekrakel, Basteln zur sichtbaren Ungeschicklichkeit. Geistige Mechanismen wie Unterscheidungsfähigkeit und Entscheidungsbereitschaft fehlen, die ansonsten - falls vorhanden - unsere Lebensbefindlichkeit mit Selbstbewußtsein erfüllen.

Welch satanische Impulse müssen demnach ihre Übermacht in diesem Hirn gestaut haben, um sich mit derart tätlicher Gewalt zu entladen! Hier wird uns aufgezeigt, was geschieht, wenn die ausgleichende Kontrolle erregter Energien im Stammhirn verloren geht: Die Tiernatur im Menschen, Symbol niedrigster Begierden wie Saufen, Fressen und Fortpflanzung um jeden Preis, fordert ihre Beute, da sich eine kulturelle Entwicklung unter Einbezug ethischer Vorbedingungen weder in diesem Kind noch in seinen Eltern vollzogen hat oder nicht vollziehen konnte.

Die eindrucksvollste Ausprägung derart fehlgeleiteter Impulse erfahren wir in epileptischen Hirnkrämpfen. Die bisher oben erwähnten Ausformungen sind nichts anderes als Vorstufen, Andeutungen oder Versteckspiele ungehemmter Anfälle, die wir als homöopathische Beobachter dem epileptischen Geschehen gewissenhaft zuordnen sollten. Sowohl Vorstufen wie Anfälle sind immer mit der Sexualsphäre verknüpft: Onanie, Periode, Geschlechtsverkehr sind äußere Anlässe eines sich innen manifestierenden Ereignisses. Das Satanische ist im Mystischen der Finsternis zugeordnet. Demnach ereignen sich die Anfälle in der Nacht, erwachend oder nicht, mit einem Aufschrei beginnend, mit rastlosen Bewegungen der Glieder und Zuckungen im Gesicht: Augen und Mund verzerrend aufgerissen, leckende Bewegungen der Zunge, Reiben an der Nase. Das Gesicht verfärbt sich blau. Die Arme werden steif wie bei einem Zinnsoldaten, die Hände ballen sich mit eingeschlagenen Daumen zur Faust, die Beine strecken sich, und allmählich breiten sich rhythmische, klonische Krämpfe über den ganzen Körper aus. Die Augen verdrehen sich dabei nach oben, wo sie, nach links gerichtet, stehen bleiben. Danach folgt ein tiefer Schlaf, die Ruhe nach dem Sturm, aus dem die Befallenen mit zerschlagenen Beinen und schwerem Kopf, mit Schwindel und Dusseligkeit, mit Licht- und Geräuschempfindlichkeit erwachen, ohne sich an die nächtlichen Vorgänge zu erinnern. Nur das feuchte Bett, durch unwillkürlichen Abgang von Urin bedingt, und die zerbissene Zunge lassen die Vermutung offen.

Zu den vielzähligen Schattierungen neurologischer Symptome gesellen sich fast immer Symptome seitens der Haut. Verletzungen schwären leicht und lange. Nägel sind eingewachsen, entzünden sich, vereitern als

Umlauf und enden als Blutvergiftung in Form des bekannten roten Streifens, der den Arm hinaufzieht. Eine deftige Akne überzieht Gesicht, Rücken und Brust, die oft erst gegen Ende der Pubertät erscheint und sich hartnäckig ins Erwachsenenalter einfrißt. Die großen Pickel formen sich zu Furunkeln aus, die ihren bevorzugten Sitz im Genitalbereich oder an der Brust auswählen. Hierbei sollten wir Brustkrebsgeschwüre nicht außer acht lassen. Alle Vereiterungen sind bläulich verfärbt mit einer Neigung, ins Schwärzliche überzugehen und ziehen eine sichtbare, schmerzhafte und ebenso bläuliche Schwellung der Lymphdrüsen (Bubonen) nach sich. Ekzeme vielfältiger Art bewegen allein schon zum Besuch beim Homöopathen. Auch hier fällt zunächst der bläuliche Untergrund ins Auge, was aber nicht allein *Bufo* zugeordnet werden darf. Noch auffälliger besticht der widerliche Gestank offener, nässender, eitriger Ekzeme. Auch Bläschen und Blasen sprießen vereinzelt auf den Ausschlägen, die, falls sie aufplatzen, stinken wie die Pest. Vielleicht sind das Überbleibsel durchlittener Pest unserer Vorfahren, denn damals wurde die *Kröte* erfolgreich gegen die blauschwarzen Pestblasen angewandt. Jedenfalls ist beachtenswert, daß unser ekzematöses Kind sich im Rückzug, in der Zurückgezogenheit seines Zimmers oder einer Zimmerecke mit ritueller Hingabe blutig kratzt.

Das sind die Kümmernisse der Mütter, die diese - voller Hoffnung auf Erlösung - der Homöopathie zugänglich machen. Und vielleicht ist es der Mutter, dem Vater, den Erbträgern möglich, durch das Teilnehmen an der zunehmenden Ausreifung ihres Kindes mittels unserer Arznei an dessen Gesundung mitzureifen.

Calcium carbonicum

Der *Kalk* der Erde gehört zu den wichtigsten Arzneien aus der Reihe der *Erdalkalien*. Die homöopathische Idee der *Alkalien* symbolisiert das Urvertrauen. Ein Drittel der Erdrinde wird vom *Kalk* geformt und gefestigt. Nach dem Mikro-Makrokosmos-Gesetz - was draußen, ist auch drinnen, was drinnen, ist auch draußen - tragen wir eine beträchtliche Menge *Kalk* in uns; zu 99% im Skelett, zu 1% im flüssigen Milieu unseres Organismus. Er sorgt also für verfestigte Form, für Profil, Statik und für Abgrenzung gegenüber dem Flüssigen. Er gibt uns Halt.

Der homöopathische *Kalk* wird aus dem Inneren der Austernschale gewonnen und beinhaltet damit die ganze Symbolik der Auster. Die krankhafte Entgleisung des dieser Arznei bedürftigen Menschen entspricht demnach einer Auster ohne Schale. Denn die Schale allein bürgt für Hülle, Halt und Geborgenheit. Die Schale unseres Kindes ist das umsorgende Heim, insbesondere die allgegenwärtige Mutter, die ihm das Urvertrauen in Schöpfer und Schöpfung vermittelt. Seine Hülle besteht aus sich zuneigender Wärme, aus liebevoller Ansprache, aus Anerkennung und Ansporn seiner Gegebenheiten, ohne die uns Erwachsenen üblicherweise anhaftende egozentrische Erwartungshaltung im Gedeihen unserer Kinder. Unter solchen Voraussetzungen belohnt unser Kind seine Umwelt mit freundlicher, heiterer Zuwendung, mit Pflegeleichtigkeit und mit liebevollem Gemüt, indem es all das, was es bisher erfahren durfte, den Gebenden zurückgibt.

Der Mangel, der Verlust oder die Verletzung der Hülle, wie das schon beim Ungeborenen durch eine Amniozentese (Fruchtwasserpunktion) der Fall ist, kann zur *Kalk*-Bedürftigkeit unseres Kindes Anlaß geben. Das dynamische Gleichgewicht seines Daseins, was seinem Reifeprozeß Gesundheit, Wohlergehen und Selbstvertrauen verspricht, geht allmählich verloren. Seine positiven Lebensimpulse, die uns das Umgehen mit ihm so angenehm gestalteten, weichen vor den lebenshemmenden Impulsen zurück. Unser Kind wird schwerfällig, träge, müde, langsam in Bewegung und Entwicklung. Alles kommt zu spät: Zähne, Aufrichten, Begreifen, Sprechen, bis hin zur verzögerten Pubertät. Wo es an Festem mangelt, überwiegt das Flüssige. Es wird teigig, plump, blaß, aufgeschwemmt und gedunsen; es schwitzt leicht, es trinkt viel, es ißt viel. Inneres und Äußeres, Hemmung und Erregung vermissen die notwendige Abgrenzung. Lange schon, bevor es als Schulkind bei Anforderungen versagt und die aufgepfropfte Leistung verweigert, hat es aufgegeben, sich an der Kraft, an der Macht, am aggressiven Kampf der Erwachsenenwelt zu messen. Aus der Lebenshemmung, die der Verhärtung, der Starre, der Kälte nahesteht, entspringt die unbeholfene Angst vor Alleinsein, Dunkelheit, Krankheit und Bedrohung durch Menschen, die ihm bis zur letzten Stunde seines ungelebten Lebens anhaften. - Wenn uns von der Schöpfung ein solch pralles, rundes, liebenswertes Kind anvertraut ist, sollten wir doppelt achtsam sein. Viele Kinder arrangieren sich eingedenk ihres Schicksal in ihrem späteren Erwachsenendasein. Dieses Kind kann ohne unsere behutsame Führung nicht existieren, wird ungeschickt, scheu, gleichgültig und dümmlich, wird zum Objekt von Witzlern,

Hänslern und ironischen Belächlern. Und das, obwohl es die Anlagen zu einer genialen Lebensgestaltung innerhalb der menschlichen Gesellschaft verborgen in sich trägt.

Calcium fluoratum

Die Idee des *Kalkes* haben wir verstanden: Formgebung zu fundamentalem Halt, ausgleichende Hemmung überschießender Impulse, Abgrenzung von Flüssigem und Festem. Bemühen wir uns nun noch um die Eigenschaften der *Halogene* (Fluor, Chlor, Brom, Jod), dann können wir die Notwendigkeit des *Flußspates* in homöopathischer Aufbereitung für unser überaktives Kind nachvollziehen. *Fluor* ist eine aktive, aggressive, zerstörende und damit lebensfeindliche Substanz. Als Säure verbrennt und löst sie Metalle und Mineralien. So durchdringt sie auflösend auch Glas, aber gleichzeitig die Kanten abrundend. Im Körperlichen begegnet uns der Abrundungsprozeß an Knochenenden und an den Zähnen. Ein Mangel dieser Qualität läßt die Enden ungehindert zu Knochenauswüchsen wuchern oder verwehrt den Zähnen den abschließenden Schmelz. Dieses abschließende Moment in der Formgebung findet sein geistiges Pendant in der Ungeduld, Ideen umzusetzen, Entscheidungen zu fällen, Handlungen zu Ende zu bringen. Obwohl einerseits diese vom Ich behaftete Aktivität eine gewisse zerstörerische Schärfe nicht übersehen läßt, bereitet sie andererseits Impulse schöpferischer Entwicklungen vor.

Verstehen wir die Entgleisung entsprechend als einen Mangel an Kontrolle über diese Eigenschaften, so erleben wir unser kontroll- und führungsbedürftiges Kind. Nichts wird abgerundet, zu Ende gemacht, zu Ende gedacht. Ideen, Tatendrang und Handlungen sind von überschießendem, ungehemmtem, unbedachtem Charakter. Es spricht aus, was ihm gerade in den Sinn kommt und tut, was ihm gerade durch den Kopf geht. Es mangelt an ausgewogener Elastizität, an abschließender Energie, so daß der Erfolg seiner oft nervigen Anstrengungen ausbleibt, sei es beim Spiel, bei konzentrationsfordernden Aufgaben, beim Stillsitzen, beim Zuhören, beim Essen. Ein echter Familienclown und Klassenkasper! Wenn Sie unser Kind abends vergeblich zum Bettgehen auffordern, lassen Sie es noch 10 Runden um den Hausblock joggen, dann fühlt es sich entspannter.

Der Verlust der Elastizität hinterläßt seine Spuren ebenso im Körperlichen mit Erweichung des Gewebes auf einer Seite. Es ist ein schlaffes, schlaksiges Kind mit kalkweißer Haut, unter der die Venen bläulich durchscheinen, mit eckigen, kantigen, überschießenden, übertrieben gelenkigen Bewegungen. Das prädestiniert es zum beliebten Breakedancer, zum Hampelmann von Discos, Straßenfesten und Gesellschaftstreffen. Dem steht die Verhärtung des Gewebes gegenüber in Form knallharter Drüsen, Knochenauswüchsen, Hagel- und Gerstenkörnern, die Haut wird spröde, reißt in der Hand und am Anus auf, usw. Das erschlaffte Gewebe staut die auszuscheidenden Gifte, die sich als eiternde Geschwüre oder Fisteln einen Weg über die Haut und Schleimhäute nach außen bahnen.

Weit entfernt ist unser Kind, von abgerundeter Art und Weise zu sein. Selbst sein Körperwuchs läßt den Abrundungsprozeß vermissen. So erscheint er uns klein, gedrungen, mit breiten Schultern auf zu kurzen Beinen. Bei ihm fällt es uns nicht schwer, seine Arznei zu wählen, ihn gedeihen zu sehen und ihn verständlicherweise mit straffer Hand zu lenken.

Calcium phosphoricum

Kalziumphosphat hat einen wesentlichen Anteil am Wachstum des Menschen. Es ist am Aufbau der Blutzellen beteiligt und hat einen besonderen Bezug zu den Wachstumszonen der Knochen (Symphysen) und zu den Knochennähten. Unser Kind, das seiner als Arznei bedarf, zeigt entsprechende äußere Merkmale der inneren Störung. Es ist von zarter, lang gewachsener, rachitischer, schwacher Statur mit schlaffem Oberkörper und schlaff hängendem Unterbauch. Sein Aspekt ist von Blutarmut gezeichnet, obwohl es eher unter den dunkelhäutigen und braunhaarigen Kindern zu finden ist. Es ißt ungern, spielt oder stochert mit der Gabel im Teller herum, denn seine Verdauung ist ein Problem. Doch sind der schlechte Ernährungszustand und das schlaffe Längenwachstum nicht eine Folge der angebotenen Nahrung, sondern das Angebot kann im Verdauungstrakt nicht umgesetzt und weiter verarbeitet werden. Das wiederum beruht auf einer Störung seiner inneren Kraft, die als Schöpfergeist in uns gelegt ist, was *Hahnemann* als Lebenskraft bezeichnete. Die Gesetze der Krankheit folgen einem höheren Prinzip als dem eben Sichtbaren. Die Zufuhr von Eisenkapseln, Vitaminen und Kalk ist deshalb der hilflose Akt eines Unwissenden, Nichtverstehenden.

Immer wieder haben wir erfahren dürfen, daß die Entwicklung des menschlichen Wesens ein ganzheitlicher Prozeß ist. Das Umfeld des Gedeihenden als äußeres Milieu ist genau so wichtig wie das innere Milieu: Das Bindegewebe, das Stützgewebe, das die Mineralien aus der Nahrung einlagert, und die Hormone aus der inneren Sekretion der Drüsen, die Wachstum und Reifung regulieren. Es ist jedoch ein Unsinn zu glauben, ich könne einen schlecht brennenden Herd allein durch den Nachschub von Kohlen wieder voll aufheizen. Ebenso unsinnig ist es zu glauben, ich könne durch alleinigen Zusatz von Mineralien in der Nahrung oder durch wägbare Zufuhr von Hormonen die Ursache der Entwicklungsstörung beheben. Das klingt zu logisch. Logisch ist jedoch nur Allgemeingültiges. Der Mensch aber ist kein allgemeingültiges, sondern ein individuelles, in seinem seelischen Geschehen unlogisches Wesen. Seine Phänomene - gesund oder krank - sind unlogisch. So handelt es sich bei einer Entwicklungsstörung um eine unerklärliche Ursache des Organismus, Mineralien aus der Nahrung nicht aufzunehmen oder Hormone nicht produzieren zu können. Ziel unserer Therapie muß demnach sein, die verlorene Funktion wieder herzustellen, indem wir den ermüdeten Schöpfergeist schüren. Das aber kann nur die heilsame Kraft unserer Arzneien, die uns die Schöpfung dafür geschenkt hat. Sie sind deshalb nicht mehr im Stofflichen wägbar, sondern deren Wirkung ist nur im Geistigen zu erwägen, als geistiges Prinzip zu ermessen.

Die Auslösung für das Sosein unseres Kindes liegt lange zurück. Um in einer Wohlstandsgesellschaft körperlich so schmächtig und erbärmlich auszusehen, muß diesem Kind körperliche Mißhandlung widerfahren sein. *Kalzium-* und *Phosphor-*Kinder empfangen am stärksten von allen jegliche Schwingungen vom Beginn der Zeugung an. Was einer Mutter an körperlicher Mißhandlung menschlicher- und ärztlicherseits angetan werden kann, wissen wir bereits. Von der Vergewaltigung, auch legalster Art, über Ultraschall, Fruchtwasseruntersuchungen, über angsterzeugende Schwangerschaftsbetreuung bis hin zu einschüchternder Geburtsleitung, usw. Die Folgen solch unmenschlicher Gebärden sind schwere Geburt, Steißlage, Sauerstoffmangel, Nabelschnurumschlingung, Trennung von der Mutter. Das Geburtstrauma ist perfekt!

Unser Kind beantwortet das Trauma im Seelisch-Geistigen wie im Körperlichen mit empfindlicher Gereiztheit, Nervosität, Launen, mit überaktivem Tatendrang, der rasch erlischt, stets nach Neuem suchend, immer irgendwo hingehen wollend, und man errät schwerlich, was es eigentlich will. Es wundert nicht, daß Anforderungen, Konzentration und Durchhaltevermögen mit raschem Aufgeben, mit unüberwindlicher Schlappheit, später mit Kopfschmerzen und Rückzug in die Einsamkeit beantwortet werden. Seine Seele aber bleibt wie bei *Natrium-muriaticum*-Kindern empfindsam, zart ohne zäh zu sein, leicht verletzlich ohne wirklich gewalttätig zu werden, reiselustig, aber heimwehgerüttelt, voller Sehnsucht nach Heim, Geborgenheit und Liebe, aber unfähig, Zuwendung anzunehmen. Der Frust siegt, wird mit Jammern, mit Kicken gegen Spielzeug, mit Zerreißen, Zerbrechen derselben und mit Werfen von Gegenständen beantwortet. Hier spiegelt sich das phosphorische Element des zerstörerischen Feuers wider, das der engelhaften Zartheit als Teil des Ganzen gegenübersteht.

Sein Kampf auf der unbewußten Suche nach seinem Selbst verdichtet sich als Säugling in Nabelkoliken nach dem Genuß von Muttermilch, die es, ähnlich *Silicea*-Kindern, erbricht und/oder deren es sich mittels heißen, blähungsreichen, grünen Durchfällen entledigt. Später reißt es Spielsachen an sich, wird unfähig, mit anderen zusammen zu spielen. Das bedeutet im übergeordneten Sinn, daß es immer da, wo es etwas hergeben, etwas von sich geben muß, Schwierigkeiten hat. Gleichgültig, auf welcher Ebene seines Soseins diese Exkarnation stattfindet. Verständlich für uns, denn wie könnte es anders sein, da seine Inkarnation nicht mal im Ansatz begonnen hat. Seien wir nicht verzweifelt über seine Abwendung. Die Chance, eines Tages ein fundierter, geformter, gediegener Engel zu werden, ist in ihm verborgen. Sowohl unsere Arznei, als auch unsere liebevolle, unaufdringliche Gegenwart tun das ihre dazu.

Cancerinum

Bedenken wir, daß in unserem Land jeder Dritte an *Krebs* stirbt, so sollten wir annehmen, daß seine *Nosode* eine weitgefächerte Anwendung notwendig macht. Schließlich sind ja auch die Vorgegebenheiten, die zur Krebserkrankung und damit zur Bedürftigkeit dieser Arznei führen, in den Menschen unserer Zeit reichlich nachvollziehbar. Im Leiblichen stellt der Krebs ein wildes Wachstum von ungeordneten Zellen dar, die immer da zerstörerisch wirken, wo der Unfähigkeit zu leben ein Übermaß an perfektionistischer Ordnung eingeräumt wird. Die Ausdrucksformen des Lebens werden zu Zwangshandlungen im Seelisch-Geistigen mit äußerlicher Abscheu vor Schmutz, den ich als Krebskranker bereits in mir trage, und mit einem überspitzten Reinlichkeitsbedürfnis, das seine absurdeste Ausprägung im Waschzwang freilegt. Innerlich prägt sich ein Gefühl "sauberer Pflichterfüllung", die sowohl "gute Taten" für den Mitmenschen als auch selbstverständlichen Verzicht der eigenen Wünsche, Vorstellungen und Notwendigkeiten eines Lebewesens zugunsten eines "hilflosen Helfersyndroms" mit einbeziehen. Aus der ständigen, intensiven Bemühung um Untadeligkeit folgert sich die stressige Angespanntheit, läßt uns bis zum Äußersten unserer Fähigkeiten gehen, überschreitet die Grenzen unserer Belastbarkeit. Das heißt, unser hingebungsvolles, pflichterfüllendes Wirken wächst über unsere Grenzen hinaus, beginnt ziellos und unkontrolliert zu wuchern, bis es uns selbst zerstört. Dann ärgern wir uns, daß wir nicht erfolgreich waren, weinen, verzweifeln, flüchten in Melancholie und sind des Lebens ernsthaft überdrüssig.

Unser Kind ist entsprechend gezeichnet von dieser Pflichterfüllung unter Rückstellung, Unterdrückung und Verzicht sämtlicher kindlicher Regungen. Ein nach außen wohlgeordneter, sauber kontrollierter Haushalt mit hoher elterlicher Erwartungshaltung hat ihm sein Markenzeichen eingebrannt. Meist regiert darin eine fleckenlose, sittsame, vollwertkostige Übermutter, deren mitleidvolle Unfehlbarkeit und äußerliche Makellosigkeit gerühmt wird. Innerlich hatte sie ihr ungewolltes Kind abgelehnt, so daß durch die daraus sich ergebenden Geburtskomplikationen unserem Kind das erste Urerlebnis von Todesangst vermittelt wurde. Unser Kind muß so schnell wachsen wie ein Krebsgeschwulst, muß rasch erwachsen werden, um den Pflichtleistungen zu Hause und in der Schule Genüge tun zu können. Dazu wird es körperlich und geistig frühreif, blockiert seine kindlichen Lebensäußerungen und setzt sich zwanghaft und ununterbrochen unter Streß. Durch Leistung und pflegeleichtes, wohlerzogenes und sauberes Verhalten erheischt es sich Lob als Liebesersatz. All sein Tun richtet sich darauf aus, ein bißchen Liebe zu erhalten, die diesem Haushalt fremd ist. In Ermangelung dessen neigt es sich mitleidvoll Tieren zu, sorgt sich mitfühlend um die Geschwister und leidet unter der "Zerstörung der Umwelt". Aber das ist nichts anderes als eine Antwort auf den Stolz der Mutter, es frühzeitig ökologisch bewußt erzogen zu haben! Für die Hoffnung auf Liebe geht es jedem Streit, jeder Fehlbarkeit aus dem Weg, denn über Zurechtweisungen zerbricht regelrecht sein Gemüt. Verständlich, da es schon ungeboren für seine Existenz getadelt wurde. Sein Leben wird zum roboterhaften Zwang, der in Sauberkeitsfanatismus und Ordnungsritualen seine Ausprägung sucht. Wieder mal ein ungelebtes Leben und der übliche Zirkus bei der Entwicklung kindlicher Neurosen: Die verhaltene Lebensenergie entlädt sich als Nägelkauen, Nagelhautpopeln, Gesichts-Tic, Augenzwinkern, in hastiger Überaktivität, in wildem Tanzen bei lauter Musik und in massiven Schlafstörungen. Nur der Wunsch zu verreisen läßt in unserem dunkelhaarigen Kind mit den vielen Muttermalen (!), den Café-au-lait-Flecken, die Hoffnung ahnen, daß es all dieser unwirklichen Phantasielosigkeit, diesem lebensfernen Trugbild, diesem sinnestäuschenden Standardverhalten, dieser perfektionistischen Idealwelt von Fernsehwerbungsidolen, all diesem lebenszerstörenden Kram entfliehen möchte. Eines Tages wird es dieser Arznei bedürfen und/oder tatsächlich ausbrechen.

Causticum

Ehe ein Kind des *Ätzkalkes* bedarf, müssen die Geschehnisse seiner frühen Kindheitstage tiefe, ätzende Wunden geschlagen haben. Sie fraßen sich in die Tiefe seiner Seele, verkrusteten dort und vernarbten. Zunächst mag es ein sorgenfreies, heiteres, zugängliches Kind gewesen sein, bis wiederholte körperliche oder seelische Gewalt wie Schläge durch einen "autoritären" Elternteil, sexueller Mißbrauch durch Nahestehende, häusliche Streitereien mit gelegentlichen Gewalttätigkeiten oder aggressives ärztliches Therapievorgehen sein Gesicht des Lächelns beraubten. Oder es erlebte wiederholt Gefühle des Verlassenwerdens wie den Verlust eines Elternteiles, das Hinscheiden der geliebten Oma, die Freigabe zur Adoption, die Trennung von der liebevollen Mutter, die Scheidung und folglich sich abtauschende Liebhaber der liebesuchenden, sich unglaubhaft selbstverwirklichenden Mutter oder gar den simplen Tod eines ersatzweise geliebten Tieres.

So wird unser Kind zum machtlosen Opfer einer unglaubwürdigen, unsicheren, unberechenbaren Erwachsenenwelt, die meist selbst die Fürsorge einer schützenden Hülle nicht erlebt hat. Leicht verletzlich, leicht verwundbar, zieht es sich in den Schutz der Einsamkeit zurück, verdrängt seine schmerzlichen Empfindungen, fühlt nichts anderes mehr als innere Leere. Aus dieser Leblosigkeit entspringt sein automatisches Verhalten ohne kindliche Gestik und Mimik. Kein bejahender Blick, kein schelmisches Lächeln, kein verbindliches Nicken. Seine Seele ist gelähmt, sein Gesicht - Spiegel dieser Seele - ist leer, fahl, ausdruckslos.

Seine Bewegungen - Spiegel geistiger Lebendigkeit - werden ungelenk, steif, stolpernd, lähmig. Seine Lebensenergie entbehrt des freien Flusses. Es lernt spät laufen, koordiniert ungeschickt seine Muskeln, stolpert und fällt. Gleichermaßen unbeweglich ist seine Zunge. Sprechen entwickelt sich nur gemächlich, und wenn es gelegentlich etwas auszudrücken hat, geschieht dies mit monoton abgehackten, stotternden Worten. Unbeweglich sind die unsichtbaren wie die sichtbaren Zeichen lebendigen Fließens: Die Blase staut, fließt nur im Schlaf (Bettnässen nachts); der Darm verstopft, entleert sich eventuell unbemerkt (Einkoten tags). Die Lebensenergie, die immer von innen nach außen fließen muß, wird bereits im Unsichtbaren, im Unbewußten mächtig kontrolliert, findet keinen anderen Weg nach außen als den unbewußten, den unbemerkten, den unkontrollierten. Sie kann nicht natürlich delegiert werden.

Seltener erzürnt es wegen zu oft sich wiederholendem Kummer über natürlich gegebene Liebesbeziehungen. Rasch reizbar, leicht aus der Fassung zu bringen, wird es beherrschend aggressiv zu anderen Kindern und verbal ausfallend gegen seine Erwachsenenumwelt. Hier deutet sich bereits die spätere Macht-, Kritik- und Kontrollsucht an, die seiner Verletzlichkeit kompensatorischen Schutz bieten. Kein Gefühl von verwundbarer Nähe darf aufkommen. Es wird unverwundbar!

So ist zunächst seine Lebensenergie dahingehend fehlgeleitet, daß sie für sein stetes Auf-der-Hut-sein verpraßt wird. Voller ätzender Wunden, ist sein Ziel die vernarbte Unverwundbarkeit. Aber Energien lassen sich nicht manipulieren, wobei der Versuch der Manipulation seinen Tribut in Form seltsamer Phänomene fordert. Unser Kind - gleichwie sein Erwachsenenpendant - wird zutiefst von Mitgefühlen für das Leid anderer gerüttelt. So scheint es zu sein. Es ist aber nichts anderes als eine sich wiederholende Konfrontation mit der eigenen unbewußten Opfererfahrung. Angesichts des Elends anderer, brechen seine Narben auf, die Wunden ätzen spürbar, und Tränen des Selbstmitleids blenden den Anschein des Mitfühlens ein. Es identifiziert sich mit dem Opfer, wobei der andere nur zum Spiegel seines eigenen ursprünglichen Elends wird. Dieses nicht seltene Phänomen legt den Grundstock für seinen späteren Kampf gegen die Ungerechtigkeiten in dieser Welt, wobei er nichts anderes bekämpft als das Ungerechte, das ihm in früher Kindheit selbst widerfuhr. So geschieht es, daß es später sein eigenes Unbewußtsein bekämpft, und das mit rechthaberischer Macht, die keinen Nebenbuhler duldet, mit rationalisierender Kritiksucht, die keine Fehler eingesteht, mit alles beherrschender Kontrolle, die keinen Widerspruch zuläßt. Ständig auf der Hut! Das kostet viel Energie. So erschöpft sich unser Kind, jetzt und als Erwachsener, wird schwach, steif und lähmig. Der Teufelskreis schließt sich! Wir aber wissen, daß selbst der diabolischste Kreislauf mittels unserer Arznei aufgebrochen werden kann, sofern wir ihre Kraft uns zugestehen.

Cicuta

Der *Wasserschierling* wächst auf Sumpfboden. Entsprechend wird er für Menschen gedacht sein, die zu Wasser einen existentiellen Bezug haben, zu- oder abneigend. Bei meinen *Cicuta*-bedürftigen Kindern fand ich eine ausgesprochene Vorliebe fürs Baden und Wasserplantschen. Eingereiht in die Familie der *Fenchelgewächse*, läßt er uns vermuten, daß unsere Kinder an erheblichen Verdauungsstörungen mit Blähbauch und Blähkoliken leiden müssen. Der Volksmund nennt ihn auch *Giftwüterich* und offenbart uns in dieser Namensgebung die heftige Giftwirkung mit vorrangig wütender Ausprägung. Wut wiederum ballt sich im Gehirn, dort, wo das Kontrollzentrum lokalisiert ist. Sie baut sich auf und explodiert mit heftigen Aggressionen, wenn die Kontrolle über das Gleichgewicht von Hemmung und Erregung in ihrer vitalen Funktion gestört ist. Daraus verstehen wir die enorme Wirkkraft dieser Arznei, die vorwiegend auf das zentrale Nervensystem, das Gehirn, gerichtet ist.

So wird das Gesamtbild unseres Kindes beherrscht von einer beeindruckenden Überaktivität, die sich nicht auf ein Thema oder Gegenstand konzentriert, sondern ihren Impulsen ungerichteten Lauf läßt. Die Säuglinge strampeln übermäßig, schreien wie am Spieß, schrill und nervenzerreißend, zucken zusammen beim geringsten Geräusch, wimmern, winseln und heulen wie eine Sirene, wenn man sie anfaßt, reißen angsterfüllt ihre Augen weit auf, so daß das Augenweiß über der großen, dunklen Pupille sichtbar wird. Ältere Kinder singen, tanzen, hüpfen mit seltsamer Gestik, grimassierender Mimik oder starren teilnahmslos auf einen Gegenstand, abwesend, bewußtseinsgetrübt für wenige Augenblicke. Das Jammern, Stöhnen und schrille Schreien bei Verletzung, Widerspruch, Zurechtweisung und Geräuschen bleibt auch diesem Alter erhalten. Ebenso wie die weit aufgerissenen, fast glotzenden Augen. Diese lassen weniger Weiß über der Pupille erscheinen, aber beim Hinunterschauen verschwindet die Pupille hinter dem Oberlid.

Die Augen, als Auswüchse des Gehirns verstanden, scheinen ein bevorzugter Angriffspunkt der Vergiftung und der Heilwirkung dieser Arznei zu sein. Außer den bereits beschriebenen Phänomenen beobachten wir ein eigenwilliges Schielen, das nur rechts und nach innen auftritt (Strabismus convergens). Es formt sich dieserart aus nach einem Unfall, bei Gehirnerschütterung, nach körperlicher Züchtigung, nach Impfungen und eventuell auch gleich nach der Geburt, wenn diese mit einem großen Sauerstoffmangel für das Kind einherging.

Unfall scheint mir überhaupt die überbegriffliche *Auslösung* zu sein. Und zwar im weitesten Sinne. Sind nicht die Folgen von Ultraschall, von schwerer Geburt, von Impfungen auch Folgen eines Unfalls? Ein Unfall der Gehirnsubstanz ähnlich der einer Gehirnerschütterung? In der Tat wird das Gehirn und seine Zellen malträtiert mit Schallwellen, mit Fremdeiweißstoffen bei Impfungen, mit ungenügender Sauerstoffzufuhr, die alle für sich eine Fehlinformation in der Zelle hervorrufen können. Natürlich kann nur eine innere Vorgegebenheit, eine spezifische Empfänglichkeit die krankhaften Prozesse, die *Cicuta* im Vergiftungsbild umreißt, in Gang setzen. Ohne diese Veranlagung geht der Kelch solch einer Auslösung an der Person vorbei oder manifestiert sich in anderer Ausformung, der dann eine andere Heilarznei zugeordnet wird.

Zuckungen, Krämpfe der Muskeln und inneren Organe, Verspannungen, Steifheit und kurzzeitige Bewußtseinstrübungen (Synkopen) sind die Folgen, deren höchst erregende Ausprägung wir in epileptischen Anfällen vorfinden, besonders unmittelbar nach einem schweren Schlag durch einen Unfall oder allmählich bei Unterdrückung eines Hautausschlages mittels üblicher Kortisonsalben. Bei diesen überschießenden Hirnreizsymptomen wie schrillem Schreien (Cri encéphalique = Hirnschrei), Ärger, Wut, Jähzorn und Hirnkrampf, denen ja eine Überempfindlichkeit auf Geräusche, Berührung, Verletzung, Erschütterung vorausgeht, überstreckt sich der Kopf nach hinten und das Rückgrat biegt sich rückwärts wie zu einer Brücke. Alles heftige Zeichen einer hirngesteuerten Verspannung. Entsprechend heftig muß die Fehlsteuerung in die Hirnzellen eingepflanzt worden sein, und das unter anderem, aber nicht zuletzt, durch ärztliches Handeln, durch Unwissenheit und Bedenkenlosigkeit.

Gleichermaßen finden wir auch das Gegenteil der Erregung vor, die Hemmung. Sie nimmt in jeder Weise Formen einer Starrheit ein. Ein Innehalten aus der Bewegung heraus, weggetreten, kurz oder lang, von der sichtbaren Welt, teilnahmslos am umgebenden Geschehen, mit hohlem Blick Löcher in die Luft starrend, dem Bilde einer apathischen Melancholie gleichend, wie wir ihr dann später bei alten Menschen wiederbegegnen, die in ihrer Psychose zu kindlichen Kindern werden und davon überzeugt sind, sie seien Kinder oder ihre Puppe sei ihr Kind.

Die Palette der hirngesteuerten Symptome ist vielgestaltig: Der Bauch ist aufgetrieben wie ein Frosch, unabhängig vom Essen, mit rhythmisch wiederkehrenden Krämpfen darin, die zum bereits bekannten erbärmlichen Hirnschrei, zum Rückbeugen und Schweißtreiben veranlassen. Daß die Nächte unserer Kinder und ihrer Mütter nicht zur wohlverdienten Labsal werden, ist nachempfindbar. - Ältere Kinder knirschen mit den Zähnen. - Anhaltender Schluckauf ersetzt das Bäuerchen oder überrascht unvermittelt. Beim Essen und Husten, bei Zorn und Schreien verschlukken sie sich, die Luft bleibt weg, sie laufen blau an, fallen in Ohnmacht, das Herz setzt aus. Drohender Tod durch Sich-Verschlucken bei Kindern und Erwachsenen bedarf dieser Arznei sehr rasch und in hoher Potenz!

Eine wesentliche Beobachtung, die ich in den Arzneilehren vergeblich gesucht habe, prägt das Verhalten der Kinder: Die *Halbseitensymptomatik!* Dabei ist eine Körperhälfte schwächer ausgeprägt als die andere. Auf dem Bauch liegend, verdrehen sie schraubenförmig einen Arm nach hinten zum Rücken zu, während sie sich mit der anderen Hand vom Boden abstützen. Den Daumen der verdrehten Hand halten sie, nach innen geschlagen, fest in ihrer Faust, auch lange noch nach dem 3. Lebensmonat. Auch sonstige, altersentsprechende Bewegungsabläufe wie Lauftest, Überrollen, usw. können sie nur mit Mühe oder gar nicht vollziehen. Die gesamte motorische und geistige Entwicklung scheint dem Alter hinterherzuhinken.

Die Haut ist ein weiteres gezeichnetes Organ unseres Kindes. Ist sie doch die sichtbare Grenze, die unsere Person geistig nach innen und nach außen abgrenzt, die uns als Ganzheit augenscheinlich macht und ihre Achtung vor dem Inneren meiner Person und von anderen Personen abverlangt. Diese Ganzheit ist durch Krankheitsprozesse zerbrochen, aufgerissen, verunstaltet. Am häufigsten sind das Gesicht, die Arme, aber auch der restliche Körper unseres Kindes übersät von erbsengroßem Herpes, teilweise ineinanderfließend, von zitronenfarbenem, krustigem Eiter aufgelagert (Impetigo). Selbst in den Haaren finden sich Pusteln zwischen einem dickschuppigen, gelben Milchschorf. Nicht nur ein erschreckender Anblick, das Ganze stinkt dazu so fürchterlich wie der Saft der Pflanze selbst. Weniger selten sehen wir kreisrunde bis ovale, erhabene, teils trocken-schuppige, teils nässend-rissige Ekzemflecken (Plaques), willkürlich über den Körper verteilt, von variierender Größe zwischen einer Pfennigmünze bis zu einem 5-Mark-Stück, mit seltenem bis keinem Juckreiz.

Das ist das Bild einer Arznei, die genau jenen äußeren Gewalttaten entspricht, die wir als Unwissende, Nichtfragende und Rasch-Zufriedenzustellende mit der verborgenen inneren Gewalt der Erwachsenenwelt ausgelöst haben.

Cuprum metallicum

Ein Kind, das des metallischen *Kupfers* bedarf, hat meist seine Vorgeschichte in einem Sauerstoffmangel des Gehirns während der Geburt. Es kommt zyanotisch, blau verfärbt, und verkrampft auf die Welt. Obwohl die Zyanose mehr oder weniger rasch durch ärztliche Hand behoben wird, bleibt unser Kind irgendwie steif und verspannt. Beim Stillen schluckt es ebensoviel Luft wie Milch, was uns durch hörbares Gluckern entlang der Speiseröhre während des Saugens vermittelt wird. Seine Bäuerchen sind entsprechend heftig und kurzerhand erbricht es einen Teil seiner Nahrung. Nicht in hohem Bogen, sondern die Milch quillt, bereits geronnen, aus seinen Mundwinkeln. Dann kommt irgendwann ein Infekt, der mit seinem ersten Fieberkrampf und mit dramatischer Panik seiner Eltern einherläuft. Das ist im Grunde schon sein erster epileptischer Anfall. Etwas älter geworden, treten die Anfälle nur dann auf, wenn ihm verweigert wird, was es genau jetzt und sofort will, oder wenn ihm etwas nicht in den Kram paßt. - In der Regel ist es ein gut aussehendes, blondes, aber verzogenes Kind mit einer Neigung zur Verdorbenheit und Hinterlist. Relativ zeitgerecht ist entsprechend unsere Arznei! Unser Kind besitzt einen angeborenen Charme, dem schwerlich zu widerstehen ist, aber mit Hilfe dessen es alle Erwachsenen unbemerkt zu seinem Vorteil austrickst. Im häuslichen Milieu reagiert es aber entschieden ungenierter und heftiger. Schwierigkeiten bezüglich seiner Wunschvorstellung entgegnet es, indem es lauthals schreit wie am Spieß, bis es erbricht. Dramatischer wird die Lage, wenn es mit purpurroten Lippen erbleicht, seine Haut kalt und feucht wird. Dann verzerrt sich sein Gesicht, läuft blau an, Arme und Beine rucken und zucken, seine Fäuste sind mit den Daumen nach innen geschlagen. Sein Kopf fällt nach vorne, sein Körper zu

Boden. Es stöhnt und jammert, krampft in allen Gliedern, bis es still, starr und totenähnlich innehält. Bei genauer Beobachtung kann man nicht umhin zu glauben, daß hinter den Anfällen eine seelisch-geistige Show abläuft, die unserem Kind als einzig möglicher Modus operandi dient, um das zu erreichen, was es sich nun mal in den Kopf gesetzt hat. Das scheint hart zu klingen, ist aber neben dem Ablauf der Anfälle jene Finesse, die seine Arznei herauskristallisiert.

Helleborus

Die *Christrose* gedeiht in Seitentälern mächtiger Gebirge, von Vorübergehenden kaum beachtet. Ähnlich ergeht es unserem Kind, das ihrer als Arznei bedarf, um wieder in die Mitte menschlicher Gesellschaft zu rutschen. Doch bis dahin sitzt es eher bleich, bewegungsgehemmt, gedrungen, dösig und verständnislos vor sich hinstarrend, in einer Ecke am Rande menschlicher Beachtung. Dort zupft es an den trockenen, rissigen Lippen, zupft an der Nase, zupft an seiner Kleidung oder an der Bettdecke rum. Mit leerem Blick, weiten Pupillen, mit gerunzelter Stirn, mit offenem, sabberndem Mund, der sonderbare Kaubewegungen ausführt, stiert es reaktionslos vor sich hin. Es scheint, als seien die Werkzeuge und Funktionen seiner Sinneswahrnehmungen geschädigt. Es sieht nur Nebel, hört nur Geräusche, findet an nichts Geschmack. Alles erscheint reizlos. Ohne sonderlichen Anlaß kann es auch schreckhaft aufgeregt sein, entsetzlich schrill schreien (cri encéphalique), seinen Kopf hin- und herrollen, sich mit der Hand gegen die eigene Stirn schlagen oder den Kopf auf den Boden oder gegen die Wand hauen. Als wollte es eine Blockade lösen, eine Öffnung schaffen, um den durch den Hirnstau verursachten, unerträglichen Kopfschmerz zu entlasten, um das drinnen gestaute Wasser wie eine frische Gebirgsquelle fließen zu lassen. Vergebens! Die klinische Untersuchung, vor allem das EEG, kann die vermutete Hirnschädigung durch einen entzündlichen Prozeß um die Geburt oder, nach einer Impfung erst später erscheinend, nicht bestätigen. So verbleiben uns diese Wesen - ohne Arznei versteht sich - als begriffsstutzige, schulschwierige Kinder und Jugendliche, ausgestoßen ins Sozialpaket der Sonderschulung und Behindertenwerkstatt. Mit Hilfe der Arznei lernen wir Erwachsene, jene mit relativer Gesundheit begnadeten Älteren, diesen Kindern mit beachtender Zuneigung zu begegnen.

Hyoscyamus

Das *Hexenkraut* wächst am Rande unserer menschlichen Gesellschaft, auf Schutt, Abfall, Friedhöfen, an Wegen entlegener Wohngemeinschaften, kaum beachtet. Seine Gifte versetzen den Menschen in teuflischen Rausch. Herkunft, Standort und Umfeld der Pflanze weisen eine frappante mystische Ähnlichkeit auf mit dem Urkonflikt des *Hyoscyamus*-bedürftigen Menschen: Vernachlässigt, zurückgewiesen, abgewiesen, ausgenutzt, ausgesetzt, manipuliert, isoliert. So ähnlich beginnt der Schicksalsweg jenes Kindes, das den Anfang seines Lebens durch den Lachgas-Narkoserausch seiner Mutter verpaßt, während es selbst, an den Rand geschoben, seinen Anteil des Rausches ausschläft. Es braucht eine enorme Energie, dem Entzug menschlichen Urbedürfnisses nach Nähe lebenserhaltende Impulse zum bloßen Überleben entgegenzusetzen. Es wird geradezu zum Energiebündel, das im Umkehrverfahren die Energien seiner Umwelt zur Erschöpfung zwingt, zunächst schreiend, später tatendurstig und geschwätzig. Das ist sein erster Rachezug gegen eine Welt, die ihn kaum beachtet. Andere sollen folgen!

Seine Gefühle sind durch Liebesentzug mißhandelt, dem nicht selten körperliche Mißhandlung und sexueller Mißbrauch durch Erwachsene folgen. Liebesentzug fördert Liebesunfähigkeit, Mißhandlung fördert Gewalt, Mißbrauch fördert Mißtrauen und eine tiefsitzende Wut, die in betrügerischer und grausamer Skrupellosigkeit ihre Endausprägung finden können. Verwundert es uns, daß sich unser Kind rasch daran gewöhnt, keine Schmerzen mehr zu empfinden, weil es - immer lebenserhaltend wie die Pflanze - den Schmerz verdrängt. Es wird schmerzlos. Und in Verbindung mit seinem kompensatorischen Tatendrang wird es Unfälle an sich ziehen, wird sich ständig verletzen. Offene Wunden sind ein Dauerzustand, gebrochene Knochen keine Seltenheit. Um imponierend den Helden zu spielen, wird es sich mit dem Taschenmesser, mit glühenden Gegenständen selbst verstümmeln, ohne Schmerz zu äußern. In gleichem Maße wird es anderen Schmerzen zufügen, die hinterlistig an wehrlosen jüngeren Kindern und Tieren verübt werden oder in offene, blutige Prügeleien ausarten. Alles, was es einst selbst erleiden mußte, wirft es uns schonungslos grausam ins Gesicht zurück. Gefühllos, verantwortungslos, respektlos. Selbsterfahrene Relikte seiner Vergangenheit. Das ist das entscheidende Merkmal, der modus operandi eines krankhaften Lebensprozesses, der nach *Hyoscyamus* schreit: Zurückschlagen mit den Waffen, mit denen er in der Frühzeit seines Dasein geschlagen wurde. Heute will er rücksichtslos siegen mit dem Kampfspruch "die Welt ist ungerecht!" Welch eine Ironie! Dazu kehrt er alles ins Gegenteil, was Moses uns einst als göttliche Angebote für ein unkompliziertes menschliches Zusammenleben verkündete. Lügen, Betrügen, Eifersucht, Neid, Raffgier und eine ausgesprochene Schamlosigkeit in Wort und Tat sind seine umgänglichsten Mittel, um seinen Zwecken und Zielen zu genügen. Das ist ein unbewußter Prozeß, der sein Selbstwertgefühl bis zur Überheblichkeit steigert. Das ist sein Sieg. Welch eine Blasphemie!

Das sind die Kinder, die zu Wettkämpfen, zu Raufereien, zu Streitereien herausfordern, weil sie ihren Zorn, ihren Haß schüren, was letztlich in grausamer, blutiger Brutalität enden kann.

Das sind die Kinder, die uns mit falscher Freundlichkeit täuschen, uns lächelnd belügen, uns witzelnd betrügen, uns aufmunternd verführen, um ein Begehren zu befriedigen, das sich eher an der irrationalen Befriedigung einer vorüberschwebenden Lust orientiert als an materiellen Besitzvorteilen. Lustgewinn ist rasch vergänglich. Deshalb werden sie mit höchst energetischer Aufwendigkeit immer wieder betrügen müssen, wie sie selbst von uns Erwachsenen um ihr ganzes Leben betrogen wurden. Und sei es nur beim Kartenspiel. Und sei es nur, um Aufmerksamkeit auf sich zu ziehen.

Das sind die Kinder, die selbstgerecht vor uns sitzen, den Blickkontakt scheuen und empört ihre Augen verdrehen. Oder die uns mit verhalten zornigen, wild glänzenden, zusammengekniffenen Augen und weitgeöffneten Pupillen ihre Abscheu bekunden. Die ihre Gefühle unterdrücken und sie für nervöse Tics im Gesicht mit exzessivem Zwinkern der Augen, für nerviges Rumfummeln an allem Erreichbaren, selbst an sich, für Nägelbeißen, Zähneknirschen, Nabelkoliken und Kopfweh eintauschen. Die uns Monster malen mit übergroßen Genitalien und, hämisch witzelnd, laut darüber lachen. Die von ihren Genitalien so besessen sind, daß sie freimütig ihre Hosen runterziehen, sich öffentlich zur Schau stellen. Die exzessiv onanieren, bis sich ihr Pimmel entzündet. Die uns dämonisch beschimpfen mit Ausdrücken aus dem Genital- und Fäkalbereich.

Das sind die Kinder, die den "Heavy Metal" dazu benutzen, ihre übersteigerten satanischen Gelüste nach Blut, Rache, Feuer und ihren tief verankerten Zorn über die ungerechte Welt rauszulassen. Der Satan, der "Hinderer der Liebe", hat sie in der Tat in seinen Schoß genommen und wiegt sie und schürt sie. Bis sie selbst, jetzt oder später, in tiefe ängstliche Depression verfallen, "vergiftet von Menschen, verfolgt vom Teufel" und sich ständig auf der Flucht befinden. Hier wie anderswo bedeutet Flucht nichts anderes als Heimweh. Als die Sehnsucht nach Zuhause, nach Aufmerksamkeit, Nähe und Geborgenheit, nach Erlösung ihrer Qualen durch die Liebe, die letztlich auch im leiblichen Tod ihre Erfüllung finden kann.

Kalium bromatum

Wenn wir in die beiden Anteile des *Kaliumbromats* Einblick gewinnen, nähern wir uns beträchtlich dem Wesentlichen der Arznei und damit dem Wesen des ihr bedürftigen Menschen. Erinnern wir uns der Zellphysiologie. *Kalium* befindet sich in der Zelle. In der Entgleisung von seiner natürlichen Mitte wird es sich entsprechend einmauern. "Wenn ich ströme, mich hingebe, dann sterbe ich", beschreibt die Urangst, den Grundkonflikt der Kalisalze. Deshalb finden wir sie als Menschen zurückhaltend, konservativ, dogmatisch, spießig. Sie bauen sich eine Zelle, in die niemand hineingelassen wird und vermeiden jeglichen Austausch. Das fördert ihre intellektuelle Schwäche, über die sie sich voll bewußt sind. Dieselbe kompensieren sie mit Bodenständigkeit. Der Haushalt wird ordentlich geführt, brav, einfach, genau, ordnungsliebend. Familie "Saubermann" bis ins Extrem. Aber wenn man die Schubladen in der Wohnung öffnet, herrscht darin Chaos. Alles wird feinsäuberlich unter den Teppich gekehrt. Eingemauerte Prinzipiertheit und spießiger Dogmatismus stehen an höchster Stelle ihres Wertsystems. Eine *Kalium*-Familie nimmt weder untereinander noch aneinander teil. Sie ist langweilig, emotionslos, teilnahmslos. In einer anregungsarmen Atmosphäre sitzt sie - einander gleichgültig - vor dem Fernseher. Aber sie ist streng religiös, das heißt, sonntags geht man in die Kirche. Kinder solcher Familien haben keine Freunde. Sie wachsen meist unauffällig, pflegeleicht und problemlos auf. Dafür sind sie sozial, emotional und intellektuell vernachlässigte, alleingelassene, im Stich gelassene Kinder. In Ermangelung von Ansprache lernen sie spät sprechen und stottern meist. Einmal mit der Gesellschaft konfrontiert, in Kindergarten und Schule, werden sie unruhig, leicht reizbar, konzentrationsschwach und werden trotz privater Nachhilfe das Mittelmaß nie übersteigen.

Brom ist ein *Halogen* mit besonderer Beziehung zur Haut (Akne, Neurodermitis, Schuppenflechte), zu den Schleimhäuten (Husten, Asthma), zu den Gefäßen (Hochdruck, Schlaganfall) und zu den Nerven (Zittrigkeit, Zappeligkeit, Gangunsicherheit). Der *Brom*-Anteil macht unser Kind rot, kräftig, rundlich, überaktiv, zerstörerisch und hitzig, so daß es weder Sonne, äußere Hitze noch überhitzte Räume verträgt. Nachts schwitzt es stark und deckt sich ab.

In der Verbindung beider Teile begegnet uns die Schuld als treibender Motor für Wort und Wirken des betreffenden Kindes. Entweder es fühlt sich schuldig für das Leid, das Unglück der Familie oder für die Scheidung der Eltern. Oder es schiebt die Schuld auf andere, wenn es nicht so klappt, wie es sich das vorstellt. Dabei fließen Tränen der Wut. Die Schuldgefühle entstammen der elterlichen Erziehung, die eine falsch verstandene, dogmatische Religiosität dazu benutzt, sich frei entfaltende Lebensimpulse samt Eros, Libido und Sexualität zu verklemmen. Strenge Moralität finden wir dann auch bei den Eltern unseres Kindes, wobei ich den Gegenpol dieser Verhaltensweise der Phantasie des Lesers überlassen möchte. Diese Strenge tötet das bißchen Leben in unserem Kind. Es fühlt sich einsam, verlassen, vernachlässigt; fürchtet sich im Alleinsein, im Dunkeln, vor drohendem Unglück und vor allem vor anderen Menschen. Es bleibt in seiner körperlichen, geistigen und seelischen Entwicklung zurück, lernt spät sprechen, spricht dann nur die Worte nach, die man ihm vorsagt, kann die Buchstaben nicht zu einem Wort zusammenbringen, verdreht die Worte (wie die Eltern die Werte) und benutzt sie falsch. Das verwirrt unser Schulkind, es wird leistungsschwach, obwohl es stundenlang hinter den Hausaufgaben sitzt, sein Zimmer ordentlich aufräumt und ein guter Schüler sein möchte. Aber in der Schule sind zu viele fremde Menschen um es rum. Das lenkt es ab, macht es reizbar, unruhig, zittrig, Hände und Beine sind ständig in Bewegung. Es wird zum Klassenkasper gestempelt, obwohl ihm die anderen völlig egal sind. Es will nur seine Ruhe haben, keine Freunde, keine Spielkameraden. Es wird zum Einzelgänger, antwortet nur auf Befragung und kehrt alsbald dem Weltgeschehen seinen Rücken. Der Wirklichkeit abwesend, verfällt es seufzend seiner abgeriegelten, autistischen Welt.

Aber die Nacht mit ihrem Kontrollverlust über das Aufkeimen mystischer Lebensbedingungen läßt die fehlgeleiteten Energien unseres Kindes frei fließen. Es träumt von heftiger Angst mit Reden, Lachen, Weinen, Aufschreien, Aufschrecken, wobei es Fragen beantwortet und niemanden erkennt. Es knirscht mit den Zähnen, kämpft mit dem Vollmond, indem es zwischen 2 und 4 Uhr schlafwandlerisch sein Licht auf dem Flur bepinkelt. Kein Wunder, daß das morgendliche Erwachen wie eine Tortur die Ängste weiterpflegt. Angst vor dem Tag, es könne etwas Schreckliches geschehen. Oder Angst, es habe in der Nacht ein Verbrechen begangen und werde nun von Gott betraft. Und obendrein muß man noch in die Schule gehen. Das ist zuviel. Es kriegt Bauchschmerzen, erbricht und wird krank gemeldet. Ein Trick, der ab und zu immer wieder klappt. Außerdem verschafft er ein bißchen Zuwendung, auch wenn unser Kind so tut, als brauche es sowas nicht. Erst unsere Arznei wird seine Energien aus der eingemauerten Starre zum Leben hin kanalisieren. Allerdings nicht immer zur Freude einer stockkonservativen, lebensgeregelten und Frömmigkeit vor sich hertragenden *Kalium*-Familie. Zum Trost gibt es so etwas wie Wahlverwandtschaften.

Lac caninum

Die Begegnung mit der *Hundemilch* verdanke ich der österreichischen Ärztin *Dr. Jutta Gnaiger* und dem Freiburger Arzt *Jürgen Becker*. Davor fühlte ich mich mit meinen Überlegungen und Nachforschungen ziemlich allein gelassen, was gleichzeitig das Grundthema der Arznei umreißt. Beim Zugehen auf diese Arznei haben wir zwei Kriterien. Einerseits kennen wir die *Milch* als Sinnbild der engen Beziehung zwischen Mutter und Kind, als Symbol des Nährens und als Mittler wohltuender Geborgenheit des gedeihenden Kindes am wärmenden, behütenden Busen seiner Natur. Andererseits wissen wir vom *Hund*, daß er von den Wölfen abstammt, die naturgemäß immer im Rudel ihre Heimat finden, als solches die Grenzen ihres Jagdreviers hüten, also nie allein auftreten oder alleine handeln.

Der Mangel an symbiotischer Zuwendung stürzt unser Kind in eine menschliche Isolation, sondert es ab von "seiner Schöpfung". Es fühlt sich vernachlässigt, verlassen, ausgesetzt in eine Welt, der es natürlicherweise nicht gewachsen ist, die es, einschließlich der mütterlichen Welt, unnatürlicherweise als bedrohlich empfindet. Die eigene Bedrohung fordert die totale Verunsicherung seines Daseins heraus, fördert aber auch die Bedrohung der anderen als gewalttätiges Verteidigungsinstrument seines Ausgesetztseins. Die Angst, als Gradmesser menschlichen Zerfalls, als Maßstab menschlichen Abfalls von seiner Schöpfung, wird zu seinem Begleiter und die Verzweiflung ist ihre Frucht. Sein wachsendes Bewußtsein füllt sich mit verzerrten Wahrnehmungen, die wir, als natürlich Geborgene, schwerlich nachvollziehen können. Denn nur die natürliche Wahrnehmung führt uns zur Wahrheit unseres Seins. Ihre Verzerrung endet in Unwahrheiten, im Unmenschlichen, im Ungöttlichen und damit im Unheil.

Das Ergebnis eines solchen Lebensprozesses begegnet uns in der Praxis als blasses, scheues, hellhäutiges, hellhaariges, frostiges und stets kränkliches Kind. Zwischen dem verhaltenen, unruhigen, besorgten Blick entdecken wir eine schlanke, lang gezogene Nase, deren Rücken, wie beim Hund, wäßrig geschwollen aussieht. Als "verhaltensgestört" und/ oder als "ewig erkältet" wird es uns vorgestellt. Hinter der Maske mütterlichen Berichtes steht die Tatsache, daß es, von Anbeginn ungewollt, so nebenher mitläuft, daß es großgezogen wird, ohne jemals innerhalb der so sehr geliebten kindlichen Begrenzungen erzogen worden zu sein.

Sein kläglicher Versuch, sich seiner Umwelt anzupassen, ihr zu gefallen, endet, bedingt durch sein Unvermögen, in tiefer Verzweiflung. Keiner merkt es, wenn es "etwas Liebes" tut, um es gegen Ansprache und Lob auszutauschen. Hinter seinem hilflosen Blick wird sein verzweifeltes Gefühl sichtbar, das sich durch Unruhe oder Trägheit ausdrückt, je nachdem, ob es noch kämpft oder schon aufgegeben hat. Eine für alle erträgliche Anpassung, wie beispielweise im *Natrium-muriaticum*-bedürftigen Kind, findet nicht statt. Rücksichtslos werden Schwächere blutig geschlagen, wobei es sich in der Tiefe seiner Seele mit seinen hilflosen Opfern identifiziert. Kein Blut, kein Messer kann es sehen ohne gewalttätige Einbildungen, die gegen sich und andere gerichtet sind. Verzweiflung ist auch hierbei die Triebfeder. Oder wir hören erschütternde Aussagen wie: "Es wäre besser, ich wäre tot oder gar nicht geboren!" In keinem anderen Menschenbild verwirklicht sich der paradiesische Fall durch den Abfall von den Gesetzen des Schöpfers so eindeutig wie hier.

Auf seiner Suche nach Identität findet unser Kind keinen festen Boden unter den Füßen, da es zur Erde nie eine feste Beziehung aufbauen durfte. Es schwindelt und schwebt mit panischer Angst zu fallen: In Ohnmacht, in Krankheit, in Unglück. Weg aus diesem Körper, weg von dieser Welt. Angst zu vergehen paart sich mit der Sehnsucht zu vergehen. Die Orientierung ist verloren.

Das sind unsere Kinder, die sich orientierungslos auf der Straße zu "haltgebenden" Gruppen formieren, die dort im sicherheitsvermittelnden Rudel auftreten. Sie messen sich aneinander, an ihren Unsicherheiten, gehen in Kaufhäusern "einklauen" (statt: einkaufen) ohne materiellen Sinn und Zweck, "amüsieren sich" mißachtend über die Erwachsenenwelt der "Spießer" mit diesem oder jenem ungerichteten "Blödsinn". Später wachsen sie zu bleichsüchtigen Skinheads oder zu farbenprächtigen Irokesen heran, hängen zum Ärgernis ihrer "Feindgruppe Spießer" auf öffentlichen Plätzen herum, wo in ihnen mit ungerichteter Zielsetzung die Gewalt brodelt. Eine Bierflasche fliegt an die Mauer, höllisches Gelächter. "Is´ eh alles egal!" Andere schließen sich aalglatten "Facho"-Gruppierungen an, worin sie einerseits die sehnsüchtig erwarteten und zu hütenden Grenzen erfahren, sich andererseits der halblegalisierten Gewalt hingeben dürfen. Immer paart sich jedoch das hilflose, blaß-bleiche, lymphatische Äußere mit der zerstörerischen, destruktiven, gewalttätigen Hilflosigkeit im Inneren dieser betrogenen Kinder und Jugendlichen.

Bedenken wir jedoch die Existenz der Hoffnung, daß jeder "Fall", sei er paradiesisch oder höllisch, in sich die Chance birgt, sich wieder neu aufrichten zu dürfen, indem wir dem Vergangenen, dem Vergehenden den Rücken kehren und uns von Künftigem kreativ herausfordern lassen.

Lachesis

Die Geschichte der *Schlange* ist weniger eine volksmedizinische als vielmehr eine symbolische in Kult und Mythen. Wenn wir die Geschichte als metaphorische Ähnlichkeit in das Bild des dieser Arznei bedürftigen Menschen einbeziehen, so spiegelt sie bereits die Grundkonflikte seines Existenzkampfes wider, ebenso wie die Reaktionen auf seine Auseinandersetzung mit sich und seiner Umwelt, die in präziser Klarsichtigkeit oder in besessener Umnachtung enden können. Jeder Mensch kämpft auf seine Weise mit seinen Konflikten. Das Wesentliche am Kampf dieses Menschen ist die stets gegenwärtige, raumzeitliche Intensität der Gegengewichte, die uns selten erlauben, ihn im Gleichgewicht zu erleben.

Der Einzug der Schlange im Paradies ist der Beginn der Menschheitsgeschichte und leitet das Menschengedenken überhaupt erst ein. Denn mit ihrem Erscheinen verloren wir unsere Vollkommenheit, unsere Unversehrtheit, unser kindliches Nicht-Bewußtsein. Dafür bescherte sie uns

Bewußtsein, Denken, Erkennen und damit unsere allgegenwärtige Unvollkommenheit, Minderwertigkeit und Versehrtheit.

Der Tod durch das Gift der Schlange ist zugleich unmittelbar die Geburt des Menschen. Der Geburtsakt ist zugleich die unmittelbare Loslösung aus der Neutralität von Wertung und Gewichtung. Die Erkenntnis, die wir von nun an gewinnen, nämlich die Unterscheidung von Gut und Böse, beinhaltet das Vermögen, überhaupt Unterscheidungen zu treffen, sich unserer selbst bewußt zu sein als ein Wesen, das im Gegensatz zum Tier aus freier Wahl so oder anders handeln kann.

Erst die Entdeckung der eigenen leiblichen Gestalt nach dem "Sündenfall" beansprucht für sich schlangenhafte Symbolismen und drückt sie durch die Gestaltung der Bewußtseinsform aus. Kein Mensch wird ex ovo als *Lachesis*-Bedürftiger geboren.

Fortan erleben wir uns bewußt in der Einheit unserer Gestalt: Unseres Geistes, unserer Seele und unseres Leibes. Fortan erkennen wir den Zwiespalt der Wertung, die Gegensätzlichkeit innerhalb unserer Spaltung in Geist, Seele und Leib. Die Folge ist der verzweifelte Kampf der gespaltenen Einheit miteinander, nebeneinander oder gegeneinander.

Das Wissen um die eigene Besonderheit aber zieht Leid und Schmerz nach sich. Als Fremder in einer fremden Welt beginnt der aus Menschen geborene Mensch seinen Weg oder Irrweg, um die verlorene Einheit wiederzugewinnen. Die Sehnsucht nach der ursprünglichen Naturordnung treibt uns zum Wunsch nach Überwindung von Gut und Böse, zur Überwindung von Unterscheidungsfähigkeiten. Wir erfahren, daß der Weg der Überwindung, den wir einschlagen müssen, ausschließlich über das Loslassen von all den verführerischen Bindungen an die materiellen Erscheinungen der Welt führen wird.

Die Schlange hat uns wissend gemacht, aber zugleich sterblich. Die göttliche Unsterblichkeit wiederzugewinnen, den Tod, das Vergängliche zu überwinden, steht gleichbedeutend mit der Überwindung des Leibes, mit der Erlösung des Geistes aus dem Kerker der Gegensätzlichkeiten und gleichbedeutend mit der Heilbringung. Das Heil kann aber nur in der Auflösung des Leibes, also aus seinem Tod erwachsen und so die Befreiung des Geistes bewirken.

Die Rückkehr in die Einheit ist einem Zustand gleichzusetzen, in dem die Wirklichkeit aller Gegensätze, die das menschliche Leben beherrschen, als Illusion durchschaut wird! Denn die Wirklichkeit der Gegensätze besteht nur durch unser bewußtes Denken. Nichts ist weder gut noch böse, erst das Denken macht es so!

Die Rückkehr in die Einheit ist demnach ein Prozeß, den jeder von uns allein zu gehen hat. Die Schlange und der *Lachesis*-bedürftige Mensch gehen diesen Weg. Die Schlange häutet sich, der Mensch wandelt sich. Im Zustand der Häutung ist die Schlange jedoch schutzlos der Umwelt ausgeliefert, so daß eine neue Haut, eine neue Körperlichkeit nachwachsen muß! So wird sie zum symbolhaften Zeichen für ewig faustisches Streben nach Einheit, aber auch zum Symbol der ewigen Erneuerung und Wiedergeburt des Menschen.

Somit brachte die Schlange nicht nur Unheil über uns, sondern ihr Gift beschert uns jetzt Heil. Bewußtsein und Denken sind nicht mehr nur Schuld, nur Strafe nach dem "Sündenfall", sondern sie sind eingebettet in das Geheimnis unseres Soseins. Mit ihrer Hilfe erkennen wir, daß die augenscheinlichen Gegensätze nichts anderes sind als Teile einer sich nicht widersprechenden Einheitlichkeit.

Die Schlange versinnbildlicht die Vereinigung gegenspielerischer Kräfte in uns. Dergestalt begegnen wir der Schlange als kosmisches Ursymbol, als Kreis bei den Griechen (Ouroborus). Sie beißt sich in den eigenen Schwanz, wird endlos, wird Symbol des universellen Kreislaufs, wird Symbol für den ewigen Kreislauf der Energien und der Kräfte des Lebens und damit zum Sinnbild der Ewigkeit des Lebens.

Aber um sich der Einheit zu nähern, bedarf es harter Vorarbeit durch Bewußtmachung, Wissen und Erfahrung, durch Denken und Erkennen. Aus Bewußtmachung, Denken und Erkennen entspringt das Unheil dieser Welt; aber das daraus sich ergebende Wissen, die Erfahrung und die Weisheit geleiten uns zum Heil, zur Harmonie aller Dinge.

Aus diesem Vorwissen um die Symbolkraft der Schlange leiten wir das Verständnis um das Geschehen in unserem Kind ab. Es muß etwas mit Verführung, mit Versuchung zu tun haben, mit Lust am Leben, Lust am Wissen, mit Libido und Ratio, bevor unser Kind die Bedürftigkeit dieser Arznei in Anspruch nehmen muß. Wie so oft, geht auch seinem Schicksal die Enttäuschung über natürliche Liebesforderungen voraus. Wir Erwachsene erkennen zu bald die Kraft seiner Intelligenz, lieben es, sie zu fördern, sie konkurrenzfähig zu machen und sie vorzuzeigen. Nach dem Motto: "Ätsch, meins ist doch das Klügste!" Solch Ich-haftes Elternbestreben vernachlässigt den pfleglichen Umgang mit der kleinen Seele, die bald nur noch aus Sehnsüchten, Phantasien und Illusionen besteht. In der Tat wird es seine Eltern nicht enttäuschen. Es wird das Klügste. Der

Erfüllung elterlicher Erwartung setzt es Kontrolle, Macht und Besitz entgegen, und verteidigt sie bald mit enorm flüssiger, auserlesener Sprachgewalt. Es wird ein hitziges, kräftiges, forderndes Kind, das seiner Umwelt die Offensive androht, sobald durch Tadel, Gegenkontrolle oder Widerspruch seine Waffen entschärft werden sollen. Mit Eloquenz, Charme und Scharfsinn unterdrückt es verführerisch seine Umwelt, und der leichteste Gegendruck löst einen unbändigen Wutanfall voller Verachtung, Haß und Eifersucht aus, wobei es selbst uns Erwachsene gegen die Wand baggert. Zum Unterschied zu anderen Kindern ist ihm jedoch klar bewußt, wenn es etwas tut oder getan hat, das der Verwerflichkeit unterliegt. Also wird es sich echten Herzens entschuldigen, denn eine Entgleisung seiner Selbstkontrolle kann es sich schwerlich verzeihen. Es leidet tatsächlich unter gegebenem Mangel an verstandesmäßiger Beherrschung seelischer Impulse, seien sie verabscheuungswürdig oder lustvoll.

Dieser bei vollem Bewußtsein gefochtene Kampf zwischen Intellekt und Libido (Lebenslust) wird zum Kreuzzug seines späteres Lebens. Deshalb sollten wir das Dasein unseres Kindes nicht mit der Vorherrschaft intellektueller Fähigkeiten belasten, die seinen Anspruch auf Beseelung der Gegebenheiten und Geschehnisse betrügen, sondern sollten die Phantasien seiner frühen Kindheitstage fürsorglich begleiten.

Lycopodium

Hinter einem *Bärlapp*-bedürftigen Kind steht eine scheue, ängstliche, verunsicherte, unentschlossene Mutter, die ihren "autoritären" Vater in Form eines diesem entsprechenden Ehemannes wieder aufleben läßt. Diese Tatsache wird zur unumstößlichen Auslösung für das Schicksal unseres Kindes, denn in solcher Sphäre mangelt es an Fundament, an Festigkeit und Halt. Zunächst imitiert es offenbar die Verhaltensweise der Mutter - was bleibt ihm anderes übrig -, indem es bei der Begegnung selbst ängstlich, feige und verwundbar erscheint. Die Vorbedingungen zur harmonischen Ausprägung des Ichs sind nicht gegeben. Das Ungleichgewicht seiner seelisch-geistigen Struktur prägt sich verständlicherweise auch ins Körperliche ein: Sein fahlgelber, großer, schlanker Kopf, in dem das Gehirn zu scharfem, intellektualisierendem Verstand wächst, steht in keiner Proportion zum schmächtigen Körper.

Irgendwann entscheidet es sich unbewußt, die von Unreife durchwobene, zur Minderwertigkeit strebende, entwicklungshemmende Beziehung zur Mutter zu überwinden und stattdessen seine rationalisierenden Fähigkeiten zu nutzen. Seine Ängste, Feigheit und Unsicherheit übertüncht er mit unangepaßtem Mut, mit sich selbst überschätzender Prahlerei, mit herrischem Auftreten. Ja, es krönt sich zum Tyrannen, wobei es die Familienmitglieder, vor allem die schwache Mutter und schwächeren Geschwister zu seinen Untertanen macht. Mit gefühlsentbehrenden Befehlen, mit widerspruchsfreier, stolzer Rechthaberei, mit zornbeladenen, verbalen Angriffen, scheucht es die Objekte seiner Unterdrückung durch Haus und Garten und verscheucht damit seine Selbstzweifel der Unfähigkeit, die ihn trotz selbsterkorener Kontrollmacht ein Leben lang begleiten.

Dabei vermeidet es jegliche Begegnung, die ihm menschliche Konflikte oder intellektuelle Auseinandersetzungen aufbürden könnten. Das heißt, sein soziales Verhalten ist von höflicher Zögerlichkeit geprägt, von risikofreier Zurückhaltung, von korrekter Kleidung und von einem scheuen, roboterhaften Lächeln, wenn wir ihm zufällig zu nahe begegnen. Es entwickelt in sich eine unwiderstehliche Sucht nach Anerkennung, Belobigung und gesellschaftlicher Wichtigkeit, mit denen es sich und andere über seine innere Verunsicherung hinwegtäuscht. Das bleibt das einzige Ziel seines Handelns, während die Intensität seiner Handlungen die Mystifizierung seines Seins, die Seelenbilder, in gleichem Maße verdorren läßt. Ein wahrhaftiger Gassenengel und seliger Haustyrann! Ziel unserer Therapie muß demgemäß die Erweichung seiner Verstandeshärte sein und die Auffrischung seiner Empfindungswelt.

Lyssinum

Diese Arznei ist aus dem Speichel eines *tollwütigen Hundes* gewonnen. Sie ist somit eine *Nosode*, d.h. eine aus einem Krankheitsprodukt gewonnene Arznei. Ihr Einsatz in der Homöopathie ist bekannt bei Nervenerkrankungen, vom einfachen Muskelzucken wie Grimassenschneiden, Muskelhüpfen, Beinausschlagen bis hin zur Epilepsie, die vor allem durch eine extreme Überempfindlichkeit der Sinne wie beim Anblick von glänzendem Wasser, Geräusche von Stimmen oder von fließendem Wasser, durch leichtesten Luftzug, usw. ausgelöst werden können.

Bei unseren überaktiven Kindern begegnete ich dieser Arznei seltener als bei neurologisch gestörten Erwachsenen, doch die intensive Beschäftigung mit ihr und den Kindern hat mich ihr genähert. In ihrer Überaktivität, ihrem Nicht-Stillsitzen-Können, ihrer Rumkasperei, ihrem ständigen Pimmelzupfen ähneln sie vielen anderen Arzneibildern. Auch die Wutanfälle sind, oberflächlich betrachtet, nicht sonderlich von anderen zu unterscheiden. Sie weinen, treten, beißen, werfen Gegenstände durch den Raum. Nur eine Erscheinung im Wutanfall scheint mir auffallend genug, um die Gabe dieser Arznei zu überdenken: Sie verletzen sich triebhaft selbst in höchstem Grade, sie hauen den Kopf gegen die Wand, ritzen sich mit Messern die Unterarme blutig oder kratzen sich mit den Fingernägeln am ganzen Körper die Haut in Fetzen. Danach bedauern sie ihr Vorgehen (wie bei *Tarantula* und *Lachesis*) und entschuldigen sich dafür. Nach den Berichten der Eltern zu urteilen, ging der allmählichen Verhaltensänderung ihres Kindes die zweite DTP-Impfung im sechsten bis achten Lebensmonat voraus.

Das sind meine sehr persönlichen Erfahrungen, die ich bisher mit keinem Therapeuten teilen konnte, weshalb ich auf diesem Weg mehr Aufmerksamkeit für diese wertvolle Arznei erwecken möchte.

Magnesium carbonicum

Um sich dem Wesen des *Magnesium* verständlich zu nähern, wenden wir uns seinem Vorkommen in der Schöpfung zu. Zusammen mit *Kalzium* bildet das *Karbonat* die Gesteine der Erdkruste, von denen uns die Dolomiten am bekanntesten sind. Hier versinnbildlicht sich bereits seine Rolle als Verfestiger, als Stabilisator, als Schutzhüllenbildner beim Abgrenzungsprozeß gegenüber dem flüssigen Milieu, dem Meer. Dort ist es heute in so beträchtlichen Mengen gelöst, daß es genügte, die ganze Erdkruste mit Gesteinsbildungen zu versorgen.

Im menschlichen Organismus entspricht der Magnesiumanteil einer prähistorischen Konzentration im Meerwasser. Entsprechend muß sich der Mensch aus dem Meer entwickelt, abgeschieden und verfestigt haben. *Magnesium* findet sich hier überwiegend im Zwischenzellraum, in Skelett, Zähnen, Muskulatur und Leber, aber vorwiegend in Körperteilen, die mit Dynamik zu tun haben: Knorpel, quergestreifte Muskulatur, Sperma, graue Substanz des Gehirns. Hier stehen sich passive Verfestigung und aktive Bewegung (Tätigkeit der Gewebe) beim Abgrenzungsprozeß gegen das flüssige Milieu gegenüber, was Abschirmung und Stabilität zur Folge hat. Magnesium wirkt also auf Wachstum, strukturelle Organisation und Kreislauf. Wie bei der Gesteinsbildung wird auch hier die enorme Schubkraft deutlich, die Festes aus Flüssigem herausschiebt und absondert: Verdauung, Knochengerüst, Zahndurchbruch. Gleichzeitig werden im Geistigen Kräfte als Denk- und Gedächtnisfähigkeiten freigesetzt.

Magnesium selbst verbrennt in Pulverform mit blitzartig aufleuchtendem, grellem, strahlendem, blendend weißem Licht, was seine Verwendung als Blitzlicht, Feuerwerkskörper, Leuchtkörper, usw. erklärt. Sogar im Sonnenlicht bildet der Magnesiumblitz tiefe Schatten. Diese Strahlungskraft findet morphologisch in der strahligen Struktur der Magnesiumgesteine, der Zellulose, in den faserigen Gebilden wie Asbest (Asbestpappe, -anzüge) und letztlich im Alpenglühen der Dolomiten ihren symbolhaften Ausdruck.

Seine innige Beziehung zum Licht spiegelt sich in seiner Anwesenheit in der Pflanze wider. Dort ist es Hauptbaustein des *Chlorophylls*, eingebaut in der Mitte zwischen 4 Pyrrolringen, und ist für die Farbqualität "Grün" verantwortlich. Grün als Charakteristikum der Pflanze steht symbolisch für die ganze wachsende Natur, für Leben und Erneuerung. Hier findet der wichtigste biochemische Vorgang der Erde statt: Sonnenlicht, Wasser und Gas (Kohlendioxid) werden in Stärke und Sauerstoff verwandelt (Photosynthese) und diese wiederum in Wärme und Bewegung. Also ist die Tätigkeit dieser Wandlung, Assimilation genannt, eine lichtbewegende. Magnesium verdichtet das Licht zu Stärke und Zellulose. Wieder wird uns die enorme Schubkraft verdeutlicht, die auch im magnesiumreichen Samen ihren Ausdruck findet, wenn er seine Keime durch dichte Erdkrusten oder Schneedecken schiebt.

In seiner Rolle bei der Assimilation fördert Magnesium die Synthese von Materie, während es bei der Blitzexplosion Materie vernichtet. Welche Dynamik, welche Impulsivität, welche Ausdehnungskraft verdichtet sich in dieser Ursubstanz, die sich im Extremfall als Brandbombe bis zur Vernichtungskraft steigert.

Ahnen wir bereits, welch entgegengesetzte Kräfte sich im Magnesium-Bedürftigen vereinen? Einerseits Passivität, ein verfestigender, abschirmender, abgrenzender, ein stabiler Prozeß, der das Leben in irdische, feste Form gießt. Andererseits Aktivität mit Bewegung, Veränderung, Antriebsimpulsen, Richtungsgebung, Lichtkräfte mobilisierend, ein schöpferisch sich entfaltender Prozeß.

Nach der Makro-Mikrokosmos-Idee trägt der Mensch auch die Pflanze in sich, zumal er sie als Nahrung zu sich nimmt. Das Blatt entspricht der Lunge, der Zellatmung, der Aufnahme von Energie aus der Nahrung (Assimilation), spielt jedoch im Organismus keine zentrale Rolle wie in der Pflanze, sondern eher eine unauffällige, die eines lebensnotwendigen Mitspielers, eines Vermittlers zwischen entgegengesetzten Kräften, die als stabile, verfestigte, haltgebende, geborgenheitsschaffende Schöpfung und als dynamisch bewegende, belebende, treibende, impulsive, sich ausdehnende, sich auflösende Zerstörung der Schöpfung, im menschlichen Gleichgewicht eine harmonische Einheit bilden. In der Tat ist unser Kind ein Friedensstifter zwischen zerstrittenen Parteien und später ein dreinhauender Kämpfer für die Ungerechtigkeit in dieser Welt.

Jetzt verstehen wir mühelos, daß immer da, wo Festes von Flüssigem abgeschieden werden muß, die Entgleisungen unseres Kindes offenbar werden. Besonders dann, wenn der Verfestigungsprozeß durch eine Verletzung der Schutzhülle während seines Gedeihens unterbrochen wurde. Sei es als Ungeborenes durch Fruchtwasseruntersuchungen, durch Ultraschall. Sei es als Geborenes durch Vernachlässigung einer sich vernachlässigenden Mutter, als uneheliches oder ungewolltes Kind, durch fortwährende Streitigkeiten der Eltern und durch Übertragung elterlichen Ärgers als ungerechte Züchtigung. Die Grundbedürfnisse seines Lebens - Schutz, Ordnung und Ruhe - wurden seit seiner Empfängnis mißachtet.

Die Vernichtung des Festen ist gleichbedeutend mit dem Verlust der Geborgenheit. So spiegelt sich in ihm das aschfahle, hohläugige, kopfhängerische, traurig verwaiste Kind mit den dunklen Augenringen. Oder das ewig müde, muskelschlaffe, schweigsame Tagesmutterkind mit zweifelhafter Konzentration, mit Schreib- und Leseschwäche. Oder das aufgrund mangelhafter Zuwendung materiell verwöhnte, verweichlichte (!), zappelige Wohlstandskind mit seinem dumm-dreisten, übergeschäftigen Gehabe, mit seiner reizbar erregten, unberechenbar wankelmütigen, morgenmuffeligen, lichtscheuen, sauren Laune, die sich an der mürrisch vorgeschobenen Unterlippe erahnen läßt. Seine Wankelmütigkeit endet entweder in blitzartig aufflammenden Zornesausbrüchen oder in verängstigter Traurigkeit, ohne Maß, ohne Kontrolle, ohne Haltung. Schon beim Säugling fühlen wir instinktiv die Anspannung und Empfindlichkeit auf äußere Reize wie Licht, Geräusche oder Zuwendung, die mit Abwendung, mit lautem Aufschreien, mit Zucken im Gesicht, mit sich überstreckenden Nabelkoliken quittiert werden.

Im Leiblichen verdichtet sich der mangelnde Verfestigungsprozeß als

Verdauungsstörungen. Weder magnesiumreiche Milch wird vertragen, noch alles, was grün ist: Grünes Obst, grüner Salat, grünes Gemüse. Sie werden erbrochen oder als grüner Durchfall (Verflüssigung!) ausgeschieden. Diese gestörte Assimilation verschiebt das Säure-Basen-Gleichgewicht, unser Kind wird sauer: Schweiß, Durchfall, Aufstoßen, Erbrechen, Körpergeruch, Atem, Geschmack und Gemüt. Es entwickelt sich nur langsam, da auch das äußere Licht, die Sonne, nicht mehr umgesetzt werden kann. In der Folge sehen wir schlaffe Muskeln, unterernährte Haltung und eine lichtscheu verfinsterte Miene, aus der sich jedoch ein blitzartig aufflammender, scharf einschießender Schmerz im Kopf, im Bauch, im Muskel, an den Nerven oder ein unberechenbar gewalttätiger Wutanfall wie ein Blitz entladen kann. Das Blitzgeschehen erhellt seine Verfinsterung, weshalb sich auch in der dunklen Nacht Erscheinungen von Feuer, Blitzkriegen und heftigen Streitereien in seine Träume schleichen. Der Abgrenzungsprozeß hat niemals stattgefunden. Weshalb also sollten wir uns über sein jämmerliches Äußeres (mangelndes Strahlen), über seine mangelhafte Lebensfreude (mangelndes Licht), über sein unsicheres, unberechenbares Verhalten (mangelnde Festigkeit) beklagen, wenn wir, die unbedachte Elternwelt, Auslöser solchen Mangels sind? Auch hier kann unsere Arznei nur begleitend wirken, unser Kind aus der Versehrtheit erlösen. Das wahre Ziel unserer Therapie muß jedoch in der Überprüfung unseres enteigneten Denkens liegen!

Medorrhinum

Diese gut geprüfte *Erbnosode* aus dem menschlichen *Tripper* nimmt nicht nur für uns Erwachsene, sondern gleichermaßen für unsere Kinder als personenbezogene Arznei eine führende Rolle ein. Entspricht doch das Lithämische dieser unglorreichen Epoche, die sie verkörpert, im Geistigen der Maßlosigkeit, der Ichsucht und der Empfindungslosigkeit für die Bedürfnisse der Mitmenschen. Im Leiblichen steht es für das Übermaß an fischig stinkenden, scharfen Ausscheidungen wie Schweiß, Ekzem, Ausfluß, Stuhl, Urin, rasselnde Bronchitis und grüner, blasenbildender Schnupfen; für Wucherungen des Gewebes, Tumore, Warzen, für die gichtigen Folgen von Völlerei und Sauferei. Und letztlich ist sie bezeichnend für die Übergewichtung sexueller Betätigung, für eine Triebhaftigkeit, die von der Libido, der Lebenslust, vom erotisierenden seelischen Anteil abgeschnitten, mit unwiderstehlicher Hast des Nachts in die Tat umgesetzt wird. So, als suche jener Mensch seine verlorengegangene Einheit, seine paradiesische Freiheit. Aber auch, als fliehe er vor der notwendigen Wahrnehmung seiner Konflikte, seiner Zerrissenheit und vor dem Bewußtsein, daß diese Einheit nur in sich selbst zu finden ist. Ein Suchender, der süchtig wird. Das Bedürfnis nach körperlicher Verschmelzung ohne seelische Beteiligung, das in dunklen Straßenzügen oder eigens dafür etablierten Häusern seine Befriedigung sucht, ist ja die unweigerliche Voraussetzung, vom *Tripper* eingeholt zu werden. Aber die Gesetze des Schöpfers lassen sich nicht manipulieren. Deshalb plagt ihn tags das schlechte Gewissen, wofür er nach masochistischer Bestrafung verlangt. Er wird Opfer einer Urschuld, für die er aufgrund seiner Konfliktscheue neue Opfer sucht. Den "Schuldigen"! Fortan werden seine Opfer mit sadistischer Machthaberei gequält. Unerbittlich und unversöhnlich. Wie auch anders, da weder "Bitte" noch "Sühne" das Ziel seines Wirkens bestimmen. Die eigene Schuld wird unter den Teppich gekehrt, wird hinter Thujahecken versteckt, wird mit frischen, glatt gezogenen Bettüchern vertuscht, um dem Besucher eine "heile Welt" vorzugaukeln. Eine Welt, die zeitgenössisch von ihresgleichen sanktioniert wird, wobei das Wort "Sanktion" sowohl gesellschaftliche "Befürwortung" als auch "Strafe" beinhaltet.

Was wir als Eltern nicht selbst erfahren haben, können wir unseren Kindern nicht geben. Ein Kind medorrhinischer Eltern wird demgemäß dem Mangel an Zuneigung des Herzens, an mystischem Verstehen und an beseelter Ansprache ausgeliefert sein. Stattdessen wird es zu einem Goldkind gemästet, das in einem Käfig aus Gold mit hektischem Getriebensein, mit Hochleitungsspannung und mit brutaler Gewalt seine Selbstsucht züchtet. Solange, bis es kraftlos, gedächtnisverwirrt der Welt sich entfremdet, den Nächsten der Familie, den Anforderungen der Schule, dem Spiel der Kameraden. Es wird zum sich selbst vernachlässigenden Einzelgänger, einsam, trostlos, verzweifelt. Wie das Kind, so der Greis!

Mercurius solubilis

Alle Arzneien, die wir draußen vorfinden, tragen wir in uns, weil beide - Arznei und Mensch - Teile der Schöpfung sind. "Das Untere ist wie das Obere und das Obere wie das Untere zur Vollbringung des einen Wunderwerkes" (Gesetz des Kosmos). So ist es möglich, über die Arznei-Begegnung zum Menschen, über die Mensch-Begegnung zur Arznei zu finden. Um uns selbst wahrzunehmen, suchen wir im anderen das, was wir selbst unbewußt sind. Den Fortschritt unserer eigenbewußten Wahrnehmung erleben wir somit nur über den Spiegel der Außenwelt! Der *Quecksilber*-bedürftige Mensch ist dieser spürbaren Wahrnehmung verfallen. Er will es fühlen, spüren, erleben, was "dahinter" steckt, im Geistigen wie im Leiblichen. Keine analytische oder philosophische Betrachtung wäre dazu angetan, ihn von etwas Grundlegendem zu überzeugen. Er braucht die lebendige Berührung, die wahrhaftige Verschmelzung, die totale Hingabe an Idee oder Mensch. Es sind Menschen, die ihr Wort und Wirken mit dem Blut ihres Herzens zeichnen.

Daß wir alle *Mercur* in uns tragen, wird uns durch die Tatsache verdeutlicht, daß wir jahrhundertelang durch die Quecksilberbehandlung der *Syphilis* verseucht wurden. Einmal im Körper, läßt es nicht mehr los, verbindet sich mit Eiweißen und spaltet sie zu einem "eigenständigen System" ab. Dieses wirkt im menschlichen Organismus schleichend, imitiert akut ausbrechende Krankheiten mit tausend Gesichtern, die uns therapeutisch fehlleiten, und gaukelt uns in seinen Ruhephasen das Antlitz perfekter Gesundheit vor. In unserer Zeit variiert das Mercurprinzip seine Ausdrucksform als AIDS, einer Variante der Syphilis. In der Tat, ein "großer Imitator". Bedenken wir nun die Voraussetzung, unter der eine Syphilis ausbrach, nämlich durch Verschmelzung wollüstiger Tiernaturen, und die somit eine Quecksilberbehandlung nach sich zog, so verstehen wir die allgegenwärtige, weitervererbte Verbreitung seines "Systems" unter uns. Als Mercur-Menschen wehren wir uns gegen diese beherrschende Gebundenheit. Wir kämpfen für die Befreiung von Ideen, Systemen, Ideologien, Institutionen und Gesetzen, die der geistigen Freiheit undienlich sind. Werden zu kompromißlosen, anarchistischen, revolutionären Freiheitskämpfern, führen die Menschen zu ihrem individuellen Selbst, ohne feige Zugeständnisse von Spießern, ohne bequeme Falschheit, ohne Bettlaken glatt zu streichen und vor allem ohne den Wunsch, für sich selbst Macht und Beherrschung zu erlangen.

So wird der Mercur-Mensch zum Vermittler zwischen leiblicher Beherrschung und geistiger Freiheit, um durch die Überwindung der instinktgebundenen Tiernatur die Wiedergeburt des göttlichen Wesens im Menschen zu ermöglichen. Dadurch wird er zum rastlosen Mahnmal für mangelnde Zivilcourage, für unsere unterwürfige Feigheit, für opportunistische Systemkonformität. Anlaß genug, um ihn als Mensch mit den üblichen Waffen eines kränkelnden Bürgertums an die Peripherie unseres Blickfeldes zu verdrängen. Damit unterdrücken wir aber nur das befreiende Mercur-Prinzip in uns und bleiben Gefangene unserer eigenen Person.

Eingedenk der zunehmenden materialistischen Lebensskizzierung mit ihrer merkantilen Zielsetzung verstehen wir jetzt die Entgleisung eines mercurialen Prozesses: Der Kampf um leibliche Überwindung wird zum leiblichen Krieg mit lebensbedrohlichen Impulshandlungen. Zum Krieg ideologischer Schrumpfköpfe auf Demos, zum Kleinkrieg psychotischer Renommierwagen auf Autobahnen, zum Skinhead-Gemetzel in Ausländervierteln, aber auch zum Krieg unter analytisch berechnenden, fragmentarisch überspezialisierten Wirtschafts- und Politsystemen. Und alle sind übertrieben selbstgerecht, ohne Abscheu, ohne Haß, ohne Machtgefühl, ohne sadistische Lust, nur einer geschrumpften Idee zuliebe: Dem ruhelosen Drang nachzugeben, bis zum Exzeß hinter die Kulissen zu schauen, um das Ganze irgendwie zusammenzubringen, bevor der Verlust von überschaubaren Zusammenhängen zwangsweise in die Verwirrung führt.

Die einheitliche Verschmelzung mit einer Idee und die bedingungslose Hingabe zum Kampf für geistige Freiheit entgleisen zu "totaler" Hingabe in kompromißlosen, tabulosen, aggressionsgefärbten Sex. Krieg und Sex sind die Parolen eines fehlgeleiteten, einseitigen Mercur-Prozesses, der sowohl himmlische Gelüste als auch höllische Qualen gleichermaßen einbezieht. So wie im Mythos Merkur, der Götterbote, zwischen göttlichen Wesen und toten Seelen vermittelte.

Vielleicht verstehen wir jetzt leichter das höchst wandelbare Wesen mercurialischer Kraft in unseren Kindern, von denen weder die eine noch die andere "zufällige" Ausprägung auf den ersten Blick zu erkennen ist. Das halbwegs gesunde Kind stellt eine ähnliche Herausforderung an uns dar wie das *Lachesis*-bedürftige Kind. Mit hoher analytischer Intelligenz, äußerster Willensstärke und feinster seelischer Empfindsamkeit bestückt, hinterfragt es alles, was seiner enormen Sinneswahrnehmung begegnet.

Es will genau wissen, was "dahinter" steckt, hinter den Dingen, Erscheinungen, hinter dem Leben. Unbewußtes Ziel seines Hinterfragens ist es, die Wahrhaftigkeit alles Gegebenen zu durchblicken, die Vergeistigung aller sichtbaren Materie zu verwirklichen. "Sag´ mir ehrlich, aber ganz ehrlich ...", leitet häufig seine Fragestellung ein. Mit widerspenstiger Heftigkeit wird es drinnen und draußen Regeln und Verbote mißachten, die ihm willkürlich, machtvoll, beherrschend und damit sinnlos erscheinen. Ein "schwieriger Zeitgenosse" für die meisten und trotzdem wünscht es sich sehnlichst, von uns, seiner Umwelt, angenommen zu werden, was uns wiederum nicht leicht fällt. Wird es nun von einer "nur gut meinenden", ökologisch bewußten Übermutter oder von einem übermächtigen, pseudoautoritären Vater oder von einem skrupellos ehrbedürftigen Lehrer in die Schranken gewiesen, dann kommt es zu heftigen Wortgefechten, mit deren Sprachgewalt seine Umwelt nicht Schritt halten kann. Es kämpft für die geistige Freiheit des Individuums und für die der anderen, die sich in gleicher Weise manipuliert und unterdrückt fühlen wie es selbst. Wenn nötig entgleist seine Kontrolle - angesichts der herrschenden Bedrohung - bis zu brutaler Gewalt, wobei alles vernichtet wird, was sich seinem Ziel entgegenstellt.

Je stärker die Entgleisung, desto stärker die Brutalität oder desto stärker die Selbstkontrolle. Ersteres äußert sich im blutigen Zusammenschlagen von schwächeren Mitschülern, "weil die so blöd sind und nichts begreifen". Letztere in klassifizierender Ordnungsliebe in seinem Zimmer, wobei es sich höllisch aufregt, wenn andere diese Ordnungsgrenzen durchbrechen. Es braucht einen beständigen Ablauf seines kleinen Lebens, um die Labilität seines verunsicherten Inneren in den Griff zu bekommen. Denn es spürt nach wie vor gewaltige, unberechenbare Impulse aus seiner Seele aufsteigen, denen es entflieht: In Ordnungsrituale, ins Schweigen, in elitäre Verschlossenheit. Die Seele aber läßt sich nicht betrügen, ein aufgegebener Kampf bleibt eine Lüge am Leben und Betrug an seiner Seele! Die Selbstbeherrschung frißt seine Energien auf. Es wird Opfer seiner Kontrolle, magert ab, wird blutarm mit frühreifem grauen Kolorit, wird müde, schlapp, unkonzentriert und im schlimmsten Falle gedächtnisverwirrt mit Sonderschulstempel. Vergessen wir bei aller Klage darüber nicht, daß wir seine unmittelbaren Erzeuger sind. Durch Vererbung oder Anlage, durch Führung oder Vernachlässigung, durch Fähigkeit oder Unfähigkeit.

Natrium muriaticum

Am Anfang war das Meer und mit ihm sein Element, das *Natrium*. Aus ihm, dem Meer, entspringt alles Leben. Selbst das menschliche Leben gedeiht und entschlüpft dem Meer der Gebärmutter. Das Salz ist die Urerfahrung ungeborenen Seins. Gelöst in Wasser ist es weich, kraftvoll und formlos wie die Strömungen des Wassers selbst. Als Salz der Erde formt es den Menschen. Denn als formloses Flüssiges formt es das Feste, das Beharrliche. Innerhalb der menschlichen Gewebsflüssigkeit beeinflußt es demgemäß den Grad beharrlicher oder beweglicher Gestaltung. Das heißt, die Entgleisung des Gleichgewichts menschlicher Säfte zeichnet verantwortlich für Beweglichkeit oder Starre. In diesem Sinne verstehen wir das Zusammenspiel aller Mineralien in uns als Teil einer universellen Ordnung, die das Schicksal der Person prägt, ausformt und gestaltet. So verstehen wir die Arznei als Präger, Formgeber und Gestalter. Die äußerliche Elastizität unseres Gewebes spricht für das innere Maß unserer Härte oder Güte, unserer Abneigung oder Zuneigung, unseres Unvermögens oder Vermögens. Dabei setzen wir unsere Hoffnung auf das flüssige Milieu, auf Fließendes, auf Werdendes, ohne darin zu zerfließen oder uns bis zur Unbeweglichkeit aufzuzehren. Entsprechend ist das Salz als Arznei überall da gegenwärtig, wo wir verzweifelnd in Tränen zerfließen, wo unsere Sehnsucht die Hülle der Meere wiederbegehrt.

Unser Kind verläßt nicht nur die Hülle der Gebärmutter, sondern auch die umhüllende Wiege des Mutterschoßes, weil es aus medizinischer Notwendigkeit "verlegt" wird. Getrennt von Mutterbrust, dem fließenden Element, getrennt von Körpernähe, dem haltgebenden Element. Alleinsein, Verlassenheit und Ausgeliefertsein werden zum mangelhaften, elementaren Fundament seines verzweifelten Soseins. Es streikt nicht, wie andere das tun, es gewöhnt sich eher an diesen Zustand und wird so zum "pflegeleichten Etwas", obwohl es dürr und blaß ausschaut. Später bemerken wir, daß es sich gern zurückzieht, lieber allein spielt und ungern gestört sein möchte. Zurückhaltung wird zu seiner Überlebensdevise, um Demütigungen seiner höchst empfindsamen Seele entgegenzuwirken. Je nach verbleibender Lebenskraft entwickelt es sich erstaunlich früh zur Sauberkeit, zum Gehen und Reden oder - geliebtes Gegenteil - erstaunlich spät. Immer hingegen hält es seine Säfte zurück. Schweiß, Pipi und Stuhlgang sind seltene Geschenke seiner ausgetrockneten Seele.

Vorsicht, Verhaltenheit und Kontrolle aller Empfindungen sind sein kommunikatives Instrumentarium. Entsprechend erscheint es uns in ernsthaftem, verschlossenem, gepflegtem, wohl erzogenem Äußeren. Es antwortet leise, aber höflich, solange seine Gefühlswelt unberührt bleibt. Jeder Versuch eines Eindringenwollens scheitert an seiner emotionalen Anspannung und Befangenheit, da es sich irgendwie seines unsicheren Fundamentes nach Erwachsenenmanier bewußt ist. Dagegen hält es sich fest an Sauberkeit in seinem Zimmer, an Ordnung in seinen persönlichen Sachen, an Gewissenhaftigkeit in Schulaufgaben, an Verläßlichkeit in gestellten Forderungen, an frühzeitiger Verantwortlichkeit für die Belange seiner Familie. Aber auch an jeder Verletzung, an jedem Kummer, an jeder Demütigung, seien sie noch so alt und für andere längst vergessen. Leicht ist es empfänglich für Mitgefühl erregende Ideale, für Aufmerksamkeit erweckende Selbstbeherrschung und für Selbstbestrafung in der Stille. Sie verdecken seinen übergroßen Seelenschmerz, seine quälende Sehnsucht nach Nähe, seinen seelischen Durst auf frisch fließende Lebendigkeit, sein Bedürfnis nach wohlwollender geistiger Nahrung und seine Angst, in diesem Versteckspiel einen Fehler zu begehen. Dann könnten seine Tränen das mühsam erbaute, wackelige Lebensfundament überschwemmen, seinen einzigen Halt zerfließen lassen. Und mit diesem Zusammenbruch würde seine tief erlebte Suche nach geborgener Heimat offenkundig ausbrechen. Die Arznei wird das ihre dazu beitragen, wird zumindest den ersten Baustein legen für einen stabileren Grundstock, den weder Flüssiges noch Bewegliches erschüttern kann.

Opium

Opium ist eine seit Jahrtausenden bekannte Rauschdroge. Ich selbst begegnete ihr erstmalig in den Armenvierteln von Bangkok und später in Berlin, wo ich überraschenderweise meinen Maler-Freund *Gérard* im Rausch erlebte. Wie gelähmt auf seinem Bett liegend, lieb lächelnd, konnte er weder seinen Gefühlen noch seiner willkürlichen Beweglichkeit Ausdruck verleihen. Er hatte die mit unbeschwerter Fröhlichkeit und heiteren Phantasien gefüllte Erregungsphase bereits verlassen. Mit weit geöffneten Augen schaute er mich durch winzige Pupillen an, und aus seinem Mund ergoß sich ein unverständliches Wirrwarr. "Nach Hause", flüsterte er und "Schlafen". Letzteres überkam ihn dann rasch, tief und ausgedehnt. Wenig später hat er sich mit Heroin tot gespritzt.

Damals habe ich ihn in seinem Schlaf verlassen und ihn nie wieder gesehen. Als ich dann später der Homöopathie begegnete, habe ich um diese Arznei einen großen Bogen gezogen. Die Erinnerung stieg und steigt immer noch wie ein gespenstisches Ungeheuer in meiner Seele hoch, und seine Worte klingen in meinen Ohren, während ich die selben Worte in der Arzneilehre wiederfinde. Sehnsucht nach Zuhause, Sehnsucht nach Geborgenheit. Schlaf als kümmerlicher Ersatz, aber Flucht in die Traumwelt, fern dieser realen Wirklichkeit, die keine Wahrheit ist.

Das umschreibt in kurzen Andeutungen das ganze menschliche Drama hinter dem "Drogenproblem". Dieser Grundkonflikt ist in unserem Kind vorgegeben. Es bedarf nur der entsprechenden Auslösung wie Schreck, Schock, Morphium unter der Geburt, Sauerstoffmangel während der Geburt, später Alkohol, Drogen und sonstige innere - seelische, geistige, körperliche - und äußere *Verletzungen,* um jene Folgen zu erleben, die im Kind (im Jugendlichen, im Erwachsenen) eine *Opium*-bedürftige Struktur seines Gefüges sichtbar werden lassen.

Dunkelblau, schlaff, apathisch, spärlich atmend, erblickt es das fragwürdige Licht dieser Welt. Kaum ärztlich "gerettet", beginnt es seinen tiefen, langen Schlaf, aus dem es selten eigenmächtig, ansonsten wie betäubt, zum Stillen erwacht. Die Eltern sind begeistert darüber, weil es ihren eigenen Schlaf garantiert, und übersehen, daß während des Schlafes die Atmung ihres immer noch blau marmorierten, stirnschweißgebadeten Kindes unregelmäßige Rhythmen aufweist und gelegentlich aussetzt. Manch ein Kind hat nach dem Aussetzer seine Atmung nicht wieder aufgenommen und verstarb eines "plötzlichen Kindstodes", wie man das in Fachkreisen so zu nennen pflegt. Die Überlebenden schlafen sich wie betäubt durch ihre ersten Lebensjahre oder hängen tagsüber gelangweilt, träge, schlapp, müde herum, bis der erste Fieberkrampf die Gemüter aufrüttelt. Mit zuckenden Gliedern, Kopf und Körper zurückgebäumt, röchelt sich unser Kind schnarchend in einen epilepsieartigen Krampf. Sein Gesicht ist dunkelrot gedunsen, die Stirn mit heißem Schweiß bedeckt. Aber Gemüter beruhigen sich rasch, und so schleppt sich unser Kind reaktionslos, schmerzlos, atemlos, sprachlos, leblos, ohne Beeindruckbarkeit durch seine weiteren Jahre. Sein Bett wird zu seinem Lieblingsaufenthalt, wo es sich heiteren Traumphantasien hingibt oder wo sich Schreckensgespenster aufbäumen, die es mutig mit Schwertern bekämpft. Ein Held kennt weder Schmerz noch Furcht! Wird es mal im Kampf überrumpelt, fährt es furchterregt aus dem Schlaf auf, als sei es erstickt. Seine Atemlosigkeit mag eines Tages in asthmatischen Anfällen spürbar werden. Jedenfalls hat sich seine Reaktionslosigkeit auf den Darm geschlagen. In seinem aufgeblähten Bauch stauen sich oft tagelang kleine, trockene, schwarze Kotknollen ohne Stuhldrang, die nach 1 bis 2 Wochen mühevoll, aber schmerzlos hervorgeholt werden müssen.

Zu Hause hat man sich an seine Mucken gewöhnt. Aber die Kindergärtnerin bemerkt bald, daß er, wenn er schon mal was redet, lügt wie gedruckt. Seine Geschichten klingen wie Dampf einer Kohlelokomotive, aufgeplustert, Fernweh träumend, verführerisch lockend. Oder wie das unverständliche, betäubende Gequassel eines rauschartig Besoffenen in einer rauchverhangenen Dorfkneipe. Täuscht es seine Umwelt, indem es sich der Wirklichkeit entzieht? Oder ist die Selbsttäuschung so übermächtig, daß es seine Wirklichkeit gar nicht wahrnimmt? Undurchsichtig das Ganze. Ein wahrer *Opium*-Trip!

In der Schule ist es nicht viel anders: Es nimmt einfach nichts wahr. Ergo: Stumpfsinnig sitzt es in der Bank, öd und leer sind die Regeln der intellektuellen Wissenswelt. Konzentrationsschwäche, Gedächtnisschwäche, Lernunfähigkeit, Legasthenie lauten die verordneten Diagnosen der Spezialisten. Seine Antriebsarmut wird durch Nachhilfe, Sonderschulung, usw. vergeblich gefördert; Torturen, die ihm die wohl perfektionierende Gesellschaft ein Leben lang aufdrücken wird. Auch später, wenn es sich dem Alkohol oder endgültig den Drogen hingeben wird. Welch ein Sisyphus-Unternehmen seitens der Umwelt im Vergleich zu dem, was es tatsächlich braucht: Unsere Arznei, die es zu dem zurückführt, was es sich sehnsüchtig wünscht: Die Geborgenheit in sich selbst!

Phosphorus

Der *gelbe Phosphor* ist sowohl als Ursubstanz als auch als Mensch ein Lichtträger. Und unser Kind ist demgemäß anmutig licht, liebenswert heiter und engelhaft verträumt. Der weiche, zarte Blick leuchtet faszinierend unter den langen Wimpern und wohlgeformten Augenbrauen hervor. Wenn ich einem solchen Kind begegne, habe ich stets das Bedürfnis, es vor zeitgenössischer Unbill zu beschützen. Denn wo so viel Licht ist, ist das Dunkel nicht fern. Mit ungutem Gefühl lese ich dann bei *Matthäus (6,22)*: "Das Auge ist das Licht des Leibes. Wenn dein Auge lauter ist, so wird dein ganzer Leib licht sein. Wenn aber dein Auge böse ist, so wird dein ganzer Leib finster sein. Wenn nun das Licht, das in dir ist, Finsternis ist, wie groß wird dann die Finsternis sein!"

Wir erleben das Finstere dieses Kindes meist als schleichende Folge eines Geburtsschadens, wo es eine hochfieberhafte Sepsis mit Meningitis- oder Enzephalitiszeichen (Hirnhaut- bzw. Hirnentzündung) erlitt und seitdem die Entwicklung seines Gedeihens dem Üblichen nachhinkt. In seiner kleinen, zarten Statur sind die geistigen Funktionen und ihre leiblichen Ausdrucksformen wie Beweglichkeit, Begreifen und Sprache zurückgeblieben. Dazwischen überraschen unbändige, tränenreiche Zornesausbrüche seine Umwelt ohne erkenntliches Motiv oder bei Mißerfolg seiner Handlungen. Aber seine Kontaktfreudigkeit, seine Zugewandtheit, sein liebevolles und liebesbedürftiges Wesen siegt letztlich über sein geistig behindertes Schicksal.

Ist unser Kind, so fragen wir uns, vielleicht tatsächlich ein vom Himmel gesandter Engel, der wie alle Engel an seine Umgebung eine Botschaft zu vermitteln hat? Und das eventuell durch Leid, Pein und Verstümmelung des Seins, damit seine engelhafte Schönheit die Botschaftsempfänger nicht blendet? So lese ich weiter bei *Johannes (3,19)*: "Das ist aber das Gericht, daß das Licht in die Welt gekommen ist, und die Menschen liebten die Finsternis mehr als das Licht, denn ihre Werke waren böse. Wer Böses tut, der haßt das Licht und kommt nicht zu dem Licht, damit seine Werke nicht aufgedeckt werden. Wer aber die Wahrheit tut, der kommt zu dem Licht, damit offenbar wird, daß seine Werke in Gott getan sind." Mag unser Kind gesandt sein, um durch seine eigene Finsternis die finsteren Werke der Erwachsenenwelt zu offenbaren? Bei diesen Fragen ist nur eines sicher: Daß wir mit der Arznei sowohl unserem Kind als auch seiner unmittelbaren Umgebung das Licht der Wahrheit entzünden dürfen.

Stramonium

Wie *Belladonna* und *Hyoscyamus* gehört auch der *Stech-* oder *Teufelsapfel* zu den *Nachtschattengewächsen,* woraus sich Gemeinsamkeiten wie Umnachtung wie im Rausch, nächtliche Schlafgewalten und Enthemmung moralischer Werte bis zu rücksichtsloser Gewalttätigkeit ableiten lassen. Und doch bewahrt jede Arznei für sich und jeder ihr Bedürftige seine Besonderheit, seine Wesentlichkeit, seine Erkennungsmarken. Das Gehirn hat irgendwann um oder bei der Geburt einen entzündlichen Schaden erlitten, weshalb sich eine gewaltige Energie im Hirn verbraucht, die nach innen und außen zerstörerisch waltet.

Der Bezug zur Nacht offenbart uns den gestörten Schlaf unseres Kindes, aus dem es öfter mit einem höllischen Aufschrei erschrickt, ohne wirklich zu erwachen. Welch fratzenhafte Gruselgestalten müssen sich in die kleine Seele eingeschlichen haben, um solch große, wild funkelnde Augen in einem schreckhaft verzerrten Gesicht auszuprägen. Schweißüberströmt erwacht es kurz, saugt gierig die Brust oder Nuckelflasche alle, um bis zum nächsten Schreck in einen tiefen, schnarchenden Schlaf zu verfallen. Lassen wir unser Kind nie im Dunkeln und nie allein, denn es ist ohnegleichen ein Licht und Gesellschaft verlangendes Wesen.

Hier beginnt der Zwiespalt, die Widersprüchlichkeit alles Seienden, die ja nur Teile einer Einheit sind und den Abfall aus dieser Einheit, das Kranksein, ankündigen: Unser Wesen verlangt nach Menschen, kann ohne sie nicht existieren und stößt sie gleichzeitig mit unbändigen Gewaltausbrüchen, nicht im geringsten von Reue gefolgt, vehement zurück. Erzieherische Maßnahmen bleiben sinnlos und erfolglos, da sowohl die allgemeine Empfindsamkeit als auch das Schmerzempfinden auf Null herabgesetzt sind. So sind auch die Sinne in ihrer Funktion vermindert. Selbst das Licht, zu dem unser Kind einen besonderen Bezug aufweist, scheint nicht mit den Augen, sondern geradewegs im Gehirn wahrgenommen zu werden. Wie sonst erklären wir uns die einerseits beruhigende Wirkung üblichen Lichtes, während übermäßig lichtbestrahlte, im Widerschein glänzende Gegenstände wie besonnte Wasseroberflächen, Disco-Flashlights oder simple "Flimmerkisten" mit Zorn, Kopfschmerz, Benommenheit, Zuckungen oder epileptischen Krämpfen beantwortet werden? So manch ein älteres Kind fand man "bewußtlos" vor dem Fernseher liegen, während sich die sprießenden Heranwachsenden den entzückten Ohnmacht-Flash in der Disco gönnen!

Bei jedem Schaden, der eine Hirnreizung nach sich zieht, verschiebt sich die motorische und moralische Hemmschwelle zur Seite der Erregbarkeit. So auch bei unserem Kind, das, falls es nicht mit einer spastischen Lähmung eines oder beider Beine gezeichnet ist, mehr oder weniger unförmig oder gar wankend dahintrottet. Obgleich es beim geliebten Tanzen - zum Erstaunen und Entzücken der Umwelt - kreisförmig sich windende, fast anmutige Bewegungen ausführt. Sie sind notwendiger Ausdruck und Bestandteil der klinischen Diagnose "Veitstanz oder Chorea", ein vom Bewußtsein entrückter, rauschartiger Bewegungsablauf, den wir wiederum in den Super-Techno-Discos erleben, falls wir dort über die Gesichtskontrolle hinaus trotzdem zugelassen werden.

Die gleiche Unform des Leiblichen besetzt in der geistigen Schicht seine Sprache, wenn unser Kind die Säuglingszeiten schrillen Schreiens verlassen hat. Mühevoll stottert es über die erste Silbe der Worte, und die dabei entstehende Überenergie verfärbt seinen Anblick und die Ohren dunkelrot. Es lebt - unfreiwillig - in einer eigenen Welt mit nur einem geringen Bezug zur ihn umgebenden Wirklichkeit. Dazu haben wir keinen Zutritt. Das macht ihm die Verständigung schwierig und uns das höchst notwendige Verständnis. So verstehen wir auch das nicht stotternde Kind nur annähernd, wenn es uns auf geschwätzigste Weise die Inhalte seiner mystischen Welt mitzuteilen versucht oder wenn es mal allein im Raum mit den Geistern, Gespenstern und Monstern sprachlich Verbindung aufnimmt, bedrohlich lachend, fluchend vor sich hinmurmelnd, laut singend oder Kinderreime zitierend. Erkennen wir die trägen, aber wutentbrennenden Jugendlichen und Alten unter uns?

Die Hirnreizung schließt gleichermaßen eine gesteigerte sexuelle Erregbarkeit ein. Sexualität ist ja eine geistig-seelische Angelegenheit, ein Zwischending aus Unsterblichem und Sterblichem, ein zu geistiger Zweisamkeit vereintes Streben nach Wahrheitsfindung. Nichts anderes! Das leibliche Moment ist dabei - wie immer und überall - nur Instrument, sichtbarer Ausdruck erotischen Gefüges, das sich im Hirn abspielt. Das natürliche Gefüge unseres Kindes ist jedoch durcheinander, so daß das Leibliche wollüstig einen vordergründigen Platz reserviert. Sichtbar bereits beim Säugling, dem beim Wickeln der Pimmel in voller Blüte himmelwärts steht, sichtbar bei den älteren Kindern, die stets mit einer Hand genußvoll ihre Genitalien bearbeiten. Nicht etwa im Rückzug zu heimlichen Ecken, wie das *Bufo*-bedürftigen Kindern eigen ist, sondern wie *Hyoscyamus-*, *Medorrhinum-* und *Tarantula*-Bedürftige ungeniert vor wahllosem Publikum. Entsprechend entspringt der Wortschatz unseres Kindergarten-Kindes dem Südpol des Körpers, was sich nach bürgerlichen Entrüstungsmodulen wie schamlose Beschimpfungen anhört. Was ist das doch ein langwieriger, vergifteter Weg zum heilvollen Ziel!

Tarantula hispanica

Die *Spinnen* sind ein mysteriöses Volk. Zu ihrem Dasein haben wir wenig Zugang, und je schwieriger der Zugang zur Ursubstanz, desto schwieriger ist der Zugang zum Menschen, der ihrer bedarf. Ihr Anblick erregt bei den meisten eine gewisse Abscheu, jedoch keine Faszination als unwiderruflichen Gegenpol der Abscheu, wie wir das z.B. von den Schlangen kennen. Auch in der Mythologie finden wir wenig Anhaltspunkte, die uns ihrem symbolhaften Dasein näherbringen könnten. Dort wird sie - außerchristlich - als die große Mutter, die große Weberin des Schicksals verehrt. Und in der Tat, ein *Tarantel*-bedürftiges Kind webt das Schicksal einer ganzen Familie! Im christlichen Mythos ist der Schöpfer der große Weber, der über die Nabelschnur, dem Alarmfaden der Spinne gleich, über den sie alle Schwingungen des Netzes und der Sphäre empfängt, mit seinen Geschöpfen verbunden ist, sie an sich bindet, sie gestaltet, sie einwebt in die Schöpfung.

Andererseits wird die Spinne als Teufel versinnbildlicht, der seine Opfer umgarnt, verknotet und aussaugt. Letzteres kennen wir aus den Volkssprichwörtern: "Er ging der Spinne auf den Leim" und "Er ist im Netz gefangen". Die Erlösung aus der teuflischen Gefangenschaft ist dann nur über die reine, wahre, göttliche Liebe möglich, wie uns das in der kärglichen Literatur begegnet (z.B. *Jeremias Gotthelf,* Die schwarze Spinne). Die Teufelssymbolik scheint die einleuchtendste von allen. Denn ohne Zweifel ist unser Kind mit seiner erotischen Aggressivität, die sich bis zur unkontrollierten Gewalttätigkeit steigern kann, wie vom Teufel besessen. Allein die wahre Mutterliebe erlöst ihn aus dieser Besessenheit. Womit sich der Kreis zur nichtchristlichen Mythologie, der Spinne als große, mit Liebe umgarnende Mutter, schließt. Das Muttersymbol finden wir auch in der psychiatrischen Traumdeutung. Dort werden Spinnenträume mit einem Mutterkonflikt gleichgesetzt. Wenn wir nun bedenken, daß wir in den homöopathischen Bildern die größte Spinnenangst und gleichzeitig den schwerwiegendsten Mutterkonflikt in *Lac caninum* finden, könnte die psychiatrische Auffassung mit der homöopathischen übereinstimmen.

Betrachten wir nun die *Tarantel* als Mutter, so gibt es kaum etwas Fürsorglicheres im Tierreich als sie. Sie webt ihre Brut in einen Kokon, trägt ihn wochenlang an ihrem Leib. Wenn die Kleinen dann schlüpfen, hängen sie, 100 bis 150 an der Zahl, alle auf ihrem Rücken, wo sie bis zu einem Jahr gefüttert werden, bevor sie zur selbständigen Jagd ausziehen. Entsprechend fürsorglich ist auch unser Kind, das andere nicht leiden sehen kann und in Wut entbrennt, wenn jemandem Schaden zugefügt wird. Es liegt demnach nahe zu glauben, daß der Mutterkonflikt die

Grundstruktur unseres Kindes bestimmt und damit die Grundidee der Arznei beinhaltet! Eine Mischung also aus Sentimentalität und Gewalt, wobei Sentimentalität nicht Feinfühligkeit bedeutet, sondern die gleichen unkontrollierten Gefühle beinhaltet wie sie für seine Gewaltausbrüche typisch sind.

Der Biß der *Tarantel* gleicht örtlich nicht mehr als einem milden Bienenstich. Erstaunlich, denn ihr Gift, das seine Wirkung im menschlichen Nervensystem entfaltet, verursacht gewaltige Nervensymptome. Am bekanntesten ist uns die Chorea, der Veitstanz, als Ausdruck einer wahnsinnigen nervlichen Anspannung. Ihre Giftwirkung ist seit Jahrhunderten von Wissenschaftlern umstritten. Jedoch zeugen sowohl die homöopathische Arzneiprüfung, ihre Heilwirkung als auch mittelalterliche Berichte Gebissener von ihrer Wirkung. Hören wir uns einen der letzteren, von *Ozanam* verfaßt, an, und wir werden überrascht sein über die verblüffende Ähnlichkeit mit unserem Arzneibild. "Das von der *Tarantel* gestochene, bedauernswerte Opfer erleidet furchtbare Schmerzen. Nicht nur am gebissenen Teil, sondern überall. Es stöhnt, schreit, springt wild umher, stürzt zu Boden, windet sich in Krämpfen. Die Glieder schwellen an, der Körper zuckt und zittert, Schweiß bricht aus. Traurigkeit befällt das Opfer oder krampfhaftes Lachen. Der Anblick von schwarzer und blauer Farbe ist ihm unerträglich, rote und grüne erfreut. Um den Gebissenen zu heilen, ist es am besten, ihm rasche Tanzmusik, etwa eine Tarantella, vorzuspielen. Der Kranke fängt darauf an zu tanzen, immer rascher, bis zur völligen Erschöpfung. Danach fällt er in tiefen Schlaf, und nach dem Erwachen ist er geheilt. Es können aber Rückfälle auftreten, die sich 20, 30 Jahre oder sogar das ganze Leben hindurch wiederholen." Lassen wir diesen Bericht zunächst kommentarlos stehen, auf einiges werden wir noch zurückgreifen.

Fragen wir uns zuerst, warum vertuscht die *Tarantel* ihre Phänomene, ihre Symptome, ihre gewaltige Giftwirkung und Heilkraft bei der wissenschaftlichen Giftanalyse? Will sie ihren wahren Charakter nicht herauslassen? Ist eventuell die Verheimlichung das grundlegende Phänomen des Spinnenverhaltens? Schauen wir uns die Spinne an, wie sie sich am Ende des Alarmfadens in einer Ecke ihres Gewebes versteckt, kaum sichtbar für Beute und menschliches Auge, in stets lauschender, beobachtender Anspannung, so läge es nahe, dieser Vermutung beizupflichten. Denn schauen wir uns unser Kind an, wie es zunächst in einer Ecke des Sprechzimmers hockt, mit listigen Fuchsaugen, mit hochgradig verhaltener, nervlicher Anspannung unserem Gespräch folgend, so offenbart sich hier die Ähnlichkeit des Vertuschens. Verheimlichung gehört ja auch zum Kriterium der List. Und wo List herrscht, ist Lüge ihr Partner. Selbstsicheres Lügen als Vertuschungsmodus zum Erreichen eines ganz bestimmten Zieles ist uns eine mit Abscheu vertraute Eigenart unseres Kindes. Also Verheimlichung aus Zielstrebigkeit. Sowohl Spinne als auch Kind sind scharf auf ihre Beute! Sowohl über die Ergebnisse des Lügens als auch über die Gewalteffekte, die dem Beutefang der Spinne entsprechen, erkennen solche Kinder, wie häßlich sie gehandelt haben. Es tut ihnen leid. Aber erwarten wir nicht, daß sie sich deswegen entschuldigten. Dafür fehlt ihnen die Einsichtigkeit in ihr zwanghaftes Handeln. Es tut ihnen eben nur leid. Sie können nichts bis zur letzten Konsequenz herauslassen! Etwas Heimliches oder gar Unheimliches haftet der Spinne an und unserem Kind.

Auch hinter dem *Tarantula*-Zustand unseres Kindes verbirgt sich ein anderes Bild. Einmal behandelt, scheint nämlich sein Zustand nur selten wieder aufzuschäumen. Meist entdecke ich danach ein *Arsen*-Bild oder dasselbe schiebt sich in den Vordergrund, bevor es in den *Tarantula*-Zustand abrutscht. Angesichts der Schönheit und arsenischen Akkuranz, mit der die Spinne ihr Netz webt, liegt die Verwandtschaft nahe. Angesichts der bekannten Ordnungsrituale in bestimmten Dingen zu Hause, dem gewissenhaften Aufräumen von Büchern und Spielzeug am Ende des Praxisgespräches und der Ähnlichkeit der Angstinhalte ist uns die eingewebte *Arsen*-Persönlichkeit nicht mehr fremd. Bleibt uns die Frage offen, ob es sich bei *Tarantula* um einen eher vorübergehenden Zustand handelt als um eine personenbezogene Arznei?! Denn kein Kind wird mit diesem Zustand geboren, es entwickelt sich meist plötzlich nach einer der üblichen Impfungen. Ist also der Zustand etwas Aufgesetztes, dem Schicksal Aufgelagertes, ein Kunsteffekt? Auch Spinnen belagern ein neues Haus erst viel später, wenn das Milieu ihrer Lebensart entspricht.

Selbst im Beutefang der Spinne begegnet uns die Heimlichkeit. Das Opfer wird im Netz gelähmt, aus der Ferne belauert, unbeobachtet eingesponnen und irgendwann heimlich verzehrt. Das klingt wie ein Psychothriller, wenn wir uns das listige, fuchsige, verlogene, sich selbst am meisten betrügende Benehmen unseres Kindes vor Augen halten. Eine ganze Familie wird in ihrer Lebensqualität gelähmt, die Opfer werden belauscht, belogen, betrogen, und letztlich wird deren Seele aufgefressen. Das sind dann die total von ihren Kindern ausgelaugten Mütter, die unsere Praxis aufsuchen, weil sie mit Freunden, Erziehern und Lehrern schon lange nicht mehr reden können.

Letztlich erkennen wir das Verheimlichende in ihren gewalttätigen Zwangsimpulsen, wenn sie sich heimlich die Finger- und Zehennägel abbeißen, sich selbstzerstörerisch schlagen und verletzen oder ihren Kopf auf den Boden oder gegen die Möbel hauen. Eine unheimliche, übermenschliche, besessene Kraft steckt hinter diesen Akten, wie wir sie gleichermaßen in der Psychose, in der zwanghaften Ruhelosigkeit und im Zorn entdecken. Sie ist wie eine angespannte Sprungfeder, die, falls sie nicht ab und zu entspannt wird, gewaltig platzt. Eine Kraft, die sich und andere treibt. "Jetzt gehen wir", hören wir von unserem nachdrücklich imperativen Kind. Ein ungestümes Drängeln durch heftig gestikulierende, schimpfende, drohende Autofahrer, die sich auf der Autobahn unsere hintere Stoßstange als Opfer ausdenken.

Wo viel Schatten ist, da ist viel Licht. So enthält die Gewalt eine unbändige schöpferische Kraft, die wir in solchen Menschen finden, die unter Druck durch ihre Genauigkeit, ihre Gewissenhaftigkeit und ihre Ordnungsliebe viel Kreatives leisten können, solange sie nicht auf Kosten der Lebendigkeit anderer wiederum rücksichtlos werden. Alle sind wir einverstanden, daß die Hinführung zum Schöpferischen das Ziel unseres Bemühens sein wird.

Tuberculinum bovinum

Diese *Erbnosode* aus der *Rindertuberkulose* wird nicht nur zur Anfachung einer Arzneireaktion eingesetzt, sondern ihre Prüfung ergibt ein eigenes Charakterbild, so daß sie auch personenbezogen, vor allem bei Kindern, häufig Verwendung findet. Da es sich hierbei um eine vererbte Anlage handelt, ist anzunehmen, daß sich hinter dem Arzneibedarf eine problembeladene, angespannte Familiensituation versteckt. Das uns bekannteste Bild begegnet uns schon als unruhiger, reizbarer, schmalköpfiger, blasser Säugling mit der starken Kopf- und Körperbehaarung, mit dem bläulichen Augenweiß, den blauen Augenringen und den schönen, langen Wimpern. Er wird geplagt von wiederkehrenden Infekten der Atemwege bei Wetterwechsel, mit stets verrotzter Nase, verschleimten Bronchien, immer von Durchfall begleitet, mit schleichendem Fieber, das nachmittags seinen mäßigen Höhepunkt entwickelt, da sein Abwehrsystem zu schwach ist, um kräftig durchfiebern zu können. Früher oder später entwickelt sich die Milchproduktallergie mit Ekzem, Nesselfieber, Verdauungsstörung und mit temperamentvoller, rastloser und häufig bösartiger Reizbarkeit. Letztere steigert sich, wenn unser Kind hungrig ist und nicht gleich nach seinen auserlesenen Wünschen bedient wird. Dabei dürfen die Speisen nicht auf einem Teller vermischt werden, sondern jede soll auf einem Extratellerchen, in einem Extraschüsselchen serviert werden. Und kein anderer darf davon kosten. Das macht ihn wütend!

Sollte die Wut aus diesen oder anderen Gründen eskalieren, packen wir es am besten ins Auto. Gleich wird es umgänglicher, nimmt aufmerksam an der Reise teil oder schläft gleich ein. Verständlich, da es Abwechslung über alles liebt. Am liebsten wäre es ständig unterwegs. Hierin übertrifft es sogar das innere Bedürfnis von *Phosphor*- und *Calcium-phosphoricum*-Kindern, denn es verschwindet nicht selten aus dem Haus, ist bei Nachbarn zu finden oder auf dem Spielplatz oder entschwindet sanft der Hand der markt- oder kaufhausdurchforstenden Mutter, um sich mit Fremden zu unterhalten oder sich von ihnen verwöhnen zu lassen. Nur vor Hunden und Katzen scheut es ängstlich und allergieproduzierend davon. Auch gedanklich und empfindungsmäßig ist es stets auf Reisen. Es hüpft von Thema zu Thema, von Spielzeug zu Spielzeug, von einem rasch durchblätterten Buch zum anderen. Heute mag es die Mami, morgen ist die Mami doof. Den Wechsel liebend, sucht es, selbst wechselhaft, sich auf seinen "Reisen" zu finden, wobei ihm der kontemplative Weg nach innen sowohl jetzt als auch später verschlossen bleibt.

Selbst nachts verläßt ihn die Unruhe nicht. Als ausgesprochener Tief- und Langschläfer schwitzt es kompensatorisch seinen inneren Kampf nach außen oder näßt das Bett ein und knirscht, für alle Hausmitbewohner hörbar, immer kräftig mit den Zähnen, schon kurz nach ihrem ersten Erscheinen. Nach solch heftiger Auseinandersetzung mit seinem Unbewußten sprechen wir es morgens besser nicht auf seine unerquicklich gereizte Stimmung an. Das könnte ansonsten einen seiner berüchtigten Wutanfälle auslösen, bei denen es - lauthals und mit hämischer Freude - alles Erreichbare durch die Gegend wirft, auf die Geschwister einhaut, und nicht selten bleiben auch die machtlos dreinschauenden Eltern von solchen Gewaltausbrüchen nicht verschont. Denn ein Widerruf würde nur Gegenteiliges auslösen. Mit sichtbarer Lust zerstört es gerade jene Dinge, die anderen lieb sind, ruiniert die Lieblingspuppe der kleinen Schwester, kneift den Lieblingshund des großen Bruders, zerschnipselt die teuer erworbene Lithographie des Vaters und zerwühlt die Lieblingsfrisur der

Mutter. Alle werden Opfer seiner fehlgeleiteten Struktur, die für ihre Rastlosigkeit ein harmonischeres Familienzusammensein als in sich ruhendes Gegengewicht erstrebt.

Bleibt ihm das vergönnt, so wandert das gedankliche Reisen seiner Ablenkungssucht geradewegs in Konzentrationsmangel, in legasthenische Leistungsschwäche, in rasche körperliche und geistige Erschöpfung, von wahnsinnigem Kopfweh gekrönt. Der Schmerz wütet so unerträglich, daß es schrill aufschreit, sich selbst gegen den Kopf haut oder den Kopf gegen die Wand schlägt und hilflos um Linderung winselt. Ersparen wir ihm mittels der Arznei diesen höllischen Prozeß, damit in unserem Kind, in seiner Familie und in seinem weiteren Umfeld Friede einkehren möge.

Veratrum album

In den Arzneilehren finden wir wenig über die Anwendung der *weißen Nießwurz* für Kinder. Sicherlich mag es nicht leicht sein, jene äußerst gewalttätigen Kinder zu entdecken, die ihrer bedürfen. Denn die Überaktivität allein bedarf zu ihrer Unterscheidung geschulte Beobachtung. Die Tatsache jedoch, daß alte Meister behaupten, ein Drittel aller Psychiatrien könnten mit dieser Arznei geleert werden, läßt schließen, daß nicht nur ausgeprochene manisch-depressive Psychosen hinter Gittern, sondern auch freilaufende "leichtere" Verhaltensstörungen in dieser Richtung ihr zuzuordnen und heilbar wären. Da wir nun wissen, daß ältere Menschen sehr häufig Arzneibilder von Kindern und umgekehrt darbieten, bestätigt sich die Häufigkeit und Notwendigkeit der Arznei für unsere Kinder.

Zunächst fällt uns die selbstgerechte, besserwisserische Überheblichkeit auf, die uns aus dem Bild von *Lycopodium* so unangenehm vertraut ist. Doch durchlebt dieses Kind nicht dessen existentielle Unsicherheit, die auf äußere Wirkung bedacht ist und die uns schon im Vorbeigehen anlächelt. Außerdem wäre es unsinnig, sich nur auf den ersten Eindruck zu stützen, ohne das Gesamtverhalten in jeder Schicht zu berücksichtigen. So ist der Stolz dieses blassen Kindes von Mißgunst, Eifersucht, Kritiksucht, Herrschsucht und Hartherzigkeit begleitet. Das begünstigt den raschen Wechsel seiner Launen, die nur dadurch einzigartigen Charakter annehmen, daß jede für sich so bezeichnend abläuft. Die Wesenszüge seines Schutzwalles fordern seine totale Aufmerksamkeit und Situationskontrolle, die sehr viel Anspannung kosten und in sinnloser, überaktiver, motorischer Unruhe, in Schreckhaftigkeit und in gelegentlich heftigen Entladungen münden. Dabei läuft unser Kind wie wild im Zimmer herum, schimpft, jammert, flucht, brüllt und zieht alle Register gossenhafter Genitalsprache. Da sich dieser Wortschatz rasch erschöpft, nimmt es zu brutalen Handgreiflichkeiten Zuflucht, wobei es mit Vorliebe zuschlägt, beißt, Dinge zerreißt, zerschneidet oder zerschmettert. Worte und Taten wiederholen sich dabei auffallend häufig. Ist seine Energie dann verpraßt, versteckt es sich hinter einem nahen Möbelstück, verscheucht, stumm und gesenkten Blickes. Häufig überrascht es uns mit öffentlicher Onanie, was als Teilaspekt seiner allgemein enthemmten Ungeniertheit zu betrachten ist. Überreizte sexuelle Impulse verleiten jedoch in der Regel zu sozial höchst moralischem Verhalten in der Außenwelt. So pflegte mir ein Junge auf meine Bemerkung hin, er möge doch seinen Pimmel "dranlassen, dieweil er ihn später noch brauche", zu antworten: "So was sagt man nicht, Du Sau!" Ein Glanzbeispiel innerer moralischer Zerrissenheit! Beachten wir, daß uns die körperlichen Störungen unseres Kindes die Möglichkeit schenken, unser Bild abzurunden. Welches akute oder chronische Leid auch plagen mag, immer wird dieses von ohnmachtsartiger Leichenblässe, von leichenhafter Kälte und von reichlichen Absonderungen begleitet sein: Eiskalter Schweiß, Erbrechen, Durchfall; selbst eine Erkältung fällt uns durch ihren massiven Nasenschleim oder durch die enorme Menge an abgehustetem Bronchiensekret ins Auge.

Wieder begegnen wir einem unserer Kinder, das eben insgeheim auf der Suche nach seiner Identität ist, die ihm allerdings von seelisch-geistig, körperlich oder gesellschaftlich gewalttätigen, spießigen Erwachsenen zu leben verweigert wurde. Denn nur Spießer kämpfen nicht um Wahrhaftigkeit, sie sind mit dem Abklatsch eines esoterischen Erlösungsapostels oder mit dem eines simplen Reklame-Idols vollauf zufrieden. Eine Vergewaltigung des Selbst, die mit ihren selbstzerstörerischen Schwingungen lawinenhaft die Menschheit durchdringt.

Dritter Teil

REPERTORIUM

Inhalt

Kinderkrankheiten

Folge von Impfungen

Infektionen

Kinderkrankheiten

Diphtherie

Mercurius cyanatus D30 - 1x tägl.
flächenhafte, geschwürig eitrige Auflagen

Keuchhusten

Vorbeugung

Belladonna D30 - 1x tägl. abends
bei Infektion der Umgebung oder bei Epidemie

akut

Belladonna D30 - einmalig
abends; Hustenanfälle nachts, trocken, bellend; Kind verlangt Wärme

Drosera D30 - 2x tägl.
hohl klingender Husten um Mitternacht bis 2 Uhr

Spongia D3 - ständl.
giemender Husten beim Niederlegen, um Mitternacht

Coccus cacti D6 - stündl.
wie Raucherhusten; dick, glasig, fadenziehend; beim Niederlegen, beim Erwachen, ein Schluck kaltes Wasser kupiert den Husten

Cuprum metallicum D30 - 1x bei Bedarf
zusätzlich; Würgehusten; Gesicht wird beim Husten blau

Komplikationen

Sanguinaria D6 - 3x tägl.
hartnäckiger, trockener Husten überdauert; Gesicht wie rot angemalt

Bromum D6 - 3x tägl.
Reizhusten, Räuspern; im warmen Zimmer, beim Niederlegen; trinkt kleine Schlucke kaltes Wasser

Corallium rubrum D6 - 3x tägl.
Bluthusten

Masern

Vorbeugung

Belladonna D30 - 1x tägl. morgens
bei Infektion in der Umgebung oder bei Epidemie

akut

Aconitum D30 - 1x bei Bedarf
bei plötzlich beginnendem, trockenem Fieber, verlangt nach Kälte

Apis D30 - 1x bei Bedarf
bei beginnendem Ausschlag; Schwellungen, kein Durst

Euphrasia D12 - 2x tägl.
verheult; Bindehautentzündung, lichtempfindlich; "Scheibenwischer der Hornhaut"

Pulsatilla D6 - 3x tägl.
verrotzt; Schnupfen, mild, zäh, gelb-grün

Bryonia D3 - 3x tägl.
verschleimt; Husten zu Beginn hart, trocken, schmerzt stechend

Sulfur D30 - 1x bei Bedarf
starker Juckreiz; fördert Ausschlag

Ausschlag

Belladonna D30 - 3stündl.
purpurrot

akute Bindehautentzündung

Euphrasia D12 - 2x tägl.
lichtscheu, wundmachende Tränen; geht dem Ausschlag oft voraus

chronische Bindehautentzündung

Graphites D6 - 3x tägl.
verklebt, lichtscheu

Pulsatilla D6 - 3x tägl.
verklebt, mild

Argentum nitricum D6 - 3x tägl.
verklebt, eitrig, wund

Komplikationen

Silicea D6 - 3x tägl.
Atemnot, Durchfall

Camphora D1 - 1x bei Bedarf
Kreislaufschwäche

Carbo vegetabilis D30 - 1x bei Bedarf
Ohnmachtsneigung

Moschus D12 - 2x tägl.
Hirnentzündung

Zincum metallicum D12 - 2x tägl.
Hirnkrämpfe

Mumps

akut

Belladonna D30 - 1x bei Bedarf
bei beginnendem Fieber, verlangt nach einem warmen Schal

Mercurius solubilis D30 - 1x tägl.
weiche Schwellung, Speichelfluß, verlangt Kühle;
beachte: Keimdrüsen!

Barium carbonicum D4 - 3x tägl.
harte Schwellung; bis zur Auflösung geben

Plumbum metallicum D6 - 3x tägl.
bei Keimdrüsenentzündung (Orchitis), Hirnhautentzündung (Meningitis)

Anthracinum D12 - 2x tägl.
bei gewebsbrandiger Eiterung; beachte: bedrohlich!

Komplikationen

Pulsatilla D6 - 3x tägl.
Brustdrüse, Eierstock, Hoden

Clematis D6 - 3x tägl.
Hoden, Samenstrang

Poliomyelitis (Kinderlähmung)

akut

Gelsemium D6 - 3x tägl.
Kopfgrippe im Sommer, Lahmheit, Schwäche, Mattigkeit

Causticum D6 - 3x tägl.
bei allmählicher Lahmheit von unten nach oben

Mercurius cyanatus D30 - 1x tägl.
Zittern, Zuckungen, zuckende Krämpfe

Cresolum D12 - 2x tägl.
zerrende Krämpfe und Stöße

Lathyrus sativus D4 - stündl.
bei steifen Muskeln, Beinkrämpfen; plötzliche Lähmung aller Glieder

Röteln

Vorbeugung

Aconitum D30 - 1x tägl. morgens
bei Infektion in der Umgebung oder bei Epidemie

akut

Aconitum D30 - 1x bei Bedarf
bei plötzlich beginnendem, trockenem Fieber, verlangt nach Kälte

Zincum metallicum D30 - einmalig
falls Ausschlag nur schwach erscheint

Sulfur D30 - einmalig
nach der Erkrankung

Ausschlag

Aconitum D30 - 3stündl.
hellrot

in der Schwangerschaft

Rubeolinum D200 - 2x tägl.
bis der Ausschalg verschwindet

Scharlach

Vorbeugung

Belladonna D30 - 1x tägl. morgens
bei Infektion in der Umgebung oder bei Epidemie

akut

Apis D30 - 2stündl.
trockene Hitze ohne Durst, glatte Zunge; Ausschlag geschwollen

Belladonna D30 - 2stündl.
viel Schweiß, warm einhüllen, Erdbeerzunge, Ausschlag flach

Lachesis D12 - 2x tägl.
septischer Verlauf, trocken, Frost, viel Durst, Ausschlag blaurot

Lycopodium D6 - 3x tägl.
wenn Kind in der 2. Entzündungsphase blaß und schwach wird

Mercurius solubilis D30 - 1x tägl.
eitrige Halsentzündung, große belegte Zunge, stinkender Schweiß

Acidum nitricum D6 - 3x tägl.
eitrig geschwürige Halsentzündung, Atem riecht streng und scharf

Ausschlag

Apis D30 - 3stündl.
hellrot geschwollen

Komplikationen

Ailanthus D6 - 3x tägl.
Fieber, Frost, kalter Schweiß; Ausschlag großfleckig, dunkelrot

Rhus tox D30 - 1x tägl. abends
bei Juckreiz

Barium carbonicum D6 - 3x tägl.
harte, große Lymphdrüsen bleiben

Thuja D6 - 3x tägl.
Erkältungsinfekt mit Husten und Schnupfen

Cantharis D6 - 3x tägl.
Entzündung der Harnblase

Windpocken

akut

Antimonium crudum D4 - 3x tägl.
Bläschen verheilen ohne Narben, falls Krusten nicht abgekratzt werden

Sulfur D30 - 1x bei Bedarf
Juckreiz unerträglich; auch einige Gaben nach der Erkrankung

Cantharis D30 - 1x bei Bedarf
Brennen unerträglich

Bläschen

Antimonium crudum D4 - 3x tägl.
helle Bläschen; bis die Krusten abfallen, verhindert Narbenbildung

Rhus tox D30 - 2x täglich
kleine rote, heftig juckende Bläschen; Unruhe

Komplikationen

Antimonium crudum D4 - 3x tägl.
Husten nach der Erkrankung

Schulschwierigkeiten nach Kinderkrankheit

Sulfur D12 - 2x tägl.
unruhig, bringt keine zwei Gedanken zusammen

Helleborus D4 - 3x tägl.
dösig mit gerunzelter Stirn

Folge von Impfungen

Impfschaden-Vorbeugung

Myrtillus D200 - einmalig
vor jeder Impfung oder:

Thuja D30 - 1x bei Bedarf
vor und nach jeder Impfung

Medorrhinum D200 - einmalig
nach Pockenimpfung zusammen mit Thuja

Pyrogenium D30 - 1x bei Bedarf
vor und nach DT- oder DTP-Impfung (Diphtherie-Tetanus-Pertussis)

entsprechende Nosode in D200 - einmalig
vor der entsprechenden Impfung, spätestens nach der Impfung

Fieber

allgemein

Aconitum D30 - einmalig
hellrot; trocken, plötzlich, heftig; ängstlich, unruhig, starker Durst

Belladonna D30 - einmalig
rot; dampfend schweißig, friert; benommen, ruhig, mäßiger Durst

Veratrum viride D30 - 3stündl.
rot; Kopf heiß, Glieder kalt und blaß-bläulich, Schweiß, keine Angst

Apis D30 - 3stündl.
hellrot, gedunsen, trocken; unruhig, stechende Schmerzen, kein Durst

Ferrum phosphoricum D12 - 3x tägl.
hellrot; Herzklopfen, Blutandrang; bemerkt das Fieber nicht, spielt

Chamomilla D30 - 3stündl.
eine Wange rot, die andere blaß, heiße Kopfdecke; unleidlich, schrill

Eupatorium perfoliatum D30 - 3stündl.
rheumatisch, Muskeln und Gelenke wie geprügelt

septisch

Lachesis D12 - 3x tägl.
rot, trocken, viel Durst, später blaß, Kollaps; starke Blutungsneigung

Crotalus D12 - 3x tägl.
rot, trocken, dann kollapsig; beachte: noch stärkere Blutungsneigung!

Arsenicum album D6 - stündl.
erst trockene Hitze, Blässe, dann kaltschweißig, leichenblaß

Pyrogenium D30 - 3stündl.
dunkelrot, trockene Hitze, friert, dann Schüttelfrost, warmer Schweiß

China D4 - stündl.
zusätzlich zu Pyrogenium bei Schüttelfrost; blaß, bedrohlicher Verfall

beachte: Blässe beim Fieber birgt immer einen bedrohlichen Prozeß in sich!

Schüttelfrost

Pyrogenium D30 - einmalig
sofort im Beginn; kalt, verlangt Wärme, dann hitzig, schweißig

China D4 - stündl.
zusätzlich; bedrohliche Blutvergiftung; eher mit kritischem Schweiß

Baptisia D30 - 1x bei Bedarf
heiß, rot, stinkt, Kopfschweiß, nachts; bösartige Infektion, Fieberdelir

Cantharis D30 - 1x bei Bedarf
heiß, riecht wie Urin; Blasen, Ergüsse der Serosa, Harnwegsinfekte

Krämpfe

Belladonna D30 - 1x bei Bedarf
rot; funkelnde Augen, große Pupillen, starrer Blick, verwirrt;

Cuprum metallicum D30 - 1x bei Bedarf
blaß; zuckt, krampft am ganzen Körper; Kollaps, Kälte, blaue Lippen

Delirium

Belladonna D30 - 1x in Wasser
Angst, vergiftet zu werden, versteckt sich

Lachesis D12 - 2x tägl.
lehnt Arzt, angebotene Arznei, Nahrung und Getränke ab;
Angst, er werde vergiftet

Baptisia D30 - 1x in Wasser
Körper sei in Stücke zerfallen, sucht sie zusammen; stumpfsinnig

Agaricus D12 - 2x tägl.
springt aus dem Bett, zittert am ganzen Körper

Cuprum metallicum D30 - 1x in Wasser
beißt in die Bettwäsche, beißt in die eigenen und in andere Hände

Hirnreizung (Meningismus)

Apis D30 - 2stündlich
bei Fieber mit Genickstarre, Cri encéphalique (schriller Schrei)

Zincum metallicum D30 - 1x tägl.
bei Hirnhautreizung mit Beinunruhe; Hirnschaden als Spätfolge

Hirnschäden

Silicea D6 - 3x tägl.
allgemeine Schwäche, chronische Leistungsschwäche, Hirnkrämpfe

Myrtillus D30 - 2x wöchentl.
bleibt allmählich körperlich und geistig zurück

Hirnhaut-, Hirnentzündung (Meningitis, Enzephalitis)

akut

Apis D30 - 1x bei Bedarf
rotes Fieber ohne Durst; Stiche, Kopf zurückgezogen, schrille Schreie

Bryonia D3 - stündl.
rotes Fieber mit viel Durst; Stiche, Schwindel und Erbrechen
bei geringster Bewegung

Helleborus D4 - stündl.
blasses Fieber, Stirnrunzeln, Kopfrollen, Kissenbohren, Kauen,
Zupfen

Lachesis D12 - 3stündl.
rotes Fieber, trocken, viel Durst, Frost, Kopf heiß, Körper kalt

Folgen

Tuberculinum GT D200 - einmalig
schlägt sich mit der Hand an den Kopf, Kopfrollen; zusätzlich:

Arnica D12 - 2x tägl.
rot, kräftig

Phosphorus D12 - 2x tägl.
rot, kraftlos

Helleborus D4 - 3x tägl.
blaß, verstört, dümmlich, gedunsen, wortkarg, ablehnend, schläft im Sitzen ein

Cuprum metallicum D6 - 3x tägl.
blaß-bläulich; krampfig, drückt den Krämpfen mit der Hand entgegen

Plumbum metallicum D6 - 3x tägl.
blaß-gelblich; gleiche Empfindungen, nur die Muskeln schwinden

Folgen; böse

Hyoscyamus D12 - 2x tägl.
blaß, Tobsucht, grimassenhaft, Veitstanz; bei Glanz, grellem Licht und Wasserfließen

Stramonium D12 - 2x tägl.
rot; sonst gleiche Erscheinungen wie bei Hyoscyamus

Zincum metallicum D6 - 3x tägl.
Folgetherapie, wenn sich die Kinder beruhigt haben

Folgen; Krämpfe

Cuprum metallicum D30 - 1x wöchentl.
zusätzlich zur Basisarznei bei Krämpfen überall oder:

Zincum metallicum D30 - 1x wöchentl.
bei Folgen einer unterdrückenden Behandlung

Folgen, sonstiges

Cocculus D6 - 3x tägl.
starkes Linsenschlottern

Gelsemium D6 - 3x tägl.
Augen- und Lidschwäche, Lidlähmung

Argentum nitricum D6 - 3x tägl.
Lahmheit

Lathyrus sativus D6 - 3x tägl.
krampfartige Lähmung

Kreosotum D6 - 3x tägl.
Reizblase, übelriechender Harn

Folgen; unbeeinflußbar

Mercurius solubilis LM6 - 1x tägl.
zusätzlich:

Luesinum D200 - 1x monatl.
3x insgesamt

BCG: Bacille Calmette-Guérin, Tuberkulose

(derzeit nicht routinemäßig verabreicht)

Tuberculinum GT D200 - einmalig
sofort nach der Impfung

Apis D12 - 2x tägl.
bei rasendem Kopfschmerz (Kind schlägt seinen Kopf mit der Hand)

Silicea D12 - 2x tägl.
bei zunehmender geistiger und körperlicher Schwäche

Tuberkulose danach

Berberis D3 - 3x tägl.
2 Wochen lang, danach:

Pulsatilla D12 - 2x tägl.
lange geben

DTP (Diphtherie-Tetanus-Pertussis)

Pyrogenium D30 - 1x bei Bedarf
bei Fieber, Schüttelfrost, stinkendem Schweiß

Gelsemium D6 - 3x tägl.
bei Lahmheit, Mattigkeit

Tetanus D200 - einmalig
bei geistigem Leistungsabfall

Cuprum arsenicosum D4 - 3x tägl.
bei nächtlichem Husten

Masern

Morbillinum D200 - einmalig
nach der Impfung

Silicea D6 - 3x tägl.
bei Atemnot, Durchfall

Camphora D1 - 1x bei Bedarf
bei Kreislaufschwäche

Carbo vegetabilis D30 - 1x bei Bedarf
bei Ohnmachtsneigung

Moschus D12 - 2x tägl.
bei Hirnentzündung

Pocken

(derzeit nicht routinemäßig verabreicht)

Myrtillus D200 - einmalig
immer vor oder nach der Impfung

Thuja D6 - 3x tägl.
herpesartige Pusteln

Tartarus stibiatus D6 - 3x tägl.
bei stark eitrigen Pusteln

Kalium chloratum D4 - 3x tägl.
bei geschwürigen Pusteln

Malandrinum D12 - 2x tägl.
bei bösartigen, geschwürigen Pusteln

Variolinum D200 - einmalig
bei chronischer Oberlidlähmung (Ptose)

Polio-Schluckimpfung

Gelsemium D6 - 3x tägl.
bei jeder Kopfgrippe im Sommer; vermeidet Polio

Poliomyelitis D200 - einmalig
(Stauffen-Pharma); nach der Impfung zusammen mit:

Causticum D4 - 3x tägl.
bei Lahmheit von unten nach oben

Gelsemium D6 - 3x tägl.
bei allgemeiner Lahmheit, Schwäche, Mattigkeit, Bandkopfschmerz

Variolinum D200 - einmalig
bei chronischer Oberlidlähmung (Ptose)

Lathyrus sativus D4 - 3x tägl.
bei steifen Muskeln, Beinkrämpfen; plötzliche Lähmung aller vier Glieder bei Jugendlichen

Scharlach

Scarlatinum D200 - einmalig
nach der Impfung; Nierenentzündung, Rheuma, auch als Spätschaden

Phytolacca D4 - 3x tägl.
bei rheumatischen Beschwerden

Thuja D6 - 3x tägl.
Erkältungserscheinungen mit grünem Hustenauswurf und grünem Schnupfen

Cantharis D6 - 3x tägl.
Blasenentzündung

Barium carbonicum D6 - 3x tägl.
hart geschwollene Lymphdrüsen

Tetanus

Arnica D30 - einmalig
bei jeder Verletzung; wirkt intensiver schützend als das Serum

Tetanus D200 - einmalig
Schwäche, Leistungsabfall, Konzentrationsstörungen in der Schule

Infektionen

Cholera

Symptomatologie

plötzliches Auftreten, reichlich wäßrige Stühle (Reiswasserdurchfall), Erbrechen, rasche allgemeine Austrocknung, Kollaps, Krämpfe, spärlicher Harn, Urämie, Herzrhythmusstörungen, Bewußtlosigkeit, Koma

akut

Veratrum album D4 - stündl.
Reiswasser- oder Spinatstühle, gleichzeitig Erbrechen, Vergehen während, Ohnmacht nachher, schneidende Krämpfe vorher, blaues Gesicht, kalter Schweiß, kalte Körperoberfläche, inneres Brennen, deckt sich ab

Arsenicum album D6 - stündl.
spärliche, braungelbe, grüne Stühle, Durst auf kleine Schlucke, ruhelos

Cuprum metallicum D6 - stündl.
Krämpfe überall, Trockenheit, Blaufärbung, vergebliches Würgen

Jatropha curcas D6 - stündl.
Erbrochenes ist zäh, eiweißartig; Krämpfe, Kälte

fortgeschritten

Acidum hydrocyanicum D4 - alle 10 Min.
letztes Stadium, alle Absonderungen stoppen, blau, schwach, Tetanie

Carbo vegetabilis D30 - alle 10 Min.
fast erloschen, alle Funktionen schwach, will Luft zugefächelt haben

Cholera sicca (keine Ausscheidungen)

Camphora D1 - alle 10 Min.
plötzlich kraftlos, blau, eiskalt, trocken, steif, quiekt, vom Magen steigt Brennen auf, Zunge kalt, Kollaps, Wärme erleichtert

Cholera infantum (Säuglinge)

Aconitum D6 - stündl.
Spinatstühle, Fieber; ruhelos, Ohnmacht bevor Stuhlentleerung einsetzt

Arsenicum album D6 - stündl.
wenig Unverdautes; ruhelos, rasche Abmagerung

Secale D6 - stündl.
viel Unverdautes; ruhig, trocken, runzelig, Zucken, Finger gespreizt

Veratrum album D6 - stündl.
viel wie Reiswasser oder Spinat; alles kalt und feucht, deckt sich ab!

Elaterium D6 - stündl.
viel olivgrünes Wasser, gußartig

Croton D6 - stündl.
viel gelbe Stühle oder wie Wasser gleich nach Essen und Trinken

Cholera infantum (Kleinkinder)

Podophyllum D6 - stündl.
wäßrig, unverdaut, im Schuß, morgens; verweigert Essen

Calcium carbonicum D6 - 3stündl.
grün, unverdaut, wäßrig, sauer, abends; verlangt Eier, erbricht Milch

Calcium phosphoricum D6 - 3stündl.
ausgezehrte Kinder mit Verlangen nach Schinken, Speck und Salami

Argentum nitricum D6 - 2stündl.
geräuschvolle Spinatstühle bei mumifizierten Kindern; verlangt Süßes

Psorinum D30 - 2x tägl.
eitrige Stühle mit haftendem aashaftem Geruch, nachts; ruhelos

Gelbfieber

Vorbeugung

Crotalus D200 - 1x alle 6 Wochen
vor Ort viel Limonensaft trinken

Staphisagria D12 - 1x tägl. morgens
schützt vor Stichen der Aedes-Mücke

akut

Aconitum D30 - 3stündl.
plötzlich hohes, trockenes Fieber; Frost, springender Puls, ruhelos

Gelsemium D30 - 3stündl.
dunkelrotes Gesicht, Bandkopfschmerz, dumpf, benommen

Belladonna D30 - 3stündl.
purpurnes Gesicht, schwere pulsierende Kopfschmerzen, dampft

Bryonia D30 - 3stündl.
nach Aconit; hohes Fieber, übel, erbricht bei geringster Bewegung

Ipecacuanha D4 - alle 10 Min.
Erbrechen in den ersten Stadien bei sauberer Zunge und anhaltender Übelkeit

Camphora D1 - alle 10 Min.
Kälte des ganzen Körpers, Kollaps

spätere Stadien

Arsenicum album D6 - stündl.
anhaltendes schwarzes, blutiges Erbrechen; Gesicht gelb; Brennen

Lachesis D12 - 3stündl.
erbricht, empfindlicher Bauch, braune Zunge; Delir, langsame Sprache

Acidum sulfuricum D6 - 2stündl.
blutet schwarz, schwitzt stark, erschöpfend; stinkende Stühle

Crotalus D12 - 3stündl.
erbricht schwarze Masse, blutet aus allen Öffnungen, gelbe Haut

Carbo vegetabilis D30 - 2stündl.
3. Stadium; Kollaps, Kälte, stinkende Absonderungen, große Schwäche

Hepatitis A - Vorbeugung auf Reisen

Natrium sulfuricum D12 - 1x tägl. morgens
in Gebieten mit feuchtem, heißem, schwülem Klima

Chionanthus D12 - 1x tägl. morgens
in Gebieten mit trockenem Klima oder in Sumpfgebieten

Hepatitis B

akut

Phosphorus D12 - 2x tägl.
Leberzellschaden; zusätzlich:

Carduus D4 - 3x tägl.
bei roten, runden, dicken, gutmütigen Menschen; oder:

Chelidonium D4 - 3x tägl.
bei blassen, dünnen, eingegangenen Menschen; oder:

Berberis D3 - 3x tägl.
bei fahlen, müden Menschen

beachte: 3 Tage fasten; bei Verstopfung morgens 1 Eßlöffel Bittersalz auf ¼ Liter lauwarmes Wasser, im Schuß trinken!

Pocken

Beginn

Aconitum D30 - 3stündl.
plötzlich hohes Fieber, durstig, ruhelos

Gelsemium D30 - 3stündl.
Rückenschmerzen, Bandkopfschmerz, dumpf, benommen

Belladonna D30 - 3stündl.
purpurrotes Gesicht, schwere pulsierende Kopfschmerzen, dampft

Veratrum viride D30 - 3stündl.
Kopf heiß, Glieder kalt und blaß-bläulich, Rückenschmerz, Schweiß

Bryonia D30 - 3stündl.
nach Aconit; hohes Fieber, erbricht, Kopfschmerz bei Bewegung

Ausschlag

Tartarus stibiatus D6 - 3stündl.
beste Arznei! Blasen, Pusteln an Haut und Schleimhaut, lockerer Husten, quälender Lendenschmerz, eventuell Gastritis; auch vorbeugend

Thuja D6 - 3stündl.
milchige, flache, schmerzhafte Pusteln, dunkel entzündeter Grund, stinkt

Rhus tox D6 - 3stündl.
Bläschenbeginn; schwarze Pusteln; zerschlagen, blutiger Durchfall

Variolinum D30 - 6stündl.
Bläschen gehen in Pusteln über

Arsenicum album D6 - 3stündl.
Pusteln flach, bläulich, blutig; Durchfall, Schwäche, brennende Hitze

Folge

Anacardium D12 - 2x tägl.
Gedächtnisverlust

Variolinum D200 - einmalig
Oberlidlähmung

Ruhr

akut

Cantharis D6 - 2stündl.
weiße, blutige, schleimige Schabsel, heftiger Dauerkrümmkrampf

Colocynthis D4 - 2stündl.
blutige, schleimige Stühle, Krümmkrämpfe nur während des Stuhls

Colchicum D6 - 2stündl.
wäßrig, blutig, Blähbauch, Kolik und Afterkrampf nach dem Stuhl

fortgeschritten

Arsenicum album D6 - stündl.
wenig, unverdaut, schleimig, blutig; trinkt kleine Schlucke, ruhelos

Mercurius corrosivus D30 - 2stündl.
blutig, wund, messerscharfe Krämpfe, anstrengende Entleerung, wird "nie fertig"

Sulfur D6 - stündl.
plötzlich, früh, spärlich, wäßrig, blutig; Dauerkrämpfe

Nux vomica D6 - stündl.
früh, häufiger Drang; Krämpfe besser nach Stuhl

Rhus tox D6 - stündl.
wäßrig, aashaft; heftige Schmerzen die Oberschenkel hinunter

Lachesis D12 - 3stündl.
stinkend, dunkel blutig; Afterkrampf

Baptisia D4 - stündl.
hinfällig, stinkt; Krämpfe ohne Schmerz

Tetanus

Vorbeugung

Arnica D30 - einmalig
die Verletzung geht dem Tetanus immer voraus!

akut

Nux vomica D6 - alle 10 Min.
Kopf zurückgebeugt, Gesicht verzerrt, Atemnot
durch äußere Eindrücke

Strychninum phosphoricum D6 - alle 10 Min.
Atemkrampf, Kaumuskelkrampf, blaues Gesicht, klarer Verstand

Acidum hydrocyanicum D4 - alle 10 Min.
Dauerkrämpfe, blaue Lippen, Schaum vor dem Mund,
rückwärts gebeugt

Cicuta virosa D6 - alle 10 Min.
plötzlich steif, zuckt, beugt Kopf zurück bei Berührung, Augen starr

Physostigminum D6 - alle 10 Min.
Krämpfe der Wirbelsäule und der Beine im Wechsel, wechselnde Pupillenöffnung

Stramonium D6 - alle 10 Min.
Glieder-, Schlund- und Brustkrampf durch Licht und Berührung

durch verwundete Sohlen, Handflächen, Finger

Belladonna D30 - 1x in Wasser
starke Rötung

Hypericum D30 - 1x in Wasser
Nervenschmerzen

Ledum D30 - 1x in Wasser
Stichwunde

Krampf beginnt in der Wunde

Ledum D30 - 1x in Wasser
verletzte Teile werden eiskalt

Tuberkulose

Stannum metallicum D6 - 3x tägl.
abgemagert, schwach, kann kaum noch husten

Phosphorus D12 - 2x tägl.
Bluthusten bei jungen Menschen; engbrüstig, schnell wachsend

Sulfur D6 - 3x tägl.
Frühstadium mit Hitzegefühl, vor allem in der Brust, stinkende Nachtschweiße

Silicea D6 - 3x tägl.
eitriges Stadium, fröstelnde, ältere Leute, Lungenabszeß, scharfe Nachtschweiße

Acidum nitricum D6 - 3x tägl.
vor Kavernenbildung, Blutandrang, Bluthusten;
beachte: Wärme schlimmer!

Calcium carbonicum D6 - 3x tägl.
3. Stadium, große Kavernen bei Schwachen, Bleichen, Erkältlichen

Typhus

anfänglich

Sulfur D30 - alle 10 Min.
solange, bis der erleichternde Schweißausbruch eintritt

Baptisia D6 - 3stündl.
dumpfer Ausdruck, alles stinkt, Delir: "als sei er in Stücke zerfallen"

Rhus tox D6 - 3stündl.
rotes Dreieck an der Zungenspitze, ruhelos, Kinn zittert, Stuhl geht unwillkürlich ab

Bryonia D3 - stündl.
alles schmerzt bei geringster Bewegung, Delir: "möchte nach Hause"

Arnica D4 - 3stündl.
ähnlich wie bei Baptisia; wie geprügelt, Hautblutungen, Stuhl und Urin gehen unwillkürlich ab, Gleichgültigkeit, Stupor, starr

fortgeschritten mit Blutungen

Lachesis D12 - 3x tägl.
schleimig, dunkel

Acidum nitricum D12 - 3x tägl.
schleimig, eitrig

Millefolium D6 - 3stündl.
hellrot, aktiv

Hamamelis D6 - 3stündl.
dunkel, passiv

fortgeschritten mit Schwäche

Arsenicum album D6 - 3stündl.
hinfällige Ruhelosigkeit; großer Durst, kleine Schlucke; aller schlimmer zwischen 0 bis 3 Uhr

China D4 - 3stündl.
aufgetriebener Bauch

Colchicum D6 - 3stündl.
aufgetriebener Bauch und Ruhelosigkeit

Carbo vegetabilis D30 - 3stündl.
am Rande der Auflösung, pulslos, will Luft zugefächelt haben

Acidum muriaticum D6 - 3stündl.
rutscht im Bett hinunter, Schleimhautgeschwüre, Zunge rasselt

Gelsemium D6 - 3stündl.
rot! wie geprügelt, apathisch, schläfrig, Bandkopfschmerz, Frost

fortgeschritten mit Delirium

Lachesis D12 - 3x tägl.
Stupor mit hängendem Kiefer, geschwätziges Delir, Zunge zittert, hängt an der Zahnleiste

Opium D12 - 3x tägl.
dunkelrotes Gesicht, Cheyne-Stokes-Atmung
(aufgrund von Herzschwäche)

Nux moschata D12 - 3stündl.
Zunge klebt am Gaumen, kein Durst! unbeweglicher Ausdruck

Kalium phosphoricum D12 - 3stündl.
geistige Schwäche, Depression, braune Zunge, fauler Atem, fauler Stuhl

Acidum phosphoricum D12 - 3stündl.
seelische Apathie, glasiger Blick, Blähbauch, Rumpeln, Stuhl schmerzlos

Hyoscyamus D12 - 3stündl.
zupft an der Bettdecke, Sehnenhüpfen, hängender Kiefer; Stuhl unfreiwillig

Anhang

Arzneien und Kapitel

mit Seitenangabe

Literatur

Bücher:

Becker, Jürgen
Lac caninum - Hundemilch, in: Lebendige Materia Medica. Selbstverlag Freiburg 1991

Boericke, William
Handbuch der homöopathischen Materia medica. Karl F. Haug Verlag, Heidelberg 1994

Böttiger, Helmut
Saat der Gewalt. Neue Solidarität-Supplement, Dr. Böttiger Verlag GmbH, Otto-von-Guericke-Ring 3, 65205 Wiesbaden, 1994

Buchwald, Gerhard
Impfen - Das Geschäft mit der Angst. EMU Verlag, Lahnstein 1994

Buchwald, Gerhard
Impfschadenforschung. Pro Patiente Verlag, Haaggasse 26, 72070 Tübingen, 1993

Burnett, Compton J.
Vakzinose und ihre Heilung mit Thuja. Müller & Steinicke Verlag, München 1991

Committee of the Institute of Medecine
Adverse Effects of Pertussis and Rubella Vaccines. National Academy Press, Washington D.C. 1991

Coulter, Catherine
Portraits homöopathischer Arzneien, Bd. I u. II. Karl F. Haug Verlag, Heidelberg 1993

Coulter, H. / Fisher, B.
Dreifachimpfung - Ein Schuß ins Dunkle. Barthel & Barthel Verlag, Berg 1991

Coulter, Harris
Impfungen - Der Großangriff auf Gehirn und Seele. Hirthammer Verlag, München 1993

Cournoyer, Cynthia
Impfen - ja oder nein. Die Entlarvung eines Irrglaubens, ein Leitfaden für Eltern. Waldthausen Verlag, Ritterhude 1994

Delarue, F. und S.
Impfungen - der unglaubliche Irrtum. Hirthammer Verlag, München 1990

Delarue, Simone
Impfschutz - Irrtum oder Lüge. Hirthammer Verlag, München 1993

Drewermann, Eugen
Die Spirale der Angst, Spektrum Band 4004, 4. Aufl. Herder Verlag, Freiburg 1991

Enders, Norbert
Bewährte Anwendung der homöopathischen Arznei, 2. Aufl., Kapitel "Impfschäden". Karl F. Haug Verlag, Heidelberg 1994

Enders, Norbert
Die homöopathische Arznei und ihre bewährte Anwendung. Karl F. Haug Verlag, Heidelberg. Iin Vorbereitung, erscheint 1996

Enders, Norbert
Homöopathischer Hausschatz, 3. Aufl. Karl f. Haug Verlag, Heidelberg 1994

Gaublomme, Kris
Impfen - Recht und billig. VZW Centrum voor Homeopathie, 12 Septemberstraat 19, B-3568 Hechtel-Eksel, 1990

Gawlik, Willibald
Arzneimittelbild und Persönlichkeitsportrait. Hippokrates Verlag, Stuttgart 1991

Geukens, Alfons
Kalium bromatum, in: Homöopathische Praxis, Teil III. Über Burgdorf Verlag, Göttingen 1990

Gnaiger, Jutta
Lac caninum, in: Documenta Homoeopathica, Band 11. Verlag W. Maudrich, Wien-München-Bern 1991

Gnaiger, Jutta
Angst, Sehnsucht und Unvermögen bei Lac caninum, in: Documenta Homoeopathica, Band 12. Verlag W. Maudrich, Wien-München-Bern 1992

Goebel, W. / Glöckler, Michaela
Kindersprechstunde. Verlag Urachhaus, 1993

Grätz, Joachim-F.
Sind Impfungen sinnvoll? 2. Aufl. Hirthammer Verlag, München 1995

Grmek, M.
Histoire du Sida (Geschichtliche Entwicklung von AIDS). Edition Payot, Paris 1989

Gronemeyer, Marianne
Das Leben als letzte Gelegenheit, Sicherheitsbedürfnisse und Zeitknappheit. Wissenschaftliche Buchgesellschaft, Darmstadt 1993

Hauschka, Rudolf
Substanzlehre. Vittorio Gassmann Verlag, Frankfurt 1993

Herscu, Paul
Die homöopathische Behandlung der Kinder. Kai Kröger Verlag, 1994

Leduc, Herman
Kranke Kinder homöopathisch behandelt. Knaur Verlag, München 1990

Lenz, Siegfried
Eine Sache wie das Impfen, in: So zärtlich war Suleyken. Fischer Verlag, Ffm 1975

Lorenz, Konrad
Die acht Todsünden der zivilisierten Menschheit. Piper Verlag, München 1973

Mendelsohn, Robert S.
Wie Ihr Kind gesund aufwachsen kann... auch ohne Doktor. Mahajiva Verlag Wolfgang Christalle, Holthausen/Münster 1990

Miller, Alice
Das Drama des begabten Kindes und die Suche nach dem wahren Selbst. Suhrkamp Verlag, Frankfurt 1979

Postman, Neil
Wir amüsieren uns zu Tode. Fischer Taschenbuch Verlag, Frankfurt 1989

Quast, Ute / Thilo, Waltraut
Impfreaktionen. Hippokrates Verlag, Stuttgart 1993

Roy, Ravi
Selbstheilung durch Homöopathie. Droemer Verlag, München 1988

Spiess, Heinz
Impfkompendium. Thieme Verlag, Stuttgart 1994

Steinbuch, Karl
Maßlos informiert, die Enteignung unseres Denkens. Goldmann Sachbuch, 1979

Struck, Peter
Neue Lehrer braucht das Land. Ein Plädoyer für eine zeitgemäße Schule. Wissenschaftliche Buchgesellschaft, Darmstadt 1994

Tyler, Margaret L.
Homöopathische Arzneimittelbilder. Burgdorf Verlag, Göttingen 1994

Vermeulen, Frans
Synoptic Materia Medica. Merlijn Publishers, Haarlem 1993

Voegeli, Adolf
Die homöopathische Therapie der Kinderkrankheiten, 6. Aufl. Karl F. Haug Verlag, Heidelberg 1989

Whitmont, E.
Psyche und Substanz, 2.Aufl. Burgdorf Verlag, Göttingen 1987

Zaren, Ananda
Materia medica, Bd. I u. II. Burgdorf Verlag, Göttingen 1994

Zeitschriften:

Achtzehn, H. J.
Anacardium orientale, in: Homöopathische Einblicke, Bd. VIII. Verlag Medizinisches Forum, Berlin 1991

Ärzte-Arbeitsgruppe für differenzierte MMR-Impfungen
Die Impfkampagne gegen Masern, Mumps und Röteln; ein Zwangsszenarium ins Ungewisse. Eigenverlag, Postfach, CH-3000 Bern 9, 1991

Barmer
Treiben Sie es auf die Sp(r)itze, Plädoyer für einen unfassenden Impfschutz bei Kindern und Erwachsenen. Redaktion Barmer Ersatzkasse, 42271 Wuppertal, Nr. 4, Okt. 1994

Buchwald, Gerhard
Impfen nützt nicht, Impfen schützt nicht, Impfen schadet. Vortrag am 10.11.87 in Nürnberg. Dtsch. Journal für Homöopathie, Nr. XX, Barthel Verlag, Berg 1991

Buchwald, Gerhard
"Gedanken zu Publikationen eines Impfgegners", Stellungnahme zu Ehrengut. In: Naturheilpraxis, Nr. 8. Planum Verlag, 1989

Buchwald, Gerhard
Impfungen: Geschäft, Nutzen - oder Schaden? Naturamed, 8. Jhg., 4/93 S. 176-192, Verlag Kirchheim, Mainz 1993

Buchwald, Gerhard
Was tun bei Impfschadenverdacht? Naturamed, 2/94, Verlag Kirchheim, Mainz 1994

Buchwald, Gerhard
Die Geschichte der Medizin ist eine Geschichte von Irrtümern. Homöopathie Zeitschrift, Nr. I, Homöopathie-Forum e.V., Gauting 1993

Bundesgesundheitsamt (STIKO)
"Impfkalender", Bundeszentrale für gesundheitliche Aufklärung, Postfach 910152, 51101 Köln, 1993

Ehrengut, Wolfgang
Gedanken zu Publikationen eines Impfgegners. Naturheilpraxis, Nr. 5. Planum Verlag, 1989

Finck, Hans
Impfen - Ein Verbrechen an unseren Kindern? Natur & Heilen, Nr. 3 und 5. Verlag Natur & Heilen, München 1990

Fischer / Pfeiffer / Illing
Impfungen aus anthroposophischer Sicht. Therapeutikon, Braun Verlag, Juni 1992

Frankfurter Rundschau
Impfärzte müssen über Ansteckung informieren (Haftungsrecht, Az: III ZR 52/93), am 24.8.1994

Frass / Till / Radke / Wecker
Impfschäden, in: Deutsches Journal für Homöopathie, Bd. 14. Barthel & Barthel Verlag, New York 1995

Gaublomme, Kris
Impfen. Deutsches Journal für Homöopathie, Heft XX. Barthel Verlag, Berg 1991

Goebel, Wolfgang
Zu den Impfungen. Broschüre der Initiative zur Förderung des anthroposophischen Heilwesens, über: M. Klode, Egge 11, 58313 Herdecke, 1994

Holling, Andreas
Lac caninum, in: Homöopathische Einblicke, Nr. 9. Verlag Medizinisches Forum, Berlin 1992

Hübscher, Regina
Spinnenmittel in der Homöopathie, in: Homöopathische Einblicke, Nr. V. Verlag Medizinisches Forum, Berlin 1991

Huch, R. Schneider, K.T.M. Rott, H.D.
Sicherheitsaspekte der Ultraschall- und Ultraschall Doppler-Sonographie in der Schwangerschaft, in: Der Frauenarzt, Nr. 34, 3/1993

Junge, Sebastian
Lebensgefahr Röntgen? Der große Streit der Medizin und was wir darüber wissen müssen. Hörzu, Heft 52, 23.12.1993

Krunke, Gabriele
Impfmüde oder vernünftig. Öko-Test-Magazin, Heft 10, 1993

Krüger, Andreas
Mercur - Quecksilber, in: Homöopathische Einblicke, Nr. IV. Verlag Medizinisches Forum, Berlin 1990

Krüger, Andreas
Das Drama des medorrhinischen Menschen, in: Homöopathische Einblicke, Nr. 14. Verlag Medizinisches Forum, Berlin 1993

Kubin, Dieter
Moderne Impfung schützt, in: Blick auf Hoechst, Jahrg. 24, Nr. 2, 1994

Lage-Roy, Carola
Ultraschall-Routineuntersuchungen - sinnvoll oder gefährlich, in: Homöopathie Kurier Nr. 6, Lage & Roy Verlag, Murnau 1988

Leick-Welter, Colette
Der plötzliche Kindstod ist kein Schicksal. raum & zeit, Nr. 71, 1994

Meyer, Wilhelm
Thuja - das erste Impffolgemittel. Homöopathie Zeitschrift Bd. 1. Homöopathie-Forum e.V., Gauting 1993

Morrison, Roger
Kalium bromatum. Homöopathie Zeitschrift Bd 1. Homöopathie-Forum e.V., Gauting 1994

Müller, Karl-Josef
Kalium bromatum und die vernachlässigten Kinder, in: Homöopathische Einblicke, Bd. 14. Verlag Medizinisches Forum, Berlin 1993

Müller, Hugbald Volkmar
Die Tuberkuline. Zeitschrift für Klassische Homöopathie, Nr. 6, Karl F. Haug Verlag, Heidelberg 1986

Müller-Rudolf, E.
Hib-DPT - gute Immunogenität bei geringer Reaktogenität. Forum Immunologie Nr. 5. Verlag Forum-Medizin, Gräfeling 1994

Pauwen, Adelheid
Medorrhinum. Homöopathische Einblicke, Nr. 11. Verlag Med. Forum, Berlin 1992

Rhein-Main-Presse
Von der Gewalt fasziniert, über das Fernsehen und die Folgen für Kinder und Jugendliche. Modernes Leben, am 12.5.1994

Ronne, Tove
Measles Virus Infection without rash in childhood. The Lancet (Englisches Fachblatt für Internisten), 5.1.1985

Roy, Ravi / Lage-Roy, Carola
Behandlung der Impfschäden, in: Homöopathischer Ratgeber Nr. 15. Lage & Roy Verlag, Murnau 1992

Roy, Ravi / Lage-Roy, Carola
Impfungen, Homöopathie Kurier 3/ 1987 und 4/ 1988. Lage & Roy Verlag, Murnau

Schutzverband für Impfgeschädigte e.V.
Grundsätzliche Bemerkungen zu den Impfungen, Merkzettel (1994), Frau Ursula Forschepiepe, Postfach 1160, 57271 Hilchenbach

Shore, Jonathan u.a.
Carcinosinum. Homöopathie Zeitschrift, Nr. II. Homöopathie-Forum e.V., Gauting 1993

Stehr, Klemens, Prof. Dr. med.
Jetzt die Impflücken schließen, in: Medical Tribune, Kongreßbericht, 1994

Trabold, Gabriele
Kennen Sie Magnesium? In: Homöopathische Einblicke, Nr. 16. Verlag Medizinisches Forum, Berlin 1993

Wiesbadener Tageblatt
Schutzimpfungen bei Neurodermitis, am 26.9.1993